U0286978

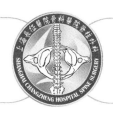

主编

陈　宇　陈德玉　卢旭华

脊柱韧带骨化病

OSSIFICATION
OF SPINAL LIGAMENT

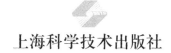

上海科学技术出版社

图书在版编目（CIP）数据

脊柱韧带骨化病 / 陈宇，陈德玉，卢旭华主编. —
上海：上海科学技术出版社，2014.8
　　ISBN 978-7-5478-2186-2

　　Ⅰ.①脊…　Ⅱ.①陈…　②陈…　③卢…　Ⅲ.①脊柱−
骨化−研究 ②韧带−骨化−研究　Ⅳ.①R681.5
②R686.5

中国版本图书馆CIP数据核字（2014）第064978号

脊柱韧带骨化病

主编　陈　宇　陈德玉　卢旭华

上海世纪出版股份有限公司
上海科学技术出版社 出版
（上海钦州南路71号　邮政编码200235）
上海世纪出版股份有限公司发行中心发行
200001　上海福建中路193号　www.ewen.cc
上海中华商务联合印刷有限公司印刷
开本 787×1092　1/16　印张 16.5　插页：4
字数 320千字
2014年8月第1版　2014年8月第1次印刷
ISBN 978-7-5478-2186-2/R·719
定价：88.00元

内 容 提 要

    随着脊柱外科及相关影像学技术的不断发展,脊柱韧带骨化病患者的数量逐年增加。脊柱韧带骨化病在中国、日本等亚洲国家人群中具有较高的发病率,但由于疾病本身的复杂性,目前对于该疾病的认识尚不深入,其手术治疗较常规脊柱手术具有难度大、风险高、疗效不确定的特点。本书瞄准了这一脊柱外科难题,详细介绍了脊柱韧带骨化病的病因学、生物学、自然史,以及不同部位脊柱韧带骨化病的病因、影像学检查、诊断和治疗。本书以作者的临床经验为基础,结合国外相关研究进展,采用大量翔实的临床病例资料,重点阐述相关疾病的手术入路、方法选择以及并发症的处理等。

    本书内容丰富、全面、实用性强,尤其适合骨科、脊柱外科的临床医师阅读。

作者名单

主　编　陈　宇　陈德玉　卢旭华

编　者（以姓氏笔画为序）

于凤宾　　王占超　　王成才　　王良意
王洪立　　王海滨　　王新伟　　田海军
刘　洋　　刘晓伟　　孙钰岭　　杨立利
杨海松　　李盈科　　李铁锋　　吴晓东
何志敏　　张　颖　　陈文杰　　胡志琦
赵　斌　　姜建元　　顾庆国　　廖心远
缪锦浩

前　　言

　　自20世纪60年代日本学者首先在尸检中发现并报道"后纵韧带骨化"和"黄韧带骨化"以来,脊柱韧带骨化性疾病就一直被公认为脊柱外科中的疑难杂症,而中外学者对其研究热情也从未中断过。早期通过对患者家系、双胞胎和HLA单体型研究发现,该疾病的发病具有明显的遗传学背景,而近年来通过基因连锁分析、图位克隆和候选基因的关联研究等分子生物学新技术发现了一批与其发病相关的基因。此外,相关研究还证实其发病与全身钙磷代谢、糖代谢紊乱及局部机械应力刺激等因素密切相关。尽管上述研究帮助我们加深了对疾病的认识,然而距离真正破解其发病机制、研制有效的药物和基因治疗方法仍有漫长的道路。而临床上,随着影像诊断技术的进步,尤其是CT及三维重建技术的使用已大大提高了其诊断的准确率,发病率呈逐年增长趋势,但对其外科治疗策略和手术方式、方法的选择仍存在巨大争议,同时外科手术也面临着风险大、并发症多、疗效不确切等诸多问题有待解决,这些问题也正是我们不断加强研究、努力攻关的动力所在。

　　日本学者对脊柱韧带骨化病研究的起步较早,20世纪80年代日本卫生福利部就成立了专门的后纵韧带骨化病研究部门,组织全国力量进行了多方面的广泛研究。北京大学第三医院的党耕町教授、陈仲强教授在国内较早开始对胸椎黄韧带骨化的发病机制及外科治疗进行了系统研究,并取得了丰硕的研究成果。第二军医大学附属长征医院脊柱外科在赵定麟教授、贾连顺教授等骨科前辈及袁文主任、陈德玉教授的带领下,自20世纪90年代开始对颈椎后纵韧带骨化症的发病机制及外科治疗进行了长期研究,在国内较早开展了多节段严重后纵韧带骨化的前路切除减压手术,设计和改进了多项手术器械,明显提高了手术的安全性及有效性。

　　为了更好地总结教训、推广经验,本书作者在大量阅读了国内外相关文献的基础上编写了本书。内容上除了介绍我们近年来在脊柱韧带骨化病方面的研究成果及治疗经验以外，更多的是对目前国内外此类疾病的研究和治疗进展进行总结和综述，以期为广大致力于脊柱韧带骨化病治疗和研究的脊柱外科同仁提供相对全面的信息，此其目的一。其二，作者也希望通过本书的出版达到抛砖引玉的目的，引起全国脊柱外科同仁对此疾病的重视，促进相关研究的开展，尤其希望联合全国的脊柱外科中心进行多中心、系统性研究，全面提高脊柱韧带骨化病的诊治水平。

随着对疾病认识的深入，我们在临床工作中发现脊柱韧带骨化病除了一些传统的疾病类型以外，其发病往往呈多部位、渐进式发展，患者可能需要一期联合手术或者是分期多次手术。部分脊柱韧带骨化病患者还同时合并硬膜囊骨化或强直性脊柱炎，这些情况进一步增加了脊柱韧带骨化病诊治的难度。因此，本书在内容上除了按照不同脊柱节段介绍常见的脊柱韧带骨化病病种以外，也安排了专门的章节对串联型脊柱韧带骨化病、硬膜囊骨化、强直性脊柱炎等相关内容进行了阐述，希望引起广大学者对这些问题的重视。

在本书的编写过程中，我们也深深自知个人的力量、知识水平、临床经验是有限的，因而我们有幸邀请了复旦大学附属华山医院的姜建元教授和山西医科大学第二医院的赵斌教授介绍了胸椎后纵韧带骨化症诊治方面的经验，在此对他们在百忙中对此书编写工作的支持致以深深的谢意。

本书的作者多为我院脊柱外科的中青年医师，在此书出版之际我们衷心感谢我院骨科的老一辈专家教授，在他们不懈的努力下长征医院脊柱外科成为国内著名的脊柱外科中心之一，使我们年轻医师能够在如此良好的学术平台上学习成长。在编写本书的过程中，他们不仅提供了丰富的临床病例资料及经验总结，此为本书的精华所在；同时也是在他们不断的督促和鼓励下我们才能够在短时间内完成此书的编写，也使我们更深刻体会到了老一辈专家教授临床、科研、著书的辛苦，这些都将激励我们在今后的日子里努力奋斗、顽强拼搏。此外，由于我们经验的不足、水平有限，故而疏漏之处在所难免，敬请各位读者不吝赐教。

陈　宇

2014年春

于第二军医大学附属长征医院骨科医院脊柱外科

目　　录

第 一 章　脊柱韧带骨化病的概述及生物学研究　　　　　　　　　　　1

第一节　脊柱韧带骨化病的概述　　　　　　　　　　　　　　　　　1

第二节　脊柱韧带骨化病的相关基因　　　　　　　　　　　　　　　4

　　　一、核苷酸焦磷酸酶　　　　　　　　　　　　　　　　　　　5

　　　二、瘦素受体基因　　　　　　　　　　　　　　　　　　　　5

　　　三、胶原蛋白基因　　　　　　　　　　　　　　　　　　　　6

　　　四、其他　　　　　　　　　　　　　　　　　　　　　　　　7

第三节　脊柱韧带骨化病与代谢紊乱　　　　　　　　　　　　　　　7

　　　一、钙磷代谢　　　　　　　　　　　　　　　　　　　　　　8

　　　二、糖代谢　　　　　　　　　　　　　　　　　　　　　　　8

第四节　脊柱韧带骨化病相关的细胞因子　　　　　　　　　　　　　9

　　　一、骨形态发生蛋白及转化生长因子　　　　　　　　　　　　9

　　　二、结缔组织生长因子Hcs24　　　　　　　　　　　　　　10

　　　三、其他因子　　　　　　　　　　　　　　　　　　　　　10

第五节　脊柱韧带骨化病的动物模型　　　　　　　　　　　　　　11

　　　一、ttw小鼠　　　　　　　　　　　　　　　　　　　　　11

　　　二、Zucker肥胖大鼠　　　　　　　　　　　　　　　　　　12

第六节　Npps基因多态性在汉族人群中与颈椎后纵韧带骨化的相关性研究　　13

　　　一、人类Npps基因及其编码的核苷酸焦磷酸酶　　　　　　13

　　　二、Npps基因多态性在汉族人群中与颈椎后纵韧带骨化发病率、
　　　　　骨化进展的相关性研究　　　　　　　　　　　　　　　17

第七节　缝隙连接蛋白Connexin 43在颈椎后纵韧带骨化进展中的信号传递作用　21

　　一、缝隙连接蛋白Connexin 43及其在成骨分化中的作用　21

　　二、Connexin 43在颈椎后纵韧带骨化中的作用　23

第八节　几丁糖对颈椎后纵韧带骨化进展的抑制作用研究　25

　　一、几丁糖及其主要作用　25

　　二、TGF-β1在OPLL发生过程中的作用　26

　　三、几丁糖对OPLL进展的抑制作用及其机制　26

第二章　脊柱韧带骨化病的自然史　34

第一节　脊柱韧带骨化病的自然史　34

　　一、形成期　34

　　二、进展期　35

　　三、转归期　36

第二节　影响脊柱韧带骨化病自然史的相关因素　36

　　一、局部因素　36

　　二、系统因素　38

第三节　脊柱韧带骨化病术后的骨化进展　40

　　一、外科干预对脊柱韧带骨化进展的影响　40

　　二、术后骨化进展的原因　40

　　三、预防术后骨化进展的对策　41

第四节　脊柱韧带骨化病自然史研究的临床意义　41

　　一、选择正确的手术时机　41

　　二、选择安全有效的术式　42

第三章　脊柱韧带骨化病手术的术前准备及麻醉　46

第一节　脊柱韧带骨化病手术的术前准备　46

　　一、脊柱韧带骨化病手术的麻醉特点　46

　　二、术前麻醉访视　47

　　三、病情估计　48

　　四、麻醉方法的选择　49

　　五、术中监测　49

第二节　脊柱韧带骨化病手术的麻醉　49

　　一、脊柱侧凸畸形矫正术的麻醉　49

二、颈椎韧带骨化病手术的麻醉 53

三、胸椎后纵韧带骨化症手术麻醉 54

四、腰椎韧带骨化手术的麻醉 54

五、脊柱韧带骨化伴外伤患者的麻醉 55

第 四 章　颈椎后纵韧带骨化症　58

一、颈椎后纵韧带骨化症的概述、病因及病理特点 58

二、颈椎后纵韧带骨化症的临床特点及分型 60

三、后纵韧带骨化症的诊断及鉴别诊断 65

四、颈椎后纵韧带骨化症的治疗 68

五、颈椎后纵韧带骨化症的前路手术治疗 74

六、颈椎后纵韧带骨化症的后路手术治疗 82

七、颈椎后纵韧带骨化合并椎间盘突出手术治疗 88

八、颈椎后纵韧带骨化合并椎间不稳的手术治疗 93

九、合并后纵韧带骨化的颈椎外伤患者的临床特点及治疗 96

十、颈椎后纵韧带骨化症手术治疗的并发症 99

第 五 章　颈椎黄韧带骨化症　108

一、颈椎黄韧带骨化症的病因及病理特点 108

二、颈椎黄韧带骨化症的临床表现 110

三、颈椎黄韧带骨化症的诊断与鉴别诊断 111

四、颈椎黄韧带骨化症的治疗 113

第 六 章　胸椎后纵韧带骨化症　117

一、胸椎后纵韧带骨化症的流行病学、发病机制及病理特点 117

二、胸椎后纵韧带骨化症的诊断与分型 119

三、胸椎后纵韧带骨化症的手术治疗 121

四、360° 环形减压治疗胸椎后纵韧带骨化症 130

第 七 章　胸椎黄韧带骨化症　138

一、胸椎黄韧带骨化症的发病机制 138

二、胸椎黄韧带骨化症的影像学检查　　　140

三、胸椎黄韧带骨化症的诊断及鉴别诊断　　　143

四、胸椎黄韧带骨化症的手术治疗　　　145

五、胸椎黄韧带骨化症的手术治疗并发症及处理　　　148

第八章　腰椎后纵韧带骨化症　　　151

一、腰椎后纵韧带骨化的发病率　　　151

二、腰椎后纵韧带骨化的临床特点　　　151

三、腰椎后纵韧带骨化的影像学检查　　　152

四、腰椎后纵韧带骨化的鉴别诊断　　　152

五、腰椎后纵韧带骨化的外科治疗　　　153

第九章　腰椎黄韧带骨化症　　　156

一、腰椎黄韧带骨化的发病率　　　156

二、腰椎黄韧带骨化的临床特点　　　156

三、腰椎黄韧带骨化的影像学检查　　　156

四、腰椎黄韧带骨化的外科治疗　　　157

第十章　串联型脊柱韧带骨化病　　　159

一、概述　　　159

二、一期手术治疗颈、胸椎串联型韧带骨化病　　　167

第十一章　硬膜囊骨化的诊断与治疗　　　175

一、颈椎后纵韧带骨化合并硬膜囊骨化　　　175

二、胸椎后纵韧带骨化、黄韧带骨化合并硬膜囊骨化　　　181

三、硬脊膜损伤和脑脊液漏的处理　　　184

第十二章　脊柱韧带骨化病术中辅助检测设备的应用　　　192

一、脊柱韧带骨化病术中诱发电位监测　　　192

二、脊柱韧带骨化病术中超声诊断学的应用　　　198

三、计算机辅助下脊柱韧带骨化的外科治疗　　　202

第十三章　脊柱韧带骨化症的术后护理及康复　　**210**

　　一、脊柱韧带骨化症的术后护理　　210
　　二、脊柱韧带骨化症的术后康复　　219

第十四章　强直性脊柱炎的诊断与治疗　　**223**

　　一、强直性脊柱炎的基础研究　　223
　　二、强直性脊柱炎的检查与诊断　　227
　　三、强直性脊柱炎的保守治疗　　233
　　四、强直性脊柱炎合并脊柱畸形的外科治疗　　236
　　五、强直性脊柱炎合并脊柱骨折的外科治疗　　240

第一章

脊柱韧带骨化病的概述及生物学研究

-------------------------- 第一节　脊柱韧带骨化病的概述 --------------------------

　　脊柱韧带骨化病是一类特殊的异位骨化疾病（ectopic ossification）。异位成骨可以出现在全身多个组织器官中,如结缔组织、心脏、血管、骨骼肌和植入物等。既往认为异位成骨是血中钙和(或)磷酸升高导致的简单现象,如终末期肾病患者普遍存在高钙和高磷血症,其心血管和软组织的钙化现象增加。近年的研究表明,异位成骨与正常的成骨过程一样,是多种成骨因子参与的活跃过程。韧带骨化性疾病包括后纵韧带骨化症（ossification of posterior longitudinal ligament, OPLL）、黄韧带骨化症（ossification of ligament flavum, OLF）、弥漫性特发性骨肥厚症（diffuse idiopathic skeletal hyperostosis, DISH）、老年性强直性脊椎骨肥厚病（Forestier's disease）等。如何阻止或抑制骨化发展,是治疗此类疾病的根本。对韧带骨化机制的研究,可指导这些疾病的诊断与治疗。

　　四肢关节、肌肉、肌腱等部位的异位骨化,可造成疼痛、关节活动受限等临床症状。脊柱韧带由于位置紧邻脊髓,可造成脊髓压迫,导致麻木疼痛、运动障碍甚至瘫痪等症状,其严重性远大于四肢异位骨化。最初人们认为脊柱韧带仅仅是发生了钙化,同四肢的异位骨化一样,仅会导致脊柱活动受限。1838年,Key报道了韧带骨化导致的瘫痪。1960年,Tsukimoto对一名严重神经功能障碍的日本患者行尸检发现后纵韧带骨化。之后学者们发表了更多的研究报道,并有病理检验证实病灶实质为骨化物。至此,学术界才初步建立了对脊柱韧带骨化性疾病的正确认识。

　　由于骨化均由韧带在骨骼的附着点处开始,且其启动过程均有炎症反应参与,脊柱韧带骨化性疾病又被视为是一种起止点疾病（enthesopathy）。黄韧带在骨的止点分为4层结构:骨化层、钙化软骨层、未钙化软骨层和韧带。弹力纤维在椎板间斜行走行,斜行进入关节囊部分,之后穿入骨结构。韧带止点有丰富的血流供应,代谢活动活跃,丰富的神经分布和零星的纤维软骨细胞。随着老化过程的发展，止点中出现显著的韧带钙化，胶原纤维透明变性被吞噬，纤维软骨细胞出现和弹力纤维减少，继而出现小的骨赘。因而，OLF被认为是韧带起止点的退行性变化。但多数起止点疾病均为自限性，难以发展成巨大的骨化物。因而，除去韧带止点炎症外，还有其他因素参加了韧带骨化性疾病的发生发展过程。

脊柱韧带包括"三长"（前纵韧带、后纵韧带、棘上韧带）"三短"（黄韧带、棘间韧带、横突间韧带）共6条韧带。在亚洲患者中，骨化最常发生于后纵韧带和黄韧带，其中尤以后纵韧带骨化常见。两者分别构成椎管的前后壁，多以脊髓受压产生根性、髓性症状为首发临床表现，个别患者可因其他原因行影像学检查而发现。前纵韧带骨化较为少见，其临床表现亦隐匿，少数可因骨化物巨大压迫食管造成吞咽困难等症状。在欧美人群中常见的DISH多发生于附着于椎体两侧或前方之韧带。

OPLL是临床上最常见的脊柱韧带骨化性疾患，最常见于颈椎部位，在日本人中发病率很高，达1.9%~4%，OPLL在中国台湾的发病率约为3%，中国大陆1.6%~1.8%，韩国0.95%，美国0.12%，德国0.1%。在年龄超过65岁的亚洲人中，韧带骨化的发病率可高达20%~34%。既往认为OPLL在欧美人群发病率较低，但近年来研究发现在欧美脊髓型颈椎病患者中2%~2.5%的患者合并OPLL，且OPLL与欧美常见的弥漫性特发性骨肥厚症（diffuse idiopathic skeletal hyperostosis，DISH）有50%患者重叠。

后纵韧带由颅底到骶骨，与椎间盘结合紧密而与椎体结合较疏松，由深浅两层纤维组成，浅层为长纤维，跨越多个椎体。深层为短纤维，仅跨越两个相邻椎体，并由椎间孔向外扩展。1960年，Tsukimoto通过尸检首次诊断了后纵韧带骨化症，之后不断有日本学者报道OPLL导致的脊髓压迫症。最初被称为后纵韧带钙化症，通过病理检查明确病灶为骨化后，更名为后纵韧带骨化症。由于日本以外国家鲜见报道，一度又被称为"日本人病"。后又被认为与老年性强直性脊椎骨肥厚病（Forestier病，ankylosing skeletal hyperostosis）相关。1976年，Resnick发表了关于DISH的报道并认为OPLL是DISH的一个亚型。Nakanishi和Ono之后进一步描述了OPLL的临床特点。尽管对OPLL的临床认识已经有了长足的发展，对其骨化成因依然没有明确。

黄韧带骨化同样在亚洲人中较欧美人常见。程度轻的OLF可能是退变的表现之一，在老年人群中，影像学诊断的发病率为4.5%~25%。1920年Polgar最先报道了侧位X线片上观察到OLF。1938年，Anzai报道了一例出现神经功能症状的患者并在术中取得了骨化灶标本。Oppenheimer报道了DISH和AS患者合并OLF的病例，并特别指出OLF可能引起根性症状。1960年，Yamaguchi等报道了OLF出现严重髓性症状行手术治疗的病例。Koizumi、Yanagi和Nagashima等都报道了类似病例。OLF好发于胸椎，特别是下胸椎和胸腰段，极少发生于颈椎。多数OLF病例中，OLF由黄韧带尾部开始，在肥厚黄韧带浅层由两侧向中间发展，最后发展到头侧。少数病例可见有中间或中间及两侧同时出现骨化。

在脊柱韧带骨化性疾病中，研究最多的是颈椎后纵韧带骨化症（cervical ossification of posterior longitudinal ligament，COPLL）。日本卫生福利部甚至成立了专门的OPLL研究部门,组织全国力量进行了多方面的广泛研究。其成果中以基因研究最为突出,在1998至2003年间集中发表了一批关于OPLL患者家系、动物模型等的基因分析文章。美国学者Epstein NE是主要的西方研究学者,他对白种人的CT研究中观察到后纵韧带的点状骨化,并据此定义了早期后纵韧带骨化(OPLL in evolution,OEV)。

OLF由于临床发病率较低,甚至没有大规模临床病学调查报道,其研究热度也远逊于后纵韧带骨化。其他韧带骨化则更为少见。因此,本章中所述及的内容也是以后纵韧带骨化,特别是颈椎后纵韧带骨化的研究成果为主。

OPLL和OLF均以软骨内成骨为主要过程,出现大量纤维软骨细胞及富含II型胶原蛋白的基质,OLF中这一现象更为明显。在正常组织与骨化组织的过渡地带,可见到多种现象:纤维不规则排列,出现大量胶原纤维,弹力纤维减少、断裂、排列紊乱,出现大量软骨细胞、钙化组织、成熟骨组织和大量新生血管等。对于软骨细胞的来源,有两种推测:软骨细胞存在于韧带起止点或韧带本身的成纤维细胞转化成了软骨细胞。生理性软骨内成骨中,血管长入软骨基质,成骨及破骨细胞随新生血管而来。新生血管在异位骨化中也有重要作用,因此OPLL患者在手术中较普通患者更易出血。

目前关于脊柱韧带骨化性疾病的发病机制有很多假说,主要包括以下几种。

(1)假说1:椎间盘退变导致韧带微损伤。当椎间盘变性后发生后突,椎间盘变性后后纵韧带所受应力增大,在其周围组织变性修复过程中,引起局部组织的增生、钙盐沉积而导致骨化。

(2)假说2:高甲状旁腺素血症。甲状旁腺功能亢进和家族性血磷酸盐低下性佝偻病患者中,常出现钙代谢异常及后纵韧带骨化。

(3)假说3:蔬菜和盐的高摄入量导致血清激素含量上升。研究饮食对血清性激素水平及对脊柱韧带骨化的影响,结果表明豆类等高植物蛋白饮食和高盐饮食均可导致性激素失衡和后纵韧带组织学上的改变,这些因素可能在后纵韧带骨化中起一定作用。测定颈椎OPLL患者的血清维生素A和相关蛋白的浓度,并与正常个体相比较,发现60岁以上和混合型颈椎OPLL女性患者的血清维生素A相关蛋白浓度明显增高。若同时合并有先天性弥漫性骨肥大症患者,男女患者血清维生素A相关蛋白浓度均增高,女性患者血清维生素A升高,提示维生素A可能与颈椎OPLL的发生有关。纤维甘露素是一种与多种细胞活性包括骨组织的生成有关的糖蛋白,由内皮细胞和肝实质细胞合成分泌,可在不同的组织中储存。采用免疫浊度分析法连续测定后纵韧带骨化或黄韧带骨化患者和对照者的血浆纤维甘露素浓度,结果表明韧带骨化患者的纤维甘露素浓度明显高于对照,与内分泌系统异常无关。

(4)假说4:糖代谢异常及高胰岛素血症。很多研究表明非胰岛素依赖的糖尿病患者中后纵韧带骨化的比例高于一般人群。肥胖和非胰岛素依赖的糖尿病患者均有胰岛素分泌增加和作用减弱的病理过程,因此胰岛素可能在后纵韧带骨化的发展过程中有一定作用。

(5)假说5:局部骨形态发生蛋白-2(bone morphogenetic protein-2, BMP-2)及转化生长因子-β(transforming growth factor-β, TGF-β)升高。BMP-2及TGF-β均属于调节细胞

生长和分化的 TGF-β 超家族。两者在肥厚和骨化的韧带中均有增高，而在健康患者中无表达。体外细胞培养研究表明 BMP-2 诱导的骨化过程为典型的软骨内成骨过程，TGF-β 虽不能诱导异位骨化，但参与和促进骨形成。

（6）假说6：生长激素（GH）结合蛋白导致生长激素作用变化。在肢端肥大症患者中，颈椎 OPLL 的高发病率提示生长激素的作用。对 OPLL 患者及对照者的血浆生长激素相关蛋白进行测量，发现 OPLL 组的血浆生长激素相关蛋白水平显著高于对照组，但两组在血浆生长激素、胰岛素样生长因子1和因子2上无统计学差异。生长激素相关蛋白可反映组织中生长激素受体的数量，此实验提示 OPLL 患者的生长激素受体数量较大。

（7）假说7：TGF-β 遗传变异。用等位基因特异性聚合酶链反应法确定日本人（46例 OPLL 患者和273例对照人群）的 TGF-β1基因型，研究表明 T869→C 基因型与颈椎后纵韧带骨化症的发生有密切关系。多因素回归分析表明，颈椎 OPLL 患者 C 等位基因出现概率显著高于对照组。因此 TGF-β1的 T869→C 基因型可预示颈椎 OPLL 的发生，C 等位基因是后纵韧带骨化的易感因子，而且与高骨密度有关。TGF-β1基因型可能对防止颈椎 OPLL 的发生起重要作用。

（8）假说8：XI型胶原遗传变异。COL11A2 是目前研究最多的 OPLL 相关基因，其位置靠近 HLA，位于标志物 D6S276 和 D6S276 之间。COL11A2 由66个外显子和1 300个碱基的启动子构成，有19个显性变异。其中一个在内含子6的受体区域-4位置 T 到 A 的替代变异与 OPLL 相关性强，这一多态性改变可能导致功能改变。而 COL11A2 编码 XI型胶原 α2链，是软骨细胞的纤维组成胶原，而软骨内成骨是 OPLL 异位骨化的关键步骤。

（9）假说9：雌激素受体作用。用放射免疫法测定颈椎 OPLL 患者和对照组血清中雌激素（雌二醇 E2、雌三醇 E3）的总体水平，结果表明，颈椎 OPLL 患者血清总雌激素水平显著高于对照组，并随韧带骨化程度的增高而增高。

脊柱韧带骨化性疾病发病隐匿，一旦出现临床症状，其治疗难度显著高于同一部位的退变性疾病，因此一直是各国学者特别是亚洲学者的研究热点。由于发病隐匿，临床表现复杂，普通影像学检查不易发现病灶，易与其他脊柱脊髓疾患相混淆，误诊、漏诊时有发生。在治疗上，由于缺乏早期诊断指标，容易贻误手术时机；而 OPLL 常有多个骨化灶、范围广泛，各节段骨化程度不一，难以判断其成熟度，因此手术盲目性大，造成治疗不彻底，效果较差；或是手术创伤过大，产生相应的并发症。因而，临床亟待深化对其发病机制的认识，以提高诊治水平。

（张颖、刘洋、陈宇）

第二节　脊柱韧带骨化病的相关基因

现已明确，OPLL 有基因遗传背景。患者家系、双胞胎和 HLA 单体型研究都支持这一结果。家系关联分析OPLL在二级亲属中的发病率为23.2%,但OPLL的发病基因却始终无法确定。脊柱韧带骨化性疾病是一个复杂的多因素致病疾病,通常,复杂疾病的代谢过程并非十分明确,而基因研究只能基于研究者的现有知识,能否取得成功则只能看运气。众多研究课题组采用多种研究策略,如基因连锁分析和图位克隆,候选基因的关联研究等,每种方法都有其各自的优缺点。对于患者家系的研究,寻找符合条件的家系,对每个成员都进行回归分析,是一个困难而工作量巨大的任务。动物模型研究相对容易,但其结果是否有用,则必须基于动物模型与人类有同样的发病机制。而实际上,多数动物模型的致病原因与人类并不相同。

1991年Sakou报道了主要组织相容性复合体(HLA)标志物DR2和Bw62与OPLL相关。这是最早关于OPLL基因遗传因素的报道,具有重要意义。因OPLL发病很晚,对大家系的多代调查不具备操作性。Kaga等对51个家庭91名亲属患者采用非参数基因关联分析,证实了与OPLL的遗传易感基因位于6号染色体上。尽管通过科学家的多年努力,我们已经确认一些可能的相关基因,如核苷酸焦磷酸酶等,但由于脊柱韧带骨化性疾病为多因素致病,有着复杂的基因背景和环境因素的交互,难以缩小范围确定出一个可能的致病基因。而这些确定的基因,其变异是否影响其功能,其功能变化是否与脊柱韧带骨化性疾病的发生发展相关,都需要进一步的验证。通过不懈的努力,相信终有一天我们会最终明确脊柱韧带骨化性疾病的致病基因及其机制。

一、核苷酸焦磷酸酶

核苷酸焦磷酸酶(nucleotide pyrophosphatase, Npps)是一种跨膜糖蛋白,可以抑制钙化和矿物质沉积,其编码基因Npps突变已被确认是ttw(tiptoe walking)小鼠出现OPLL的原因。ttw小鼠是OPLL的动物实验模型,具有和人类OPLL患者类似的韧带过度骨化现象,为常染色体显性遗传,本章第四节将详述这一动物模型的相关内容。采用候选基因分析的方法,发现核苷酸焦磷酸酶的一个无义突变(Gly-568stop)具有遗传相关性。人类的*NPPS*位于6号染色体长臂,长期以来一直被视为OPLL的候选基因被广泛研究。*Npps*含80 kb,有25个外显子。既往研究对所有外显子及外显子、内含子交界区和一个1.5 kb的启动子区域都已进行了筛选。在10个已知变异种中,内含子20的一个删除突变(IVS20-11delT)与OPLL的发生明显相关,但后继的实验无法进一步证实这一结果。另一个罕见变异(IVS15-14T→C)可能与OPLL的严重性和青年时期起病相关。

二、瘦素受体基因

瘦素受体基因(leptin receptor gene)是另一种异位骨化动物模型Zucker肥胖大鼠的致病基因。Zucker大鼠本身是一种肥胖综合征的动物模型,其全身多处韧带、肌腱可出现镜下可见的颗粒状成骨,跟腱部位可出现X光可见的层状成骨。1996年,瘦素受体编码基因的一个无义变异被确认是Zucker大鼠的遗传特点。这一变异导致瘦素受体的结合能力减弱,使得瘦素无法正常发挥作用,进而代偿性地出现高瘦素血症。瘦素是一种细胞因子,由白色脂肪组织分泌,1994年被发现。瘦素对胰岛素敏感性有重要影响,而胰岛素的作用强弱取决于其敏感性。瘦素受体通过提高胰岛素敏感性,胰岛素可以通过生长因子样作用调节成骨。瘦素还可直接影响骨生长,长管状骨、椎体软骨面内成骨细胞表面均有瘦素受体表达。骨髓脂肪细胞还以旁分泌形式分泌瘦素抑制成骨细胞分化。此外,瘦素还通过中枢途径调控成骨,瘦素-下丘脑腹侧中央核-交感神经系统会抑制骨髓,通过β2受体抑制成骨细胞。

三、胶原蛋白基因

对后纵韧带骨化家系、双胞胎的基因文库分析发现人XI型胶原链编码基因(collagen type XI alpha-2,COL11A2)、VI型胶原α1链编码基因(collagen 6A1 gene,COL6A1)的限制性片段长度多态性(restriction fragment length polymorphism,RFLP)位点出现频率显著增高,经分析此与OPLL发生有关。Kong Q等通过对338例汉族患者(90例OPLL患者,61例OLF,以及32例OPLL合并OLF)的对照研究,发现COL6A1的单核苷酸多态性(single nucleotide polymorphism,SNP)是黄韧带骨化和后纵韧带骨化的危险因素或易感性。对骨化物和韧带交界地带的免疫组化研究发现,胶原的异常表达在骨化的不断进展中起到一定作用。这些结果进一步证实了胶原基因异常与OPLL的相关性。

对于胶原基因的研究结果仍有一定分歧。Tsukahara S等发现这类致病基因具有人种特异性:COL6A1在日本人中与OPLL、DISH均有关,在捷克人中则无相关性。Horikoshi T等对1 607个病例的大规模对照调查,显示COL11A2的单核苷酸多态性与OPLL发病率没有相关性。因此,验证基因编码蛋白的作用及其在脊柱韧带骨化性疾病中的作用,才是最终证实致病基因的"金标准"。

(一)COL11A2

COL11A2编码XI型胶原α2链,该胶原是软骨细胞的纤维组成胶原,而软骨内成骨是OPLL异位骨化的关键步骤。这使得COL11A2与OPLL相关有一定的理论基础。COL11A2是目前研究最多的OPLL相关基因,其位置靠近HLA,位于标志物D6S276和D6S277之间。COL11A2由66个外显子和1 300个碱基的启动子构成,有19个显性变异。其中一个在内含子6的受体区域-4位置T到A的替代变异与OPLL相关性强,这一多态性改变可能导致功能改变。包含内含子6的单倍体在男性中与OPLL相关性强,而在女性当中则无意义。由于OPLL在男女中的发病比率约为2:1,这一发现可能与OPLL的性别差异有关。由于内含子6在对照中出现较患者比例更高,推测内含子6可能在骨化过程中起保护作用。尽管基因分析认为COL11A2与OPLL相关,当目前仍缺乏证据证明该基因变异会导致功能变化。人体和动物模型中观察到,COL11A2的外显子6-8转录有着复杂的剪接过程,推测内含子6可能影响COL11A2的转录过程。通过对人后纵韧带体外培养细胞进行逆转录PCR发现,内含子6的变异会导致外显子6-8的剪切,导致最终出现不同的剪接体。

（二）COL6A1

*COL6A1*是通过全基因组进行连锁分析发现的候选致病基因。Tanaka及其课题组对169名OPLL患者及其142名亲属进行了全基因组的连锁分析,发现21号染色体q22与OPLL相关性最强;进一步进行高精度定位,确定了标志物D21S1903周围区域相关性最强;对这一相关区域的150个基因的600个SNPs进行了筛选后,确认7个基因的14个SNPs相关性强($P < 0.01$),其中最为显著的就是*COL6A1*。由于这7个基因中4个集中于强连锁标志物D21S1903周围约750 kb的区域内。因而,对这一区域进行了连锁定位,最终*COL6A1*被认为是OPLL的候选致病基因。进一步对32个*COL6A1*的SNPs分析,筛选出了4个位点相关性强($P < 0.000\ 1$),其中COL6A1内含子32(-29)的一个T→C替换可能性最大。

*COL6A1*编码Ⅵ型胶原α1链,由中心一个短的三螺旋结构和两侧2个球形区域组成。由于*COL6A1*内含子32(-29)靠近其分支结构,猜测这一SNP可能会导致剪接异常。但对体外培养的韧带细胞采用RT-PCR的方法分析,没有发现内含子32(-29)变异导致剪接异常,因而这一变异对最终蛋白合成的影响还不明确。*COL6A1*、*COL6A2*均编码细胞外骨架蛋白,Ⅵ型胶原为成骨细胞、软骨细胞提供骨架,使之能够完成膜内或细胞内骨化过程。这一骨架蛋白的异常可能对异位骨化有所影响。

四、其他

视黄素X受体(retinoic X receptor β,RXRβ)基因也是OPLL的候选致病基因之一。OPLL在患有皮肤病、长期接受维生素A注射的患者中常见。维生素A是视黄素的前体。*RXRβ*中发现3种多态性与OPLL强相关,2种位于3′ UTR端,分别为3′ End(+140)和3′ End(+561)。

（张颖、刘洋、陈宇）

第三节　脊柱韧带骨化病与代谢紊乱

由于OPLL在不同人种间发病率的巨大差异,生活环境因素特别是饮食结构导致内环境差异,被认为可能是OPLL的病因之一。Musya、Morisu等均报道素食为主的人比肉食为主的人更容易患OPLL,但这一发现缺乏设计良好的对照试验证实。也有研究报道过量摄入维生素A可能是OPLL的危险因素,但同样缺乏有力证据。Okazaki等认为很多低甲状旁腺激素血症合并OPLL,但这观点亦不被广泛接受。

在所有可能的代谢因素中,钙磷代谢异常和糖代谢异常与OPLL相关被广泛认同。生长激素与OPLL的关系由于临床病例稀少,无论是认同或否认都缺乏有力的证据。本章将详述上述代谢因素与OPLL的相关研究成果。

一、钙磷代谢

在钙磷代谢紊乱患者中,OPLL 的发病显著增高,其中包括钙代谢异常、低甲状旁腺激素血症、维生素 D 抵抗的低磷酸性佝偻病(vitamin D-resistant hypophosphatemic rickets)等。

维生素 D 抵抗的低磷酸性佝偻病与 OPLL 相关已被广泛认同,推测可能是钙磷代谢紊乱导致。对 63 名患者及 126 名配对对照的血样进行测量发现,编码维生素 D 受体的基因 *VDR* (vitamin D receptor),可能是 OPLL 的独立危险因素。

OPLL 患者中有一部分口服钙剂后,尿钙上升不明显,而血清 25(OH)D 和 1,25(OH)$_2$D 与对照组相同。由于尿钙主要体现了小肠内的钙吸收情况,而 1,25(OH)$_2$D 调节肠内钙吸收。因此推测,尿钙反应异常可能是由于 1,25(OH)D 作用受损导致,也有可能是正常吸收的钙大量进入骨化组织导致排出减少。Seichi 等发现尿钙反应异常的 OPLL 患者较其他 OPLL 患者病情持续进展的比例高。

对低甲状旁腺素血症的患者行 X 线检查发现其中半数以上有后纵韧带骨化或椎体旁骨化,而骨化发病率还与未治疗的时间长短有关,但这一观察仅包括了 17 例患者。

钙磷代谢异常引起的脊柱韧带骨化究竟是甲状旁腺激素作用,还是高血磷低血钙导致,抑或是活性维生素 D 的减少,仍然无法明确。但据此推论,维生素 D 或许可以用于抑制 OPLL 进展。

二、糖代谢

很多研究均报道了非胰岛素依赖的糖尿病患者中患 OPLL 的比例高于一般人群。DISH 患者也常合并肥胖、糖耐量异常。进一步的研究发现,糖尿病并不直接参与骨化过程,而是肥胖和糖代谢异常导致了 OPLL。对 100 名患者的检查发现,胰岛素指数(insulinogenic index)、年龄和骨密度与 OPLL 的范围相关,而与血糖水平或糖化血红蛋白水平无关。Kojima 等对 97 名颈椎 OPLL 患者进行研究,一半以上肥胖,92% 有糖代谢异常。Miyamato 报道 74 名 OPLL 患者中 16% 糖代谢异常。Shingyouchi 对 4 802 名日本男性进行颈椎侧位片、糖耐量实验和骨密度检查,发现肥胖和糖耐量下降是 OPLL 的危险因素。因此,推测糖尿病本身并不参与成骨,而是肥胖和糖代谢紊乱导致的。

越来越多的证据证明,在 OPLL 中存在一个亚组,其特征包括早期发病、肥胖、骨化严重。相对于中年起病、中度骨化的患者,在这个亚组中,遗传因素的作用似乎更为明显。致病基因现在仍无法确认,病例对照研究也只能明确基因与 OPLL 发病的关系,而无法明确与疾病严重程度的关系,据此推测有可能存在不同的因素分别调控 OPLL 的发病和进展。

肥胖和非胰岛素依赖的糖尿病患者均有胰岛素分泌增加和作用减弱的病理过程,因此胰岛素可能在 OPLL 的发展中有一定作用。胰岛素作用受损后导致胰岛素分泌增加可能刺激成骨细胞作用。胰岛素结合细胞表面的酪氨酸酶受体,继而激活胰岛素受体底物(IRSs)

及其下游的PI3K/AKt或MAPKS信号通路。哺乳动物IRS家族包括4种：普遍存在的IRS-1、IRS-2，脂肪组织中以IRS-3为主，IRS-4表达于胸腺、脑和肾脏。IRS-1、IRS-2是胰岛素细胞内信号传导所必需的。IRS-1在软骨生长板和骨痂中表达，敲除IRS-1的小鼠骨生长和骨折愈合受损。敲除IRS-1或IRS-2的小鼠均有严重的骨量丢失，IRS-1敲除小鼠骨形成和吸收过程中骨转化均减弱，而IRS-2敲除的小鼠则骨形成减弱而吸收增强。IRS-1似乎主要在骨转化起维持作用，而IRS-2则保持合成代谢强于分解代谢。高胰岛素血症则通过结合胰岛素受体，激活PI3K/AKt通路，抑制细胞外信号调节激酶（extracellular signal-regulated kinase，ERK）增强BMP-2诱导的韧带细胞成骨分化。

戴力扬等对高糖培养下鼠颈椎后纵韧带细胞进行研究，认为高糖环境本身亦可增强BMP-2的诱导成骨作用，而这一作用可以被H_2O_2模拟。进一步研究相应的p38 MAPKs通路，认为高糖环境通过产生活性氧，激活PKC、抑制P38，促进BMP-2诱导I型胶原合成和成骨相关基因的表达。

除直接作用外，胰岛素和生长因子I有类似的生理作用，其受体结构亦相似，两者甚至可以交叉作用于对方受体。胰岛素可以作用于细胞的生长因子I受体诱导细胞分化，促进骨化形成。

（张颖、刘洋、陈宇）

第四节　脊柱韧带骨化病相关的细胞因子

异位骨化和正常成骨过程一样，是有多种因素参与、有序调控的过程。各种细胞因子在异位骨化中的作用有很多相关研究报道，本节将简要介绍一些较为重要的细胞因子。

一、骨形态发生蛋白及转化生长因子

骨形态发生蛋白（bone morphogenetic protein，BMP）及转化生长因子（transforming growth factor-β，TGF-β）均属于一组新近发现的调节细胞生长和分化的TGF-β超家族。这一家族除TGF-β、BMP外，还有活化素（activins）、抑制素（inhibins）、苗勒管抑制物质（Mullerian inhibitor substance，MIS）等。TGF-β的命名是根据这种细胞因子能使正常的成纤维细胞的表型发生转化，即在表皮生长因子（EGF）同时存在的条件下，改变成纤维细胞贴壁生长特性而获得在琼脂中生长的能力，并丧失接触抑制作用。BMP和TGF-β在肥厚和骨化韧带中均有增高，而在健康患者中无表达。骨化周围组织中的细胞上有BMP的IA、IB、II型受体表达。

外源性BMP可诱导成纤维细胞分化为软骨细胞。Miyamoto等把鼠的BMP提取物植入小鼠硬膜外，4周后，黄韧带就出现了肥厚，在肥厚黄韧带内观察到了纤维、软骨和骨组织混

杂的现象。Mimatsu等采用兔BMP植入兔腰椎黄韧带内,在40%的实验动物体内诱发了异位骨化。在小鼠黄韧带内注入外源性BMP后,成纤维细胞出现碱性磷酸酶活动,而碱性磷酸酶活动是成骨细胞的特点。细胞转化的过程中伴随着基质的变化,I型胶原为主的基质转变为I、II型胶原混合的纤维软骨,而后进一步转化为II型胶原为主的透明软骨基质。随后血管长入透明软骨组织。软骨组织内出现钙化基质小泡,小泡是由于快速变化中的成纤维细胞分泌或裂解形成的。BMP-2诱导的基质小泡,较通常观察到的直径大数百纳米。BMP诱导的骨化过程为典型的软骨内成骨过程。TGF-β虽然不能诱导异位骨化,但参与和促进骨形成。

Kawaguchi等发现BMP和TGF-β在骨化韧带中有区域分布的特点,BMP-2和TGF-β存在于骨化基质和PLL邻近的软骨区域的软骨细胞上。BMP-2同时在邻近的软骨区域的间充质细胞上表达,而TGF-β则无表达。此两种生长因子在同一患者未骨化区的后纵韧带组织中不会同时表达。这一结果提示,BMP-2可能作为OPLL发生的启动因子刺激间充质细胞分化,TGF-β可能在异位骨化的晚期阶段刺激骨形成。

二、结缔组织生长因子Hcs24

结缔组织生长因子Hcs24(connective tissue growth factor, CTCF/Hcs24)是胰岛素样生长因子结合蛋白超家族的一员。在血液中与IGF-I或胰岛素相结合,并互相协同作用。CTGF可提高体外培养的后纵韧带骨化患者韧带细胞的ALP表达,被认为可能是细胞骨化的始动因素。这一因子可以促进软骨内成骨过程。CTGF可促进软骨细胞成熟、肥大,作用于骨内血管内皮,促进钙化软骨内新生血管长入。总而言之,CTGF似乎是一种软骨内成骨过程自分泌的促进因素。在异位骨化的动物模型Zucker大鼠体内观察到的跟腱局部软骨样细胞富集区CTGF表达增加,促进跟腱内软骨细胞分化,出现软骨内成骨过程。

三、其他因子

(一)血管生长因子

血管生长因子(angiopoietin)-1是一种血管生长因子,在OPLL患者的韧带细胞中高表达。Angiopoietin-1可调控RUNX2(血管生长和软骨生长基因)表达降低。碱性成纤维细胞生长因子(basic fibroblast growth factor, bFGF)在正常情况下以储存形式存在于细胞外基质,呈无活性状态。其基本的作用是新生血管的生成,它是血管内皮细胞强有力的有丝分裂原,是最重要的血管生成因子。bFGF在COPLL韧带标本中阳性率高达80%,正常对照组只有25%。

(二)肿瘤坏死因子

肿瘤坏死因子(tumor necrosis factor-alpha, TNF-α)在COPLL中表达阳性率只有33.3%,而在正常对照标本中位80%。TNF-α有促进骨质及软骨吸收的作用,它的缺失会使软骨生成增加,软骨内化骨的过程将增强,形成更多骨化组织。

（三）增殖细胞核抗原（proliferating cell nuclear antigen，PNCA）和骨桥蛋白（osteopontin，OPN）

研究表明PNCA和OPN在骨化韧带中过表达，但这一过表达是否会导致相应功能改变还需进一步验证。

（张颖、刘洋、陈宇）

第五节 脊柱韧带骨化病的动物模型

理想的动物模型是研究疾病发生发展、观察治疗效果的最佳对象。一个好的动物模型应该和人类疾病具有相同的发病机制、临床表现和转归。对于异位骨化型疾病，一个特殊的问题是病程。在人类，异位骨化发生的过程非常缓慢，经常需要几年的时间形成病灶，而脊柱韧带骨化从出现到压迫脊髓，表现临床症状甚至需要十几年甚至几十年。这样漫长的时间对科学研究来讲，显然不具可操作性，因而以患者为研究对象几乎是不可能的，而可能药物的临床试验也将是一个漫长的过程。所幸的是，现有的动物模型可以很快出现症状，使得脊柱韧带骨化性疾病的动物研究成为可能。

目前用于脊柱韧带骨化性疾病研究的动物模型主要有2种：ttw小鼠（tiptoe walking，ttw；或称tiptoe walking of Yoshimura，twy）和Zucker肥胖大鼠（Zucker fatty rat，ZFR）。其中尤以ttw符合人类韧带骨化性疾病的特点。本节将着重介绍这两种模型的特点及基于这两种模型的相关研究内容。

一、ttw小鼠

ttw小鼠是ICR/jcl小鼠自然变异产生的异位骨化动物模型，导致其遗传性病变的是核苷酸焦磷酸酶编码基因的一个无义突变［c.1813G＞T（Gly568stop）］导致。这一基因突变可导致Npps蛋白1/3丢失。蛋白结构的丢失进而导致了功能丧失——ttw小鼠血清和成骨细胞中的Npps活性均下降。

核苷酸焦磷酸酶也称I型核苷酸焦磷酸二酯酶（phosphodiesterase nucleotide pyrophosphatase-I），可以产生无机磷酸和焦磷酸酶（PPi）。PPi是生理、病理性钙化和骨化的主要抑制剂。PPi的膜转运体的变异，可以使得细胞内PPi含量减少、代谢异常，即可导致出现异位成骨。这是另一种异位骨化动物模型ank鼠的发病原因。同时Npps-PPi与钙磷酸代谢关系密切。PPi可以被碱性磷酸酶分解为磷酸。碱性磷酸酶缺乏症，即表现为PPi大量增加导致骨化减少。OPLL患者及相关疾病患者均有异常磷酸代谢。低血磷性佝偻病和甲状旁腺功能低下症患者常出现四肢及脊柱韧带、肌腱的异位骨化。因此，推测Npps通过调节磷酸代谢来控制异位骨化过程。对ttw小鼠通过饮食补充外源性磷酸，结果导致异位骨化过程加快，也说明磷酸代谢在异位骨化中起到了重要作用。

　　ttw小鼠Npps这一变异为常染色体隐性遗传伴完全外显率，即ttw小鼠100%出现特征性异位骨化现象。ttw小鼠在断奶后，体内就开始出现异位骨化现象，并迅速进展。出生后3周，肌腱、耳廓软骨、关节周围组织出现钙化。4周椎间盘纤维环出现钙化。跟腱中段最早出现钙化，而后沿纤维纵向发展，最终和正常骨质融合。随着小鼠体内异位骨化过程的进展，小鼠可表现出关节挛缩、强直，最终表现小偷一样蹑手蹑脚、用脚尖走路的特征性行走方式（tiptoe walking）。这些典型的临床表现可以直观地反映出小鼠体内异位骨化的发展程度。ttw小鼠的异位骨化现象不局限于脊柱的韧带，四肢韧带、软骨、肌腱等均可发生骨化。这些特性使得ttw小鼠成为了研究异位骨化早期病理过程的理想动物模型。

　　在ttw小鼠骨化发展的整个过程中，骨化灶周围均能观察到炎性细胞，这使得ttw小鼠的骨化过程符合韧带起止点疾病的特点。免疫组织化学研究表明ttw小鼠的脊柱韧带骨化过程与人的后纵韧带骨化过程有相似之处，但ttw小鼠异位骨化并不是软骨内成骨。另一有趣的现象是，除异位骨化灶外，ttw小鼠本身的骨密度会下降。这种想象可能用异位骨化"偷窃"正常骨来解释。

二、Zucker肥胖大鼠

　　Zucker肥胖大鼠（Zucker fatty rat, ZFR）与肥胖综合征、早期2型糖尿病患者具有相同的内环境特征，原本是研究肥胖、代谢综合征的良好动物模型。这一种系由杂交大鼠13M strain自发变异产生。致病基因为隐性基因（fa），有3个基因型：隐性纯合子（fa/fa）、杂合子（Fa/fa）和显性纯合子（Fa/Fa）。其中隐性纯合子（fa/fa）被称为ZFR，杂合子（Fa/fa）和显性纯合子（Fa/Fa）被称为Zucker瘦鼠。ZFR在出生后4周就开始出现肥胖症状，其他症状还包括：糖耐量异常，食量大，植物神经系统功能低下，性腺功能低下导致不育，生长激素分泌下降和严重的高瘦素血症、高胰岛素血症等。

　　由于临床观察到糖尿病患者中，OPLL的发生率较高，骨化范围、程度较严重；反之，对OPLL患者的调查发现其中有很高比例并发糖耐量异常。对于脊柱韧带骨化和糖尿病关系的进一步深入研究发现，韧带骨化严重程度与空腹胰岛素水平和胰岛素分泌反应增高相关。因而考虑胰岛素水平与OPLL之间可能有潜在联系，使得ZFR也被用于了OPLL的研究。ZFR平均胰岛素水平高于同月龄的非肥胖小鼠（NFR）：3月时ZFR胰岛素水平约为NFR的5倍；6月时ZFR胰岛素水平达峰值，约为同龄NFR的6倍，此后逐渐下降。胰岛素与生长因子I受体结构亦相似，两者可以交叉作用于对方受体。胰岛素可能是作用于细胞的生长因子I受体诱导细胞分化，促进骨化形成。

　　尽管在ZFR大鼠的脊柱韧带中未观察到人类OPLL患者一样的大面积骨化现象，但显微镜下观察在其前纵韧带、后纵韧带中有小范围的骨化灶，其关节周围韧带、跟腱中也可以观察到成骨改变。其中跟腱是成骨反应最明显的部位，几乎所有ZFR大鼠跟腱X线下可观察到一个明显的骨化层，并随月龄增长。跟腱组织染色表明，软骨基质为酸性染色，软骨样细胞聚集于跟腱与跟骨连接部位的腹侧区域，随大鼠月龄增加这些细胞出现分化和肥大等改变。在这一区域,还观察到了连接组织生长因子表达增加。连接组织生长因子是胰岛素样生长因子结合蛋白超家族的一员。在血液中与生长因子-I或胰岛素相结合,并互相协同作用。

(张颖、刘洋、陈宇)

第六节 *Npps* 基因多态性在汉族人群中与颈椎后纵韧带骨化的相关性研究

脊柱后纵韧带骨化是一种多因素疾病,在日本等各人种发病率在1.9%~4.3%左右。诸多研究提出后纵韧带骨化与基因相关,但仍然无法明确其确切的易感基因。*Npps* 基因编码核苷酸焦磷酸酶,从而调节软组织的钙化和骨矿物质的沉积。核苷酸焦磷酸酶是无机焦磷酸盐(PPi)产生的主要作用酶,也是机体抑制组织钙化的主要抑制剂,*Npps* 功能失常导致PPi水平下降,导致异位组织包括韧带组织骨化。研究结果提出 A533C(exon4,533A→C);C973T(exon9,973C→T)、IVS20-11delT(intron20,11 deletion T)、IVS15-14T→C(intron15,-14T→C)、C596T等多个有关 *Npps* 基因多态性与后纵韧带骨化有一定的相关性。Koshizuka 等应用单核苷酸多态性(SNP)研究的方法对部分 OPLL 患者的 *Npps* 基因进行分析,并发现靠近16号外显子的15号内含子的14位"T"被"C"替代(IVS15-14T→C),其单碱基突变与OPLL 的发生率以及骨化的严重程度密切相关。目前相关研究在逐渐增加。

一、人类 *Npps* 基因及其编码的核苷酸焦磷酸酶

1. 核苷酸焦磷酸酶 OPLL 致病基因位于靠近 HLA 复合体第6号染色体上,即位于人类6号染色体 q22-23 位置(6q22-23)。*Npps* 基因是磷酸二酯酶(ecto-nucleotide pyrophosphatase/phosphodiesterase,ENNP)家族成员之一。

人类 *Npps* 基因编码的蛋白即核苷酸焦磷酸酶包括五个亚型(Npp1-5),Npp1-3型是Ⅱ型跨膜糖蛋白,包括两个完全相同的由二硫键结合的亚单位。结构上包括一个短的细胞内区、一个单一的跨膜区和一个膜外区域,膜外区域包含一催化部位。Npp1 的膜内区域含有一个基底外侧膜靶信号,Npp3 则位于极性细胞表面的顶端。Npps 几乎在所有的组织中存在,但经常被限于一些特殊的结构及细胞内。在一些特殊细胞内 Npp1 构成 TGF-β 的一部分或可被 TGF-β 及糖皮质激素所诱导,但其具体的信号转导途径还未明了。Npp4-5型是Ⅰ型跨膜蛋白,其具体的功能还未被描述。

核苷酸焦磷酸酶Ⅰ型(Npp1)被认为与后纵韧带骨化相关。核苷酸焦磷酸酶Ⅰ型在骨和软骨细胞内有很高的表达,其功能与 ttw 小鼠的 Npps 相似。Npp1 蛋白具有广泛的特异性,能裂解一系列的底物包括由磷酸二酯键连接的核苷酸和核苷酸糖、焦磷酸酯键结合的核苷

酸及核苷酸糖。核苷酸焦磷酸酶可以水解5′三磷酸盐为相应的一磷酸盐，以及水解多聚磷酸盐等底物。*Npps*基因突变与自发性婴儿动脉钙化症、后纵韧带骨化症以及胰岛素抵抗有关。在Npp1作用下三磷酸腺苷（ATP）等可分解出无机焦磷酸盐PPi，PPi可抑制磷酸根离子形成以及抑制羟基磷灰石的形成以及沉积过程。*Npps*基因的无意义突变使体内Npps蛋白含量减少，尤其是韧带、软骨等组织内无机焦磷酸盐含量的减少促使纤维细胞向成纤维细胞转化，进而促进局部细胞因子的分泌等病理过程，促进异位骨化的发生及其发展。

2. 核苷酸焦磷酸酶影响韧带钙化（骨化）机制　正常的体内矿物质沉积过程是由细胞内物质复杂的物理化学及细胞学调整过程所决定，包括促进和抑制羟基磷灰石形成两个过程。既然体内液体环境包括胞质等对于羟基磷灰石而言是饱和且充分的，那么问题在于为何人体并非所有的组织均由于矿物沉积而产生钙化。答案是体内液体环境内含有相当浓度的Mg^{2+}及蛋白酶等能显著抑制羟基磷灰石的沉积过程。其中包括核*Npps*基因编导的核苷酸焦磷酸酶。

（1）羟基磷灰石沉积的机制：研究发现在肥大的软骨细胞侧方边缘、骨母细胞两极可见基质小泡（matrix vesicle，囊泡）通常以发芽的方式长出（图1-1）。基质小泡通常是矿物形成、沉积的主要细胞器，细胞外胶原纤维是组织矿物调整及沉积的重要位点。

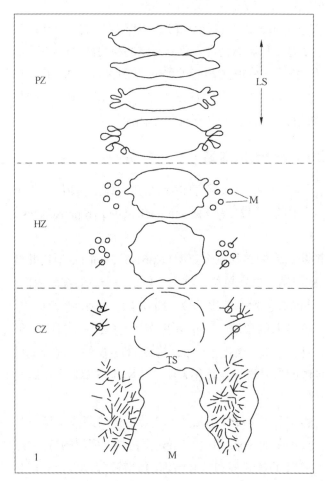

图1-1　软骨细胞成熟的连续过程；囊泡从软骨细胞增殖区和肥大区的细胞膜侧方以发芽式分泌的过程（图引自 Anderson HC, Garimella R, Tague SE. The role of matrix vesicles in growth plate development and biomineralization. Front Biosci, 2005, 10: 822-837.）

矿物质沉积的机制分两个步骤：① 在基质小泡内形成羟基磷灰石晶体：基质小泡内富含结合钙离子的磷脂及蛋白。这些蛋白及磷脂加速钙离子在基质内积聚。基质小泡内磷酸钙沉积由 PO_4^{3-} 根离子释放入含有 Ca^{2+} 的基质小泡触发，而 PO_4^{3-} 根离子释放入基质小泡是由于小泡内富含的磷酸酶的作用产生的，尤其是碱性磷酸酶。高浓度的 Ca^{2+} 及 PO_4^{3-} 根离子达到溶解饱和点后产生 $CaPO_4$ 沉积而形成羟基磷灰石结晶。羟基磷灰石结晶的始动点通常位于基质小泡膜内侧部分（图1-2A）。② 基质内羟基磷灰石晶体的形成：羟基磷灰石在基质小泡内始动并产生，而后由基质小泡膜以出芽的方式从膜内释放，至细胞外基质空间内。细胞外基质富含 Ca^{2+} 及 PO_4^{3-} 根离子，并提供稳定的外环境以支持新的羟基磷灰石晶体持续生成。至此，羟基磷灰石围绕基质小泡周围不断扩散成束，并最终完全充填于基质内胶原纤维间。期间胶原纤维同时发挥着刺激及使羟基磷灰石结晶定向扩散的重要作用（图1-2B，1-3）。

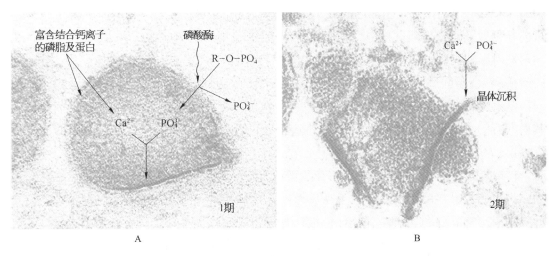

图1-2　囊泡引发的矿物沉积之始动连续过程（图引自 Anderson HC. Introduction to the Second Conference on Matrix Vesicle Calcification. Metab Bone Dis Relat Res，1978，1：83-87.）

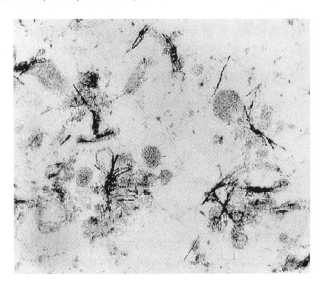

图1-3　羟基磷灰石放射状积聚形成［图引自 Anderson HC. Calcification processes. Pathol Annu，1980，15（Pt 2）：45-75.］

（2）羟基磷灰石沉积的刺激机制：① 在一些位点移开或降解羟基磷灰石抑制物；② 羟基磷灰石核形成后通过提供交替低活性能量旁路进而刺激羟基磷灰石晶体形成及生长。

（3）羟基磷灰石沉积的抑制机制：体外试验研究抑制羟基磷灰石沉积的化学机制，通常应用pH稳定技术和Ⅰ型、Ⅱ型胶原分散两种系统，方法学上针对相关的三个生物学过程：① 非定型性钙磷酸盐转化为羟基磷灰石晶体；② 羟基磷灰石晶体的直接形成；③ 羟基磷灰石晶体的生长。抑制因子有：Mg^{2+}离子通过进入形成羟基磷灰石核内部结构替代Ca^{2+}离子从而扭曲羟基磷灰石核的原子结构，达到减缓羟基磷灰石的形成；Al^{3+}离子延迟羟基磷灰石形成并非通过进入羟基磷灰石核的内部结构，而是通过结合在生长的羟基磷灰石晶体表面（吸收减少其接触面积）。浓缩磷酸盐（包含P-O-P键）、二磷酸盐（包含P-C-P键）仅在10^{-6}M浓度即可与羟基磷灰石核及晶体表面牢固结合，从而阻断羟基磷灰石的形成，等等。人体内液体及组织内含有一定数量的焦磷酸盐离子（PPi）和三磷酸腺苷（ATP），包含一个或数个P-O-P键。Blumenthal、Fleisch和Neurman等研究结果表明：无机焦磷酸盐可能在生理及病理生理过程中均发挥重要作用，它可保护软组织的矿物沉积，而在骨组织内可同时影响钙盐沉积速度以及矿物的溶解速度。局部浓度受一些酶的调节，如核苷酸焦磷酸酶、碱性磷酸酶和溶酶体酸性磷酸酶，三者均具有焦磷酸盐的活性。核苷酸焦磷酸酶与羟基磷灰石有很高的亲和力，与羟基磷灰石表面结合从而抑制羟基磷灰石的形成以及羟基磷灰石的继续聚集沉淀扩大，甚至向晶体转化；但只要羟基磷灰石溶解，焦磷酸盐将被释放出。

体内焦磷酸盐水解过程主要由核苷酸焦磷酸酶引导发生。包括Paget病、韧带骨化病在内许多与钙盐异常沉积疾患产生于羟基磷灰石异常沉积。*Npps*基因是编码核苷酸焦磷酸酶的基因，焦磷酸酶是一种膜周蛋白，被认为可调节无机焦磷酸盐（PPi），而焦磷酸盐又是软组织钙化和骨矿化的抑制因子。*Npps*功能失常导致PPi水平下降，异位组织包括韧带组织骨化。

研究发现：Npp1和TNAP（tissue nonspecific alkaline phosphatase，组织非特异性碱性磷酸酶）可密切调节组织内焦磷酸酶的水平。焦磷酸酶是一种组织矿物化的主要调节因子。Npp1和TNAP在钙化细胞的胞膜以及囊泡小体上。其调节机制如图1-4所示：三磷酸腺苷在Npp1或TNAP酶作用下分解出无机焦磷酸盐，无机焦磷酸盐（PPi）抑制羟基磷灰石的形成及沉积，所以Npp1形成减少直接导致PPi浓度下降从而间接促进羟基磷灰石的形成加速及沉积，产生异位骨化。人体上Npps主要位于骨、软骨及韧带等组织，故而OPLL患者*Npps*基因的无意义突变即多态性使其编码的核苷酸焦磷酸酶减少，结果是脊柱韧带的广泛骨化以及持续进展。

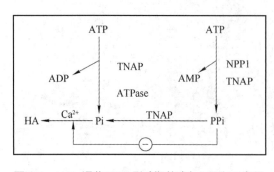

图1-4 *Npps*调节PPi及影响羟基磷灰石沉积示意图

二、Npps 基因多态性在汉族人群中与颈椎后纵韧带骨化发病率、骨化进展的相关性研究

1. *Npps* 基因多态性

自从1998年Okawa提出 *Npps* 基因的无意义突变是导致ttw小鼠异位骨化的遗传因素后，世界范围内尤其是日本学会学者对人类的 *Npps* 基因从分子生物学方面展开大规模的研究。1999年Nakamura选择323例大样本的后纵韧带骨化患者以及332例对照组进行有关 *Npps* 基因多态性的研究，设计数十个外显子、内含子以及启动子的引物进行实验组及对照组 *Npps* 基因全序列的碱基测序。结果发现10个 *Npps* 基因碱基序列改变，并对10个突变碱基序列进一步筛选，最后认为基因第20号内含子的位切点上游11位的碱基T缺失即IVS20-11delT（intron20，-11deletion T）与骨化的发生率相关密切。并对IVS20-11delT影响后纵韧带骨化的机制提出以下推测：由于内含子20上游第11位的碱基T位于内含子和外显子连接处，碱基T的缺失影响到碱基的剪接过程，可能改变其后的交替转录过程，使Npps功能变化或/和蛋白表达水平变化。另外一种推测可能是该位点碱基T的缺失可能与另外某些未被检测到的突变相关联。并且IVS20-11delT多态性改变与脊柱后纵韧带骨化程度（骨化椎节数）相关密切。其后，Koshizuka等进一步对180例后纵韧带骨化患者及265例非骨化患者进行有关 *Npps* 基因多态性的深入研究，同样对C973T、IVS20-11delT及IVS15-14T→C三个可能的突变位点进行检测，结果是无法复制出先前Nakamura的结果，即第20号内含子的位切点上游11位的碱基T缺失与脊柱后纵韧带骨化的发病率无明显的统计学相关性，C973T位点突变亦无明确的统计学意义。其实验结果显示Npps基因第15号内含子的位切点上游14位的碱基T被碱基C所替代即IVS15-14T→C（intron15，-14T→C）与后纵韧带骨化患者的发生率呈相关性，而且其在年轻女性患者发生率较高，与骨化的椎节数亦呈正相关。近期Tahara等应用同样的方法对172例OPLL患者进行有关 *Npps* 基因单核苷酸多态性研究。对A533C、IVS8+27T→C、IVS20-11delT、C596T四个 *Npps* 基因突变位点应用SNPs方法进行测序：该四个位点的多态性改变与后纵韧带骨化的发生率相关性无显著的统计学意义。在男性伴有胸椎后纵韧带骨化的患者中 *Npps* 基因IVS20-11delT位点突变率明显增加，骨化椎节数亦相对较多。

2. 汉族人群中 *Npps* 基因多态性与颈椎后纵韧带骨化发病率、骨化进展的相关性研究

（1）*Npps* 基因多态性与颈椎后纵韧带骨化发病率：在现有的研究结果中显示，日本学者对 *Npps* 基因多态性与OPLL的相关性进行一定的深入研究，并取得一定的成绩。随着我国医疗水平的不断提高及各种检查、诊疗手段的提高，在汉族人群中OPLL的诊断率不断提高，患者的诊治率亦有明显增加，尤其是各种治疗手段的增加由OPLL导致的病残率不断减少，患者的生活质量大大提高。在基础研究上，对于发病机制的研究亦在不断深入。本书作者的课题组长期致力于有关脊柱韧带骨化病的研究，在相关基础研究上亦取得一定的成绩。

我们通过收集确诊为颈椎后纵韧带骨化病、获得随访的共95例的临床病例、影像以

及术后的随访资料。随机抽选住院患者90例,明确诊断排除脊柱后纵韧带骨化的脊髓型颈椎病患者作为对照组,对于部分患者同时伴有糖尿病、强直性脊柱炎给予特别注明;抽取并留置外周血液标本,同时保留患者的一般情况、影像学以及随访方式等有关资料。通过收集血液样本,行外周血液DNA抽提、PCR扩增以及Npp1基因突变位点的检测。参考其他学者的研究结果选取Npps基因的以下四个突变位点为多态性研究对象:① A533C(exon4,533A→C):Npp1基因mRNA的第4号外显子第533位的碱基A被C所替代;② C973T(exon9,973C→T):Npp1基因mRNA的第9号外显子第973位的碱基C被T所替代;③ IVS15-14T→C(intron15,-14T→C):Npp1基因第15号内含子的位切点上游14位的碱基T被碱基C所替代;④ IVS20-11delT(intron20,11 deletion T):Npp1基因第20号内含子的位切点上游11位的碱基T缺失。利用专业测量软件骨化后纵韧带的骨化物长度(骨化椎节数计算)、骨化厚度以及骨化长度、厚度进展。通过统计软件进行统计分析,结果如表1-1、2所示。

实验结果发现:A533C位点突变与骨化的发生率及骨化程度无明显的相关性,这点与国外的研究相同。然而,C973T、IVS15-14T→C位点基因突变其基因类型变化与骨化的发生率有一定的相关性。Npp1基因IVS15-14T→C、IVS20-11delT的两个基因位点突变与后纵韧带骨化程度包括颈椎后纵韧带骨化长度(骨化椎节数)和骨化厚度均有一定的相关性。虽然我们在有关Npps基因多态性与汉族人群中颈椎后纵韧带骨化病的发病率以及骨化程度进行一定的相关性研究,并取得一定的结果供参考。但是,由于实验的样本量考量,其结果可有以下两种推测:由于基因序列改变的单碱基测序SNPs的小概率性特点,在引物设计、PCR扩增过程条件的把握以及测序等过程存在不确定因素导致出现假阳性、假阴性结果;Npp1基因不同位点突变确实与脊柱后纵韧带骨化发生、骨化程度有一定的相关性,尚需更大的样本量以及多次试验重复验证其准确性。

表1-1　Npp1基因多态性位点实验组与对照组比较

基因型	OPLL (*n*=95)	对照组 (*n*=90)	*P*
A533C	—		0.430
AA	76(80.0)	76(84.4)	—
AC+CC	19(20.0)	14(15.6)	—
C973T	—		< 0.001
CC	58(61.1)	84(93.3)	—
TT+TC	37(38.9)	6(6.7)	—
IVS15-14T→C	—		0.026
TT	18(19.0)	7(7.8)	—
CC+TC	77(81.0)	83(92.2)	—
IVS20-11delT	—		0.093
WW	55(57.9)	41(45.6)	—
VV	40(42.1)	49(54.4.)	—

注:OPLL:颈椎后纵韧带骨化症;V:变异型;W:野生型

表 1-2 *Npp1* 基因多态性与骨化患者年龄、骨化椎节数、骨化厚度的相关性

SNPs	n	年龄（岁）$\bar{x} \pm SD$	骨化椎节数（VB）$\bar{x} \pm SD$	骨化厚度（mm）$\bar{x} \pm SD$
A533C				
AA	76	55.7 ± 9.0	4.2 ± 1.7	7.8 ± 3.1
AC+CC	19	58.5 ± 9.4	4.7 ± 2.5	7.7 ± 3.3
P		0.231	0.363	0.947
C973T				
CC	58	56.1 ± 9.0	4.1 ± 1.8	7.1 ± 2.8
TT+TC	37	56.5 ± 9.3	4.6 ± 2.1	8.8 ± 3.3
P		0.828	0.248	0.007
IVS15-14T→C				
TT	18	58.7 ± 11.0	6.3 ± 2.4	9.3 ± 3.4
CC+TC	77	55.7 ± 8.6	3.8 ± 1.4	7.4 ± 2.9
P		0.219	< 0.001	0.017
IVS20-11delT				
WW	55	57.5 ± 9.4	5.1 ± 4.5	8.8 ± 3.0
VV	40	54.6 ± 8.5	3.9 ± 2.9	6.4 ± 2.7
P		0.119	< 0.001	< 0.001

注：VB：节；V：变异型；W：野生型

（2）*Npps* 基因多态性与颈椎后纵韧带骨化术后骨化进展的相关性研究：Takatsu 等研究提出后纵韧带骨化患者手术患者其术后骨化进展率明显高于非手术患者。然而大多数学者认为，后纵韧带骨化病早期手术仍然是最佳的治疗方式，尤其是年轻的、连续型或混合型骨化患者。国外文献报道提出：后纵韧带骨化术后骨化进展率高达50%左右，而对于OPLL后路手术其进展甚至高达71%。导致颈椎OPLL术后骨化进展的因素是多方面的，其确切的原因及机理尚未明确，但在对后纵韧带骨化发生、发展机制相关的基因研究中，诸多基因及其编导的功能蛋白变化而导致脊柱韧带的异位骨化及影响骨化程度，而对于脊柱OPLL术后骨化的进展是否与这些基因存在相关性，目前国内外尚无报道。*Npp1* 基因的IVS15-14T→C 或 IVS20-11delT 多态性改变与骨化程度有关，是否与颈椎OPLL术后骨化的进展有关呢？

我们在获得随访的95例颈椎OPLL并行手术治疗的患者中发现有39例其骨化有不同程度的进展（图1-5），故对其的外周血液标本的 *Npp1* 基因4个多态性改变位点的检测结果分析发现 *Npp1* 基因IVS20-11delT位点突变不但与骨化程度相关密切，而且与骨化的进展有一定的相关性（表1-3）。目前研究成果认为：内含子在基因的转录、翻译以及蛋白表达等方面起到某些修饰作用，而并非是完全无任何功能的无意义序列，可能对某些外显子及其相应的功能蛋白产生至关重要的调节或调控作用。内含子与基因的功能亦密切相关，内含子结构可以充当基因的调控元件，主要表现为增强子，也有的作为弱化子及沉默子。从这点相关

性，我们对研究结果作以下分析：Npp1 基因的第20内含子上游第11位碱基缺失，导致该位点以后的基因转录出现一系列的改变：① 该位点突变直接影响核苷酸焦磷酸酶基因的转录从而使 Npp1 表达明显下降，出现骨化抑制物 PPi 的减少而出现及加重后纵韧带骨化；② 该位点突变与后续相关基因的转录相关联，或者该位点突变与其他基因转录过程相关联，其他基因从直接或间接途径影响核苷酸焦磷酸酶的表达减少，加重后纵韧带骨化的进展；③ 由于该位点突变使 DNA 转录出现中断，同时产生异常的弱化子或沉默子，对正常的 Npp1 基因转录过程产生影响使其核苷酸焦磷酸酶表达出现明显的减少，无机焦磷酸盐减少从而使抑制钙盐沉积作用减弱异位骨化作用增强。其确切的机制有待进一步研究发现。另外，由于发现的颈椎 OPLL 术后骨化进展的病例仅39例，其样本实验结果说服力有限，故仍需进一步增加随访的样本量及多次重复的实验以证实其可信度和准确度。

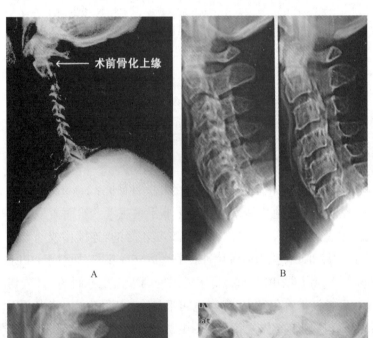

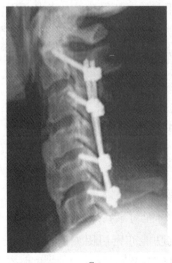

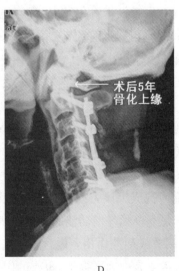

图1-5 患者男性，47岁，颈椎 OPLL 行颈后路椎板切除减压侧块螺钉固定术，术后骨化进展（A. 术前 X 线侧位片；B. 术前 X 线断层片显示骨化上缘到达 C2 水平，为混合型；C. 术后即刻 X 线侧位片；D. 术后5年随访，X 线侧位片显示 OPLL 由混合型进展为连续型，骨化物上缘进展至 C1 水平）

表1-3 单核苷酸多态性与颈椎后纵韧带骨化术后进展的相关性

	无进展 (*n*=56)	有进展 (*n*=39)	*P*	*OR (95% CI)*
A533C			0.029	
AA	49(87.5)	27(69.2)		3.11(1.10, 8.84)
AC+CC	7(12.5)	12(30.8)		1
C973T			0.935	
CC	34(60.7)	24(61.5)		0.97(0.42, 2.23)
TT+TC	22(39.3)	15(38.5)		1
IVS15-14T→C			0.836	
TT	11(19.6)	7(18.0)		0.90(0.31, 2.56)
CC+TC	45(80.4)	32(82.0)		1
IVS20-11delT			0.007	
WW	26(46.4)	29(74.4)		1
VV	30(53.6)	10(25.6)		3.35(1.37, 8.15)

注: OR: 归因危险度; V: 变异型; W: 野生型

(何志敏、陈宇、卢旭华)

第七节 缝隙连接蛋白Connexin 43在颈椎后纵韧带骨化进展中的信号传递作用

骨形成和骨重建是成骨细胞、骨细胞及破骨细胞等骨源性细胞功能紧密协调从而达到骨动态平衡的一种状态,达到上述功能协调的一个重要通路就是细胞与细胞之间直接的信息传递,而存在于细胞膜上的缝隙连接则恰好发挥着这种信息传递作用。缝隙连接(gap junction),亦可称为间隙连接、通讯连接,是由连接相邻两个细胞之间的连接通道排列而形成的一种特殊膜结构。相邻细胞间通过缝隙连接所介导的细胞间隙连接通讯(gap junction intercellular communication, GJIC)功能而进行着信息、能量和物质等的交换,不但参与细胞间物质交换的代谢偶联和电信号传递的电偶联,而且对细胞的新陈代谢、内环境稳定、增殖和分化等生理过程起着重要的调控作用。

一、缝隙连接蛋白Connexin 43及其在成骨分化中的作用

1. 缝隙连接蛋白及其作用机制　缝隙连接并非由连接蛋白单独构成,而是由连接通道形成的紧密成束的聚合体或黏着斑聚集而成,其数量从几个到几千个不等,随组织的不同发育阶段而异。缝隙连接广泛存在于哺乳动物的各种器官组织中,但是红细胞、骨骼肌除外。缝隙连

接通道的主要成分是连接蛋白（connexin，Cx）。研究证实，目前在哺乳动物中发现的连接蛋白至少有20余种，相对分子质量从26~50 kD不等，依分子量的不同而分别命名为Cx32，Cx50，Cx26，Cx43，Cx36等。自1996年首个连接蛋白的基因被克隆至今，大部分哺乳动物的连接蛋白已相继被科学家克隆成功，例如Cx43，Cx26，Cx32等。科学研究发现，连接蛋白的编码基因是编码蛋白的基因家族成员，它们具有共同的基因结构，其碱基序列有40%到60%的同源性，结构非常相似。研究还发现，不同的连接蛋白由不同染色体基因座上的单一基因编码。连接蛋白具有高度保守的氨基酸序列，每一连接蛋白包含4个疏水性的跨膜区，其氨基端和羧基端位于胞质面。各成员之间的差异主要存在于胞质面的2个环形结构域及羧基端。而且不同连接蛋白分子之间组合形成的缝隙连接通道的渗透性和导电性也有所不同。一个缝隙连接通道由位于相邻细胞膜上的2个配对半通道（hemichannels）又称连接子（connexins）端对端连接而成。每一个半通道由6个连接蛋白分子围成，中间形成一窄小的六棱形小孔道，两细胞间相对分子质量 ≤1 kD的营养物质、代谢产物、离子、小分子等就可以通过这小孔道互相交换。

Connexin 43作为主要的间隙连接蛋白，其在胚胎时期就开始表达，在国内外研究中逐渐成为研究的热点。许多学者已经证实了成骨细胞及骨细胞细胞膜上存在大量缝隙连接蛋白，虽然研究表明其他Connexin亚型在成骨细胞亦有表达，但是却以Connexin 43数量最多、分布最广。

2. Connexin 43在成骨分化中的作用及其信号通路　过去多年时间内，大量的试验研究证实了Connexin 43缝隙连接蛋白在成骨细胞就及骨细胞增殖和分化过程中扮演着重要的信息传递作用。它通过在细胞与细胞之间传递激素信号、机械应力甚至生长因子等从而协调骨细胞与成骨细胞的功能活动来促进骨的形成。通过观察敲除编码Connexin 43的*gja1*基因的小鼠发现，其胚胎发育过程中无论是膜内化骨还是软骨内化骨均出现了明显的迟至现象。研究亦证实，Connexin 43缺如时成骨细胞的矿化功能丧失，且其对合成信号的传递作用存在显著的缺陷。近来研究发现，对于出生后骨骼系统稳态的维持，Connexin 43缝隙连接蛋白亦发挥着重要的作用。因此Connexin 43缝隙连接蛋白在骨源性细胞间传递各种复杂的信号，从而促进或维持局部及全身骨的稳态。

已有研究表明细胞内多个重要的信号传导通路参与了颈椎后纵韧带组织细胞成骨分化的过程，其中以BMP-2/Smad研究最多。BMP-2可以刺激后纵韧带组织细胞增殖并发生成骨分化，并且OPLL患者来源的颈椎后纵韧带组织细胞比非OPLL来源的颈椎后纵韧带组织细胞对BMP-2的刺激有更明显的反应。进一步研究表明BMP-2刺激颈椎后纵韧带组织细胞成骨分化的作用是通过Runx2实现的。Runx2作为转录因子，是细胞成骨分化过程中的关键因子，包括I型胶原、骨钙素、碱性磷酸酶等在内的一些骨向分化标志物都是其靶基因，而BMP-2可以增强Runx2的表达，同时该过程也涉及Smad1、Smad5等BMP-2下游信号分子。此外，亦有研究表明Src/MEK/ERK通路是另一条与OPLL发生密切相关的信号通路。MEK/ERK可通过成骨转录因子Cbfa1调控I型胶原、骨钙素、碱性磷酸酶等骨向分化标志物表达，MEK抑制能阻断应力刺激对后纵韧带细胞中骨化标志因子的诱导。此外ERK通路在糖尿病患者OPLL的发生发展过程中也发挥功能，高胰岛素血症可能通过ERK信号通路影响了OPLL的发病和进展。由于在其他组织细胞学研究中发现Cx43与BMP-2/Smad和Src/ERK信号通路关系密切,提示我们Cx43在颈椎后纵韧带组织细胞中可能也是通过这些信号通路影响其骨化进程的。

二、Connexin 43在颈椎后纵韧带骨化中的作用

1. Connexin 43在后纵韧带组织细胞中的表达　采用组织块培养法培养颈椎后纵韧带骨化患者及颈椎外伤患者的后纵韧带组织细胞,通过HE染色及免疫细胞化学与免疫荧光技术进行细胞鉴定(图1-6)。取第3代细胞,按3×10^5/孔的密度接种在6孔培养板内,放置于培养箱内过夜待细胞贴壁,次日用1%FBS-DMEM的培养基同步化24 h,然后提取细胞蛋白质,通过Western blot技术检测两组细胞Connexin 43蛋白表达差异,发现骨化组细胞Cx43蛋白表达明显高于外伤组(图1-7)。

2. Connexin 43特异siRNA干扰后骨化组细胞表达骨钙素、碱性磷酸酶及I型胶原的变化　选取骨化组第3代细胞,按3×10^5/孔的密度接种在6孔培养板内,放置于培养箱内过夜待细胞贴壁,次日给予转染,然后提取蛋白和RNA,利用半定量RT-PCR技术检测骨钙素、碱性磷酸酶及I型胶原的表达差异,利用Western blot技术检测Connexin 43蛋白表达差异。结果发现Connexin 43经过特异siRNA干扰后,细胞表达骨钙素、碱性磷酸酶及I型胶原的量明显下降(图1-8)。

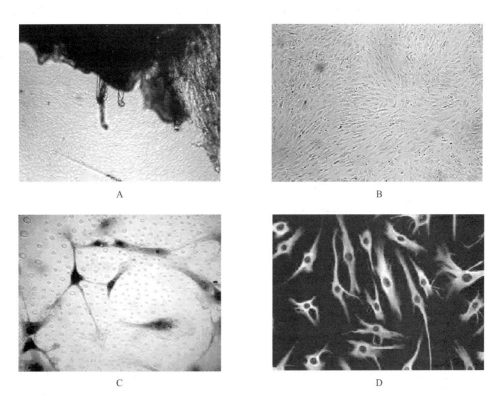

A

B

C

D

图1-6　后纵韧带组织细胞体外组织块培养法(A. 组织块培养法培养10天,大量韧带细胞从韧带周围萌出;B. 培养25天,细胞排列渐规则,呈"栅栏状";C. HE染色提示细胞呈梭形、纺锤形及多角的星形,细胞核大、卵圆形,部分细胞处于有丝分裂期;D. 免疫细胞化学及免疫荧光:细胞呈梭形、纺锤形及多角的星形,细胞核大、卵圆形。细胞核经DAPI染为蓝色,胞质波形蛋白经FITC标记后呈鲜绿色)

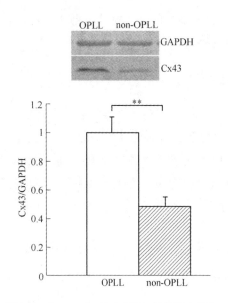

图1-7　Connexin 43在OPLL组细胞内蛋白表达明显高于非OPLL组（**$P < 0.05$）

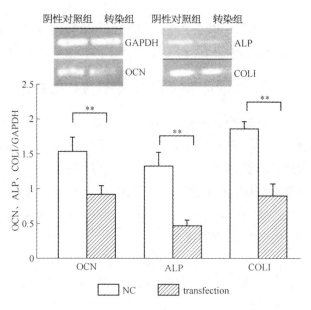

图1-8　Connexin 43 经过特异siRNA干扰后,细胞表达骨钙素、碱性磷酸酶及I型胶原的量明显下降（** $P < 0.05$）

3. 机械应力刺激对Connexin 43 siRNA干扰组骨化细胞表达骨钙素、碱性磷酸酶及I型胶原的影响　颈椎后纵韧带骨化细胞在给予Connexin 43缝隙连接蛋白特异siRNA干扰后,即使再次给予机械应力刺激24 h,骨钙素、碱性磷酸酶及I型胶原的细胞表达量不再出现明显的变化,说明Connexin 43缝隙连接蛋白抑制后,抑制了细胞间信息的传递,成骨标志物不再出现明显的增高,证实了Connexin 43缝隙连接蛋白在机械应力诱导颈椎后纵韧带骨化进展过程中具有重要的信息传递作用（图1-9）。

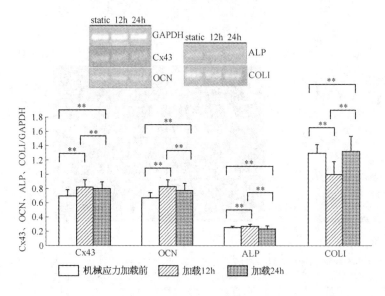

图1-9　Connexin 43缝隙连接蛋白特异siRNA干扰,机械应力刺激后骨钙素、碱性磷酸酶及I型胶原的细胞表达量不再出现明显的变化（OCN: 骨钙素; ALP: 碱性磷酸酶; COLI: I型胶原）（**$P < 0.05$）

（杨海松、陈宇、卢旭华）

第八节　几丁糖对颈椎后纵韧带骨化进展的抑制作用研究

后纵韧带骨化（ossification of the posterior longitudinal ligament，OPLL）是发生在脊柱后纵韧带组织的异位骨化，近年来对颈椎后纵韧带骨化症进行的大量基础实验与临床研究已证实OPLL的病理基础是患者的后纵韧带成纤维细胞发生骨向分化，并最终成为成骨细胞。

与其他脊柱疾病相似，对于OPLL的治疗也不外乎保守治疗及手术治疗。关于OPLL非手术治疗的报道相对较少，除了减少颈部活动等措施外近年来亦无新的治疗方法出现。手术治疗的方式分为前路、后路或前后联合入路。前路手术出现脑脊液漏等并发症概率高，临床上常采用保留骨化韧带的"漂浮"方法，即不强求完全切除骨化灶，使其充分游离，漂浮在椎管内，但残留的骨化物可呈持续性生长；后路手术可扩大椎管容积，但无法直接去除前方致压的骨化物，更不能中断骨化的进展，甚至可能出现骨化物生长加速。目前尚没有一种能抑制颈椎OPLL患者骨化灶持续生长，或延缓骨化物进展的辅助治疗方法。

一、几丁糖及其主要作用

几丁糖为几丁质脱去乙酰基后的产物，在自然界分布广泛，主要存在于虾、蟹、昆虫等的骨骼及外壳以及某些菌类的细胞壁和藻类等。目前地球上仅次于纤维素的第二大天然资源，几丁糖已在工、农业中广泛应用，近年来还陆续发现许多新功能，开发出很多新产品，许多学者都认为21世纪是几丁质和几丁糖的世纪。

医用几丁糖是一种具有良好生物相容性、可降解性及生物学活性的高分子多糖类物质，是从虾壳中提纯的高分子化合物几丁质经羧甲基化后再经深加工制成的一种聚乙酰氨基葡萄糖。几丁糖在体内可通过溶菌酶和内切型几丁质分解酶降解成低聚糖，然后通过外切型几丁质分解酶降解成N-乙酰葡萄糖胺，进入体内代谢循环，少量的代谢产物可经肾脏代谢从尿中排出，绝大部分通过参与呼吸氧化产生二氧化碳和水而代谢。同时，医用几丁糖为高度纯化、无毒、无致敏和无热源反应的天然聚糖，虽然理论上任何天然生物材料均有潜在过敏性危险，但医用几丁糖在临床已应用多年，少见其不良反应报道。临床上除了利用几丁糖能抑制成纤维增殖，减轻术后瘢痕粘连的特点外，还发现几丁糖具有广谱的抑菌作用，尤其对革兰氏阳性菌较为明显；一定的局部止血作用及抑制血纤维蛋白束形成的作用，可减少血肿机化；制备成胶体后，有生物屏障及润滑作用，在理化性质上几丁糖与关节内的氨基多糖相类似，具有吸收缓慢、弹性好等特点。侯春林等通过实验还证明几丁糖可抑制人皮肤成纤维细胞自分泌TGF-β1，反馈性地减轻细胞外基质的沉积，减少胶原纤维来源，抑制成纤维细胞的增殖及分化,并在电镜下观察到成纤维细胞经几丁糖作用后,出现内质网扩张,表面核糖体减少,溶酶体增加等变化。

二、TGF-β1在OPLL发生过程中的作用

近年来,随着大量的关于颈椎OPLL的临床及基础研究的开展,对其认识不断深入,明确了颈椎OPLL的病理基础是在一定的遗传因素及多种致病因素共同作用下后纵韧带成纤维细胞出现成骨分化,且有多项研究发现TGF-β1与颈椎OPLL的进展关系密切。TGF-β1为转化生长因子家族的成员之一,广泛存在于动物正常组织以及转化细胞中,在骨组织中含量最为丰富,具有多种生物学功能,从骨组织中分离出来的TGF-β1可促进骨膜间充质细胞的增殖和分化,促进成软骨细胞的增殖,以及细胞外基质如胶原蛋白、透明质酸和蛋白聚糖的合成,还可以诱导间充质细胞转化为软骨细胞,但TGF-β1的作用具有种群特异性,且与剂量相关。戴力扬教授等通过实验证实小鼠后纵韧带成纤维细胞在高浓度葡萄糖作用下,可出现TGF-β1表达升高,细胞外基质沉积,胶原合成增加等现象,在外源性TGF-β1直接作用下亦有此表现,而在加入抗体阻断TGF-β1作用后,后纵韧带细胞胶原合成的进程受到抑制。因此,TGF-β1被认为在颈椎OPLL的发生、发展过程中起着重要的促进作用。

三、几丁糖对OPLL进展的抑制作用及其机制

要抑制颈椎后纵韧带骨化的发生,或延缓骨化灶生长的进展,根本在于抑制或延缓后纵韧带成纤维细胞的骨向分化。基于几丁糖可抑制人皮肤来源的成纤维细胞自分泌TGF-β1,反馈性地减轻细胞外基质的沉积,减少胶原纤维来源,抑制成纤维细胞的增殖及分化,而且TGF-β1与OPLL进展关系密切的依据,使得探索几丁糖对于人体来源的后纵韧带细胞骨化进展的影响有了理论上的可行性,并有理由推测几丁糖可能对颈椎OPLL患者后纵韧带来源的成纤维细胞自分泌TGF-β1情况亦有所作用,并影响其骨向分化的进程。

为证实假设,我们通过颈前路手术收集颈椎OPLL患者的后纵韧带标本,采取组织块培养法进行体外细胞培养,通过免疫染色及细胞化学技术进行组织和细胞鉴定(图1-10、11)。培养成功后取第三代成纤维细胞加载牵张应力刺激诱导其骨向分化,并通过加入外源性TGF-β1和TGF-β1抗体,验证TGF-β1在后纵韧带成纤维细胞骨化进程中的作用(图1-12)。再将不同浓度的几丁糖作用于后纵韧带成纤维细胞的骨化进程,分析成骨指标(COL I、ALP)和TGF-β1的表达差异,研究几丁糖对颈椎OPLL患者后纵韧带来源的成纤维细胞的TGF-β1表达及其骨化进程的影响作用,实验中所选用的几丁糖化学名称为羧甲基几丁质(carboxymethylchitin),其脱乙酰度不大于20%,取代度不小于0.85,取代位置以6位羟基取代为主,重均分子量不小于50万道尔顿,分布系数为1.0~2.0。辅料含有氯化钠。

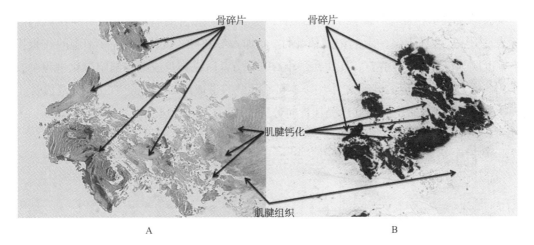

图1-10 颈椎OPLL患者后纵韧带组织的Masson三色染色和Von kossa H&E染色（A. Masson三色染色,40×; B. Von Kossa H&E染色,40×）

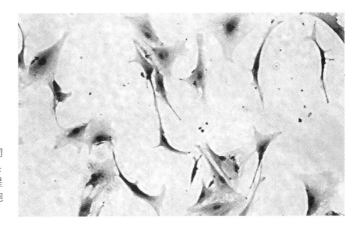

图1-11 颈椎OPLL患者后纵韧带成纤维细胞HE染色（40×）: 细胞呈梭形、纺锤形及多角的星形,细胞核大、卵圆形,部分细胞处于有丝分裂期

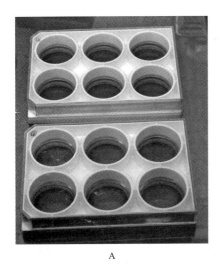

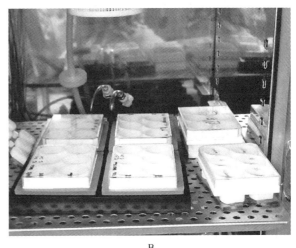

图1-12 诱导细胞骨向分化的Flexercell 4000细胞应力加载培养系统（A. 接种细胞的Flexercell 6孔细胞培养板; B. 培养板放入加载箱加载应力刺激）

　　实验结果提示在加入外源性 TGF-β1 后，颈椎 OPLL 患者的后纵韧带成纤维细胞的成骨指标表达升高，且呈现出一定的浓度依赖性，而加入 TGF-β1 抗体作用后，细胞的成骨指标升高幅度明显降低，证实了 TGF-β1 在颈椎 OPLL 患者后纵韧带成纤维细胞骨化进程中有重要作用。而在一定浓度的几丁糖作用下，患者后纵韧带成纤维细胞的 TGF-β1 及成骨指标的表达受抑制，说明了几丁糖可延缓其骨向分化进程（图 1-13、14、15）。

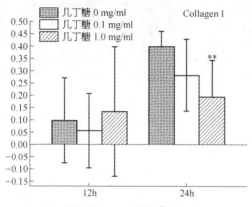

注：与几丁糖 0 mg/ml 相比，**$P < 0.01$

图 1-13　不同浓度几丁糖作用下经牵张应力刺激 12 h 及 24 h 后细胞的 Collagen I 表达量升高幅度差异的 Bonferroni 检验

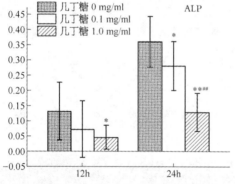

注：与几丁糖 0 mg/ml 相比，*$P < 0.05$，**$P < 0.01$；与几丁糖 0.1 mg/ml 相比，#$P < 0.05$，##$P < 0.01$

图 1-14　不同浓度几丁糖作用下经牵张应力刺激 12 h 及 24 h 后细胞的 ALP 表达量升高幅度差异的 Bonferroni 检验

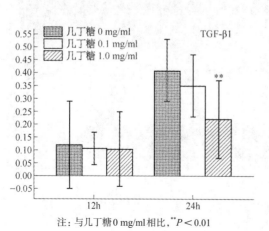

注：与几丁糖 0 mg/ml 相比，**$P < 0.01$

图 1-15　不同浓度几丁糖作用下经牵张应力刺激 12 h 及 24 h 后细胞的 TGF-β1 表达量升高幅度差异的 Bonferroni 检验

　　虽然体外实验的结果提示了一定浓度的几丁糖对于离体的OPLL患者的后纵韧带成纤维细胞的骨化倾向有一定抑制作用,但人体内环境的复杂性非体外实验可模拟,后纵韧带的骨化进程亦是多因素作用下的复杂过程,仅靠目前对细胞的体外实验结果尚难以断言几丁糖相关的产品可在临床上起到延缓OPLL患者韧带骨化进展的作用。鉴于医用几丁糖已在多学科广泛应用,安全无毒,且具有一定的止血、防粘连和广谱抑菌作用,因此,可在临床上逐步探索几丁糖对颈椎OPLL患者的骨化灶进展的影响。

(缪锦浩、陈宇、卢旭华)

参考文献

[1] Nagasawa H, Takahashi S, Kobayashi A, et al. Effect of retinoic acid on murine preosteoblastic MC3T3-E1 cells [J]. J Nutr Sci Vitaminol(Tokyo), 2005, 51(5): 311–318.

[2] Tahara M, Aiba A, Yamazaki M, et al. The extent of ossification of posterior longitudinal ligament of the spine associated with nucleotide pyrophosphatase gene and leptin receptor gene polymorphisms [J]. Spine, 2005, 30(8): 877–880.

[3] Sakou T, Matsunaga S, Koga H. Recent progress in the study of pathogenesis of ossification of the posterior longitudinal ligament [J]. J Orthop Sci, 2000 , 5(3): 310–315.

[4] Furukawa K. Molecular mechanism of insulin resistance [J]. Bunshi Kekkanbyo, 2002, 3(2): 15–21.

[5] Sugihara S. Child development and leptin [J]. Bio Clin 2003, 18(1): 54–58.

[6] Takeda S, Karsenty G. Central modulation of bone metabolism by leptin: mechanism mediated by the sympathetic nervous system [J]. Mol Med, 2003, 40: 696–701.

[7] Kong Q, Ma X, Li F, et al. COL6A1 polymorphisms associated with ossification of the ligamentum flavum and ossification of the posterior longitudinal ligament [J]. Spine, 2007, 32(25): 2834–2838.

[8] Sato R, Uchida K, Kobayashi S, et al. Ossification of the posterior longitudinal ligament of the cervical spine: histopathological findings around the calcification and ossification front [J]. J Neurosurg Spine, 2007, 7(2): 174–183.

[9] Tsukahara S, Miyazawa N, Akagawa H, et al. COL6A1, the candidate gene for ossification of the posterior longitudinal ligament, is associated with diffuse idiopathic skeletal hyperostosis in Japanese [J]. Spine, 2005, 30(20): 2321–2324.

[10] Horikoshi T, Maeda K, Kawaguchi Y, et al. A large-scale genetic association study of ossification of the posterior longitudinal ligament of the spine [J]. Hum Genet, 2006, 119(6): 611–616.

[11] Maeda S, Ishidou Y, Koga H, et al. Functional impact of human collagen α2(XI) gene polymorphism in pathogenesis of ossification of the posterior longitudinal ligament of the spine [J]. J Bone Miner Res 2001, 16: 948–957.

[12] Tanaka T, Ikari K, Furushima K, et al. Genomewide linkage and linkage disequilibrium analyses identify COL6A1, on chromosome 21, as the locus for ossification of the posterior longitudinal ligament of the spine [J]. Am J Hum Genet 2003, 73: 812–822.

[13] Zhang Y, Chen Q. Changes of matrilin forms during endochondral ossification: molecular basis of oligomeric assembly [J]. J Biol Chem, 2000, 275: 32628–32634.

[14] Kobashi G, Ohta K, Washio M, et al. FokI variant of vitamin D receptor gene and factors related to atherosclerosis associated with ossification of the posterior longitudinal ligament of the spine: a multi-

hospital case-control study[J]. Spine(Phila Pa 1976), 2008, 33(16): E553-8.

[15] Akune T, Ogata N, Seichi A, et al. Insulin secretory response is positively associated with the extent of ossification of the posterior longitudinal ligament of the spine[J]. J Bone Joint Surg Am, 2001, 83: 1537-1544.

[16] Hoshi K, Ogata N, Shimoaka T, et al. Deficiency of insulin receptor substrate-1 impairs skeletal growth through early closure of epiphyseal cartilage[J]. J Bone Miner Res, 2004, 19: 214-223.

[17] Shimoaka T, Kamekura S, Chikuda H, et al. Impairment of bone healing by insulin receptor substrate-1 deficiency[J]. J Biol Chem, 2004, 279: 15314-15322.

[18] Ogata N, Chikazu D, Kubota N, et al. Insulin receptor substrate-1 in osteoblast is indispensable for maintaining bone turnover[J]. J Clin Invest, 2000, 105: 935-943.

[19] Yamaguchi M, Ogata N, Shinoda Y, et al. Insulin receptor substrate-1 is required for bone anabolic function of parathyroid hormone in mice[J]. Endocrinology, 2005, 146: 2620-2628.

[20] Akune T, Ogata N, Hoshi K, et al. Insulin receptor substrate-2 maintains predominance of anabolic function over catabolic function of osteoblasts[J]. J Cell Biol, 2002, 159: 147-156.

[21] Li H, Liu D, Zhao CQ, et al. Insulin potentiates the proliferation and bone morphogenetic protein-2-induced osteogenic differentiation of rat spinal ligament cells via extracellular signal-regulated kinase and phosphatidylinositol 3-kinase[J]. Spine(Phila Pa 1976), 2008, 33(22): 2394-2402.

[22] Li H, Jiang LS, Dai LY. High glucose potentiates collagen synthesis and bone morphogenetic protein-2-induced early osteoblast gene expression in rat spinal ligament cells[J]. Endocrinology, 2010, 151(1): 63-74.

[23] Tanno M, Furukawa KI, Ueyama K, et al. Uniaxial cyclic stretch induces osteogenic differentiation and synthesis of bone morphogenetic proteins of spinal ligament cells derived from patients with ossification of the posterior longitudinal ligaments. Bone. 2003, 33(4): 475-484.

[24] Song J, Mizuno J, Hashizume Y, et al. Immunohistochemistry of symptomatic hypertrophy of the posterior longitudinal ligament with special reference to ligamentous ossification. Spinal Cord. 2006; 44(9): 576-581.

[25] Kawaguchi Y, Furushima K, Sμgimori K, et al. Association between polymorphism of the transforming growth factor-beta1 gene with the radiologic characteristic and ossification of the posterior longitudinal ligament[J]. Spine. 2003, 28(13): 1424-1426.

[26] Yamamoto Y, Furukawa K, Ueyama K, et al. Possible roles of CTGF/Hcs24 in the initiation and development of ossification of the posterior longitudinal ligament[J]. Spine, 2002, 27(17): 1852-1857.

[27] Nishida T, Nakanishi T, Asano M, et al. Effects of CTGF/Hcs24, a hypertrophic chondrocyte specific gene product, on the proliferation and differentiation of osteoblastic cells in vitro[J]. J Cell Physiol, 2000, 184: 197-206.

[28] 王修文,谯勇,吴东进. bFGF和TNF-α在颈椎后纵韧带骨化中的作用[J].山东大学学报(医学版), 2007, 45(3): 279-282.

[29] Motegi H; Yamazaki M; Goto S, et al. Proliferating Cell Nuclear Antigen in Hypertrophied Spinal Ligaments: Immunohistochemical Localization of Proliferating Cell Nuclear Antigen in Hypertrophied Posterior Longitudinal Ligament of the Cervical Spine[J]. Spine, 1998, 23(3): 305-310.

[30] Aiba A, Nakajima A, Okawa A, et al. Evidence of enhanced expression of osteopontin in spinal hyperostosis of the twy mouse[J]. Spine(Phila Pa 1976), 2009, 34(16): 1644-1649.

[31] Ho AM, Johnson MD, Kingsley DM. Role of the mouse ank gene in control of tissue calcification and arthritis[J]. Science. 2000, 289: 265-270.

［32］ Koshizuka Y, Ikegawa S, Sano M, Nakamura K, Nakamura Y. Isolation of novel mouse genes associated with ectopic ossification by differential display method using ttw, a mouse model for ectopic ossification［J］. Cytogenet Cell Genet, 2001, 94: 163-168.

［33］ Akune T. Investigation of factors associated with glucose metabolism in ossifi cation of the posterior spinal ligament［J］. Orthop Surg, 2004, 45: 19-23.

［34］ Koshizuka Y, Kawaguchi H,Ogata N,et al. Nucleotide Pyrophosphatase Gene Polymorphism Associated With Ossification of the Posterior Longitudinal Ligament of the Spine［J］. J Bone and Mineral Res, 2002, 17（1）: 138-144.

［35］ Goding JW, Grobben B, Slegers H: Physiological and pathophysiological functions of the ecto-nucleotide pyrophosphatase/phosphodiesterase family［J］. Biochim Biophys Acta, 2003, 1638: 1-19.

［36］ Anderson HC, Garimella R, Tague SE. The role of matrix vesicles in growth plate development and biomineralization［J］. Front Biosci, 2005, 10: 822-837.

［37］ Stewart AJ, Roberts SJ, Seawright E, et al. The presence of PHOSPHO1 in matrix vesicles and its developmental expression prior to skeletal mineralization［J］. Bone, 2006, 39: 1000-1007.

［38］ Zhang L, Balcerzak M, Radisson J, et al. Phosphodiesterase activity of alkaline phosphatase in ATP-initiated Ca2t and phosphate deposition in isolated chicken matrix vesicles［J］. J Biol Chem, 2005, 280: 37289-37296.

［39］ Tahara M, Aiba A, Yamazaki M. The Extent of Ossification of Posterior Longitudinal Ligament of the Spine Associated with Nucleotide Pyrophosphatase Gene and Leptin Receptor Gene Polymorphisms［J］. Spine, 2005, 30: 877-880.

［40］ Horikoshi T, Maeda K, Kawaguchi Y,et al. A large-scale genetic association study of ossification of the posterior longitudinal ligament of the spine［J］. Hum Genet, 2006, 119（6）: 611-616.

［41］ Kawaguchi Y, Kanamori M, Ishihara H, et al: Progression of ossification of the posterior longitudinal ligament following en bloc cervical laminoplasty［J］. J Bone Joint Surg, 2001, 83A: 1798-1802.

［42］ Chiba K, Yamamoto I, Hirabayashi H, et al. Multicenter study investigating the postoperative progression of ossification of the posterior longitudinal ligament in the cervical spine: a new computer-assisted measurement［J］. J Neurosurg Spine, 2005, 3: 17-23.

［43］ Kawaguchi Y, Furushima K, Sugimori K, et al. Association of a polymorphism of the transforming growth factor-1 gene with the radiological characteristic of ossification of the posterior longitudinal ligament［J］. Spine, 2003, 28: 1424-1426.

［44］ Koga H, Sakou T, Taketomi E, et al. Genetic mapping of ossification of the posterior longitudinal ligament of the spine［J］. Am J Hum Genet, 1998, 62: 1460-1467.

［45］ Numasawa T, Koga H, Ueyama K, et al. Human retinoic X receptor beta: complete genomic sequence and mutation search for ossification of posterior longitudinal ligament of the spine［J］. J Bone Miner Res, 1999, 14: 500-508.

［46］ Furushima K, Shimo-Onoda K, Maeda S, et al. Large-scale screening for candidate genes of ossification of the posterior longitudinal ligament of the spine［J］. J Bone Miner Res, 2002, 17: 128-137.

［47］ Ogata N, Koshizuka Y, Miura T, et al. Association of bone metabolism regulatory factor gene polymorphisms with susceptibility to ossification of the posterior longitudinal ligament of the spine and its severity［J］. Spine, 2002, 27: 1765-1771.

［48］ Tanaka T, Ikari K, Furushima K, et al. Genomewide linkage and linkage disequilibrium analyses identify COL6A1, on chromosome 21, as the locus for ossification of the posterior longitudinal ligament of the spine[J]. Am J Hum Genet, 2003, 73: 812-822.

[49] Nott A, Meislin SH, Moore MJ. A quantitative analysis of intron effects on mammalian gene expression [J]. RNA, 2003, 9: 607-617.

[50] Wang XB, Liu GY. New progress in functional study of gene introns[J]. Chin J Med Genet, 2000,17: 211-212.

[51] Lian Y, Day KH, Damon DN et al. Endothelial cell-specific knock-out of connexin 43 causes hypotention btadycardiain mice[J]. Proc Natl Acad Sci USA, 2001, 98(17): 9989-9994.

[52] Bruzzone R. Learning the language of cell-cell communication through connexin channels[J]. Genome Biol, 2001, 2(11): reports 4027.

[53] Azzam El, de Toledo SM, Little JB. Direct evidence for the participation of gap junction-mediated intercellular communication in the transmission of damage signals from a-particle irradiated to nonirradiated cells[J]. Proc Natl Acad Sci USA, 2001, 98(2): 473-478.

[54] Bloor DJ, Wilson Y, Kibschull M et al. Expression of connexins in human preimplantation embryos in vitro[J]. Reprod Biol Endocrinol, 2004, 2(1): 25-30.

[55] Furlan F, Lecanda F, Screen J, et al. Proliferation, differentiation and apoptosis in connexin43-null osteoblasts[J]. Cell Commun Adhes, 2001, 8(4-6): 367-371.

[56] Chung DJ, Castro CH, Watkins M, et al. Low peak bone mass and attenuated anabolic response to parathyroid hormone in mice with an osteoblast-specific deletion of connexin43[J]. J Cell Sc, 2006, 119: 4187-4198.

[57] Sharrow AC, Li Y, Micsenyi, et al. Modulation of osteoblast gap junction connectivity by serum,TNF α, and TRAIL[J]. Experimental cell research, 2008, 314: 297-308.

[58] Gu G, Nars M, Hentunen TA, et al. Isolated primary osteocytes express functional gap junctions in vitro [J]. Cell Tissue Res, 2006, 323(2): 263-271.

[59] Ciovacco WA, Goldberg CG, Taylor AF, et al. The role of gap junctions in megakaryocyte-mediated osteoblast proliferation and differentiation[J]. Bone, 2009, 44(1): 80-86.

[60] Jiang JX, Siller-Jackson AJ, and Burra S. Roles of gap junctions and hemichannels in bone cell functions and in signal transmission of mechanical stress[J]. Front Biosci, 2007, 12: 1450-1462.

[61] Lecanda F, Warlow PM, Sheikh S, et al. Connexin 43 deficiency causes delayed ossification, craniofacial abnormalities, and osteoblast dysfunction[J]. J Cell Biol, 2000, 151: 931-944.

[62] Chung DJ, Castro CH, Watkins M, et al. Low peak bone mass and attenuated anabolic response to parathyroid hormone in mice with an osteoblast-specific deletion of connexin 43[J]. J Cell Sci, 2006, 119: 4187-4198.

[63] Iwasaki M, Piao J, Kimura A,et al. Runx 2 haploinsufficiency ameliorates the development of ossification of the posterior longitudinal ligament[J]. PLoS One, 2012, 7(8): e43372.

[64] Pham MH, Attenello FJ, Lucas J,et al. Conservative management of ossification of the posterior longitudinal ligament. A review[J]. Neurosurg Focus, 2011, 30(3): E2.

[65] Saetia K, Cho D, Lee S, et al. Ossification of the posterior longitudinal ligament: a review[J]. Neurosurg Focus, 2011, 30(3): E1.

[66] Fujimori T, Iwasaki M, Nagamoto Y, et al. Three-dimensional measurement of growth of ossification of the posterior longitudinal ligament[J]. J Neurosurg Spine, 2012, 16(3): 289-295.

[67] Inamasu J, Guiot BH, Sachs DC. Ossification of the posterior longitudinal ligament: An update on its biology, epidemiology, and natural history[J]. Neurosurg, 2006, 58(6): 1027-1039.

［68］ Fujiyoshi T, Yamazaki M, Okawa A, et a1. Static versus dynamic factors for the development of myelopathy in patients with cervical ossification of the posterior longitudinal ligament［J］. J Clin Neurosci, 2010, 17（3）: 320-324.

［69］ Azuma Y, Kato Y, Taguchi T. Etiology of cervical myelopathy induced by ossification of the posterior longitudinal ligament: determining the responsible level of OPLL myelopathy by correlating static compression and dynamic factors［J］. J Spinal Disord Tech, 2010, 23（3）: 166-169.

［70］ Wang YW, Jou CH, Hung CC, et al. Cellular fusion and whitening effect of a chitosan derivative coated liposome［J］. Colloids Surf B Biointerfaces, 2012, 90: 169-176.

［71］ Wei CZ, Hou CL, Gu QS, et a1. A thermosensitive chitosan-based hydrogel barrier for post-operative adhesions' prevention［J］. Biomaterials, 2009, 30（29）: 5534-5540.

［72］ Sajomsang W, Gonil P, Ruktanonchai UR, et a1. Self-aggregates formation and mucoadhesive property of water-soluble β-cyclodextrin grafted with chitosan［J］. Int J Biol Macromol, 2011, 48（4）: 589-595.

［73］ 夏平光, 陈庄洪, 蔡贤华, 等. 几丁糖对人成纤维细胞蛋白质表达谱的影响［J］. 中华实验外科杂志, 2009, 26（6）: 701-703.

［74］ Li H, Liu D, Zhao CQ, et al. High glucose promotes collagen synthesis by cultured cells from rat cervical posterior longitudinal ligament via transforming growth factor-beta1［J］. Eur Spine J, 2008, 17（1）: 873-881.

［75］ Kim T, Bae K, Uhm W, et al. Prevalence of ossification of the posterior longitudinal ligament of the cervical spine［J］. Joint Bone Spine, 2007, 75（4）: 470-474.

［76］ Stapleton CJ, Pham MH, Attenello FJ, et al. Ossification of the posterior longitudinal ligament: genetics and pathophysiology［J］. Neurosurg Focus, 2011, 30（3）: E6.

［77］ Tanaka S, Kudo H, Asari T, et a1. P2Y1 Transient Overexpression Induced Mineralization in Spinal Ligament Cells Derived from Patients with Ossification of the Posterior Longitudinal Ligament of the Cervical Spine［J］. Calcif Tissue Int, 2011, 88（4）: 263-271.

［78］ Hirakawa H, Kusumi T, Nitobe T, et al. An immunohistochemical evaluation of extracellular matrix components in the spinal posterior longitudinal ligament and intervertebral disc of the tiptoe walking mouse［J］. J Orthop Sci, 2004, 9（6）: 591-597.

［79］ Goto K, Yamazaki M, Tagawa M, et al. Involvement of insulin-like growth factor I in development of ossification of the posterior longitudinal ligament of the spine［J］. Calcif Tissue Int, 1998, 62（2）: 158-165.

［80］ Iwasaki K, Furukawa KI, Tanno M, et al. Uni-axial cyclic stretch induces Cbfa1 expression in spinal ligament cells derived from patients with ossification of the posterior longitudinal ligament［J］. Calcif Tissue Int, 2004, 74（5）: 448-457.

［81］ Wennberg C, Hessle L, Lundberg P, et a1. Functional characterization of osteoblasts and osteoclasts from alkaline phosphatase knockout mice［J］. J Bone Miner Res, 2000, 15（10）: 1879-1888.

［82］ Yokosuka K, Park JS, Jimbo K et al. Immunohistochemical demonstration of advanced glycation end products and the effects of advanced glycation end products in ossified ligament tissues in vitro［J］. Spine, 2007, 32（11）: E337-E339.

第二章

脊柱韧带骨化病的自然史

---------- 第一节 脊柱韧带骨化病的自然史 ----------

脊柱韧带骨化主要包括后纵韧带骨化症（ossification of posterior longitudinal ligament，OPLL）和黄韧带骨化症（ossification of ligamentum flavum，OLF），OPLL与OLF通常合并存在，因此，目前认为这两种病症具有类似的自然史。韧带骨化是一个复杂而连续的过程，其演变过程为后纵韧带内具有间叶细胞特性的、对各种生长因子起反应的相应细胞增殖，引起纤维性和非纤维性组织增加，分化成软骨，然后钙化，当血管长入后，钙化灶被吸收和骨化，形成具有成熟哈佛系统的板层骨。随着韧带骨化灶的不断生长，椎管狭窄和脊髓压迫症状将进行性加重，引起脊髓损害及神经根刺激症状。但脊柱韧带骨化并非均会出现脊髓病，大部分可保持长期稳定状态。因此，研究脊柱韧带骨化的自然转归，对于预防、治疗及预后的判断有非常重要的意义。归纳起来，脊柱韧带骨化的自然史可大体分为三期：

一、形成期

人体骨形成和骨吸收过程受各种激素、生长因子的调控，当机体系统或局部的多方面因素影响了这些激素、生长因子的合成和分布，骨形成和吸收的平衡被打破，由此引起脊柱韧带的异位骨化，骨化方式主要是通过软骨内或膜内骨化。在这些生长因子中，骨形态发生蛋白（BMP）和转移生长因子-β（TGF-β）在脊柱韧带骨化的发生机制中起重要的作用，其中BMP是韧带骨化的启动因子。

OPLL的早期在MRI和CT扫描时可能呈点状骨化（图2-1），但多数在影像学上无骨化改变，组织学检查却可发生部分患者有程度不同的斑点状钙化灶，即使在光镜上无骨化性改变，大部分患者在电镜下也可见到钙化小泡和钙化小体（图2-2）。

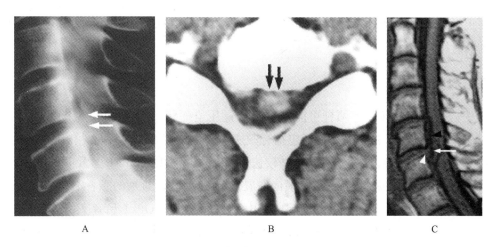

图2-1 早期OPLL的影像学特点（A. X线；B. CT；C. MRI）

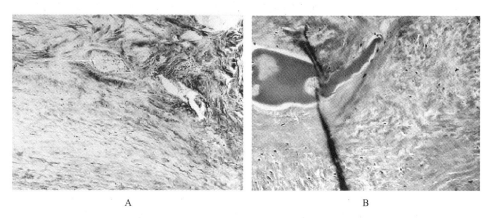

图2-2 早期OPLL的组织病理学特点（A. 后纵韧带组织细胞肿胀，可见增生的小血管；B. 后纵韧带组织中可见钙化灶）

OLF的骨化沿肥厚的韧带表层扩展，但即使是骨化物呈厚结节状，也未见两端的骨化物完全连接。显微镜下观察发现：原来排列规则的纤维基质和网状结构消失，胶原纤维数量增多、体积变大，弹力纤维减少、排列紊乱。肿胀的胶原纤维中经常出现纤维软骨细胞，这些细胞在邻近钙化区增生更加活跃，钙化区内则可见大量的软骨基质和未成熟的骨单元或成骨细胞。

二、进展期

韧带骨化形成后，可能沿两个方向生长，即椎管上下方向的纵向发展及向椎管内方向的横向发展。沿椎管上下生长的可不引起脊髓压迫症状，如果异位骨形成仅限于韧带的原始厚度，绝不会对脊髓构成压迫。而沿椎管内生长威胁到脊髓的可能性极大，但应归咎于韧带组织的生长，特别是厚度的生长。组织病理学研究表明，OLF的关节突和椎板显示肥厚，并具有完整的板层骨，但未对脊髓造成直接压迫，而是覆盖于其表面的黄韧带骨化物导致椎管狭窄压迫脊髓。这一研究结果显示，OLF的发生和发展建立在黄韧带肥厚（HLF）的基础上，并伴随软骨组织的增殖。

三、转归期

脊柱韧带骨化的转归有两种可能：① 无脊髓压迫症状。骨化可以存在很长时间而没有脊髓压迫症状，即自然史中并不都包括脊髓病。骨化灶扩大的趋势与骨化的成熟程度有关。成熟型进展较缓慢，非成熟型则进展较快。Taketomi 对颈椎 OPLL 患者长期观察的结果显示，约60%患者骨化纵向发展，52%横向发展，然而在骨化块进展的患者中，脊髓病的出现并不多见。Matasunaga 等在最近的一项研究中，对207例颈椎 OPLL 患者平均随访10年3个月，初诊时无脊髓病症状的170例患者，随访结束时仍有137例（66%）患者无脊髓病的表现。② 出现脊髓压迫症状。骨化组织的出现，韧带的增厚，使脊髓受到了直接压迫，导致脊髓灰质的压缩变形，进而引起运动、感觉神经细胞损伤、坏死，同时脊髓白质亦因为压迫而出现脱髓鞘改变，尤其是侧索和后索，在这个渐进的慢性病程中，如果压迫损伤加重则可能出现脊髓坏死加重或脊髓软化病变。

（何志敏、陈宇、卢旭华）

---------- ## 第二节　影响脊柱韧带骨化病自然史的相关因素 ----------

OLF 由 Polgar 于1920年首先描述，1960年 Tsukimato 首次报告了 OPLL 可引起脊髓病，自此脊柱韧带骨化症一直被认为是一种难治的疾病。其发病本质上是一个进行性加重的过程，在不进行干预的情况下，影响其发病及进展的因素很难自行消失。影响脊柱韧带骨化病自然史的相关因素仍未完全明了，目前比较一致的观点认为主要包括局部因素和系统因素。

一、局部因素

1. 韧带骨化增厚　颈椎后纵韧带肥厚（HPLL）分为两类：一类是后纵韧带组织呈弥漫性肥厚，另一类呈局限性肥厚，主要位于椎间盘水平。Motegi 等发现 HPLL 细胞有两种特征：细胞体积较大呈鹅卵石样，易于成堆；细胞内 cAMP 水平受甲状旁腺激素刺激而增加。进一步培养 OPLL 患者后纵韧带细胞后发现，OPLL 和 HPLL 患者的细胞特性相似。两者的后纵韧带组织中细胞的增殖细胞核抗原均呈阳性，因而推测两者的后纵韧带细胞处于一种快速生长期。这可能是后纵韧带细胞分泌一些生长因子，以自分泌或旁分泌的方式作用于各自特异的受体，从而获得快速生长的潜力。

病理学研究发现，肥厚的后纵韧带和邻近的椎间盘突出组织相连在一起，在突出的髓核和肥厚的韧带之间存在明显的炎症反应，韧带的表层凸起是有突出的髓核顶起深部韧带所引起,韧带发生反应性纤维组织和血管的增生。组织学研究发现切除的韧带呈现明显的肥厚、水肿、玻璃样变性和小的钙化灶。MRI和CT研究发现OPLL早期形式是肥厚的后纵韧带伴有不同程度的点样骨化灶。OPLL早期累及多个椎间隙水平和它们邻近终板的后纵韧带,偶尔也扩展至整个椎体后缘水平的后纵韧带组织(图2-3)。Epstein对OPLL早期患者的后纵韧带标本进行研究发现,韧带标本中包含岛样软骨化、钙化和骨化,这是引起韧带肥厚和增生进而引起脊髓和神经根受压迫的主要原因。因此,目前普遍认为脊柱韧带增厚可演变为OPLL,其过程为:后纵韧带软骨细胞增殖肥厚、血管化和纤维化,局灶性钙化和骨化,最后形成板层骨和成熟的哈佛系统。组织病理学对OLF的研究结果得出类似的结论,即OLF的发生和发展同样是建立在黄韧带肥厚(HLF)的基础上。Okada研究指出,黄韧带骨化始发于黄韧带尾侧和头侧的附着部,并沿肥厚的韧带表层扩展,骨化区内可见致密增厚的板层骨和发育良好的哈佛管组成大量的骨单元,关节突和椎板显示肥厚,并具有完整的板层骨,但未对脊髓造成直接压迫,而是覆盖于其表面的黄韧带肥厚导致椎管狭窄压迫脊髓。

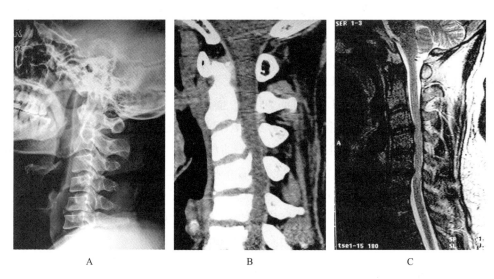

图2-3　早期颈椎后纵韧带骨化病例(A. X线可见椎体后缘有高密度影;B. CT三维重建显示韧带骨化主要位于椎间盘水平并延伸至椎体后缘;C. MRI显示脊髓受压主要位于椎间盘水平,与一般颈椎病较难鉴别)

2. 椎间盘突出　椎间盘突出是引起OPLL的重要原因,而与OLF无显著关系,统计资料显示颈椎OPLL病例中79%伴椎间盘突出。颈椎间盘突出引起OPLL的原因可能是:椎间盘的纤维环破裂和髓核突出、椎间隙狭窄、椎间各韧带和小关节出现关节囊松弛等变化导致椎体间失稳,牵拉附着于椎体上的纤维环或周围韧带,引起骨膜下出血,血肿渗入后纵韧带下钙化或骨化,最终导致后纵韧带形成OPLL。Hitoshi等运用免疫组织化学方法对大鼠模型的椎间盘变化进行连续观察发现:大鼠6周龄时椎间盘髓核组织可发生退变,髓核组织软骨细胞富含硫酸软骨素,同节段的后纵韧带内的成纤维细胞可见Ⅱ型和Ⅺ型胶原形成;在14周龄时,椎间盘可向后凸向增厚的后纵韧带,同时有新生血管长入后纵韧带,而且后纵韧带细胞内出现增殖的间充质细胞，这些细胞对碱性磷酸酶起阳性反应。基质中含有I型胶原蛋白，被认为是骨母细胞，用电子显微镜观察：在纤维环退变的纤维软骨细胞基质中的囊泡内含有钙盐结晶，表明这些细胞在钙化；在18和22周龄时，可见后纵韧带内软骨样细胞增加并且可见I型胶原形成。由此可见，导致大鼠OPLL发生的起始因素可能是局部的椎间盘的退变和髓核组织的突出，通过软骨内化及膜内骨化最终形成。

3. 创伤　创伤因素引起OLF发展进程已基本达成共识。由于下胸段活动度大，黄韧带在附着点处受到较大的应力而致慢性积累损伤、修复，最终导致黄韧带骨化。临床病理学研究结果显示，黄韧带骨化往往开始于黄韧带的头侧、尾侧附着部，长期受力致弹力纤维断裂、胶原纤维增生，甚至在受力明显的部位发生黏液性变性；病变黄韧带显示反复替代及软骨化生过程，继而通过软骨内成骨导致黄韧带骨化。尸体研究发现黄韧带骨化与椎间关节活动范围的大小关系密切，旋转活动范围大的节段，骨化发生率高，骨化块的体积也大，因此在胸椎旋转活动范围最大的T10-T11水平，OLF的发生率最高。

颈椎的解剖特征使颈椎易受创伤及退变，长期劳损可加速退变，外力作用可造成椎体间失稳，并因此引起骨膜下出血、血肿钙化或骨化，形成OPLL。Fujimura等在研究轻微创伤对颈椎OPLL的影响认为，单纯创伤可引起颈椎OPLL患者出现脊髓病，或使原有脊髓病症状加重。创伤对不同类型颈椎OPLL患者的影响程度不同，节段型、混合型和局灶型颈椎OPLL患者颈椎活动范围比连续型OPLL患者明显增大，损伤后神经功能的加重主要与动力因素有关；连续型OPLL患者创伤对其神经功能影响较小，而与骨化块静态压迫直接相关。

4. 外科干预　外科干预可以改变颈椎OPLL的自然史。手术方法包括前路、后路和前后联合入路减压术，手术治疗的目的是解除对脊髓的压迫。然而，在对颈椎OPLL患者行椎板切除或椎板成形术后，部分骨化块的进展速度却比未手术者明显加快。有作者报道，行颈前路漂浮术后6个月，骨化块的密度逐渐增加。动物模型的实验结果表明，手术导致的应力刺激可使后纵韧带骨化的始动因子水平上升，促进骨化的进展。

二、系统因素

1. 遗传、种族、地域等因素　脊柱韧带骨化主要分布在亚洲，而非洲、欧美则少见，多见于黄种人，日本常见，在黑人中亦有发病，白人偶发。根据日本公共健康福利部的调查，有颈椎OPLL病史的家庭直系家属的发病率为23%，其他亲属间发病率为22%，是一般人群发病率的6倍。Matsuunaga等遗传学分析表明，OPLL患者的同胞中出现双股*HLA*单倍型者53%发生OPLL，出现单股*HLA*单倍型者24%发生OPLL，无*HLA*单倍型者仅5%发生OPLL。因此，遗传、种族、地域等因素可能影响脊柱韧带骨化病的自然史。

2. 年龄及性别　脊柱韧带骨化症为老年性疾病，50~70岁高发，50岁以上人群的发病率达3.2%，有随年龄增长发病率增高的趋势。OPLL的发生具有性别特异性，男性发病率是女性的3倍。有学者提出*COL11A2*基因特异性单倍体的出现与OPLL的发生有显著相关性，Shingo等基于这一理论进行了一项有关OPLL发生的性别相关特异性研究，他通过比较

OPLL患者和正常人 *COL11A2* 特异性单倍体的出现频率,发现男性患者出现 *COL11A2* 特异性单倍体的频率明显高与对照组,而女性患者 *COL11A2* 特异性单倍体的频率则明显低。

3. 内分泌与代谢因素

(1)糖代谢异常:Gen Kobashi 等进行了一项病例对照研究,发现 OPLL 人群中具有糖尿病史患者比例明显高于正常人对照组,表明糖尿病可能是 OPLL 发生的一个重要风险因素。临床资料表明,约1/10颈椎 OPLL 的病例患有隐性糖尿病,且多数具有颈短、体形肥胖且葡萄糖耐量轻度异常等特征。对 OPLL 患者的口服葡萄糖耐量实验发现:"肥胖与葡萄糖耐量异常"是 OPLL 的危险因素。推测 OPLL 可能与葡萄糖代谢异常有关。糖尿病患者持续高血糖能引起体内多种蛋白质非酶糖基化及由此形成晚期糖基化末端终末产物(advanced glycation endproducts,AGEs),而 AGEs 在机体组织内的高度积蓄并与脊柱后纵韧带细胞上受体结合后促进了诸如 BMP-2、BMP-7、核心结合因子al(Cbfal)、降钙素(OC)的生成,从而加快了后纵韧带成骨细胞的分化和骨化。Kimiaki 等报道了 AGEs 与 OPLL 发生相关性的体外实验研究,他们将5例后纵韧带骨化患者的黄韧带细胞分组进行培养,其中一组加入1 μg/ml AGEs,另一组正常培养作为对照,6 d 后提取细胞检测见研究组的 BMP-2、BMP-7、Cbfal、降钙素的mRNA 表达水平明显高于对照组,该研究表明糖尿病患者群体 OPLL 患病率较高。

(2)骨代谢异常:临床资料表明,因钙磷代谢异常,甲状旁腺功能减退及低磷血症特征性维生素 D 拮抗型佝偻病患者 OPLL 发病率较高。血清学研究也表明 OPLL 患者血清雌激素水平较高,其后纵韧带上雌激素受体数量较正常人明显增多。Kazuhito 等对43例行后路椎板成形术的伴有脊髓型颈椎病的 OPLL 患者进行一项血清学和影像学研究,比较其血清全段降钙素(intact osteocalcin, I-OC)、降钙素(OC)、人类1型前胶原羧端前肽浓度(carboxyterminal propeptide of humam type1 procollagen, PICP)等与成骨细胞分化相关物质,发现那些在颈椎、胸椎和腰椎后纵韧带都有骨化的患者血清 I-OC、OC、PICP 浓度明显高于那些单纯颈椎后纵韧带骨化患者。Kazuhito 认为血清 I-OC、OC、PICP 出现在成骨细胞分化后期,OPLL 患者可能因为 I-OC、OC、PICP 分泌增加而促进了成骨细胞分化,导致异位骨化发生。

(3)无机盐代谢:在无机盐代谢方面,目前研究较多的是氟与黄韧带骨化间的关系。其可能作用的机制为:氟可激活腺苷酸环化酶,从而使细胞内 cAMP 含量升高,引起细胞浆内钙离子浓度显著升高,最终导致软骨细胞钙化、韧带骨化。

4. 与生长因子的关系　研究表明,大量生长因子调节软骨和骨组织的生长发育,在这些生长因子中,骨形态发生蛋白(BMP)和转移生长因子-β(TGF-β)可能在 OPLL 的发生机制中起重要的作用。BMP 是韧带骨化的启动因子而 TGF-β 协助这一过程在骨化后期刺激骨形成。

TGF-β 可通过刺激黄韧带细胞分泌 Ⅰ、Ⅲ和Ⅴ型胶原导致韧带增生、肥厚,但 TGF 本身不能单独诱导异位骨化。BMP 作为成骨诱导细胞,可刺激多潜能干细胞分化为成骨细胞,并能增强成骨细胞的功能,在后纵韧带骨化发生的各个阶段中起着重要作用。

总而言之,影响脊柱韧带骨化的因素较为复杂,是系统因素和局部因素综合作用的结果。

(何志敏、陈宇、卢旭华)

------------- 第三节　脊柱韧带骨化病术后的骨化进展 -------------

一、外科干预对脊柱韧带骨化进展的影响

随着技术水平的提高和医疗设备的改进，合理的外科干预方法治疗脊柱韧带骨化症在临床上取得了可喜的成效。尽管如此，有些病例在手术后仍存在骨化继续加重的情况。Onari等采用前路短节段融合而不做减压治疗30例颈椎OPLL患者，并进行长期的临床和放射学随访研究，平均随访时间14.7年。结果发现，1例节段型进展为连续型，3例混合型变为连续型，26例患者后纵韧带骨化纵向进展大于2 mm，15例厚度进展大于1 mm。这说明，手术可促进后纵韧带骨化的进展。Takatsu等对97例颈椎OPLL患者进行放射学研究。其中41例行后路手术，56例行非手术治疗。结果发现，手术组术后后纵韧带骨化进展程度明显高于非手术组，后路手术加速了后纵韧带骨化的进展。年轻患者尤其是连续型和混合型骨化进展明显，骨化一般向上进展较向下进展明显，40岁左右的患者骨化进展较快，一直到60岁以后骨化的发展基本停止。随着年龄的增长，手术后骨化的进展会引起椎管的进一步狭窄，使改善率下降。

二、术后骨化进展的原因

OPLL患者行颈后路减压术后其后纵韧带骨化的发展进程加快了，原因可能是因为后路的减压切除了棘突、椎板，造成颈椎椎体后柱结构破坏，引起颈椎不同程度的不稳。颈椎的前屈、后伸及侧屈活动及髓核组织的突出直接导致患者颈椎间盘应力分布异常、后纵韧带张力增高，这种对于后纵韧带的机械刺激直接促进后纵韧带骨化进程的加快。为验证机械刺激后纵韧带细胞对其骨化发生的影响，Iwasaki等对OPLL患者后纵韧带细胞予以频率为0.5 Hz、单一轴向的周期性拉伸应力刺激（拉伸峰值为原始长度的120%），发现Cbfa1 mRNA、I型胶原、碱性磷酸酶、降钙素和整联蛋白β1（一种动力传导介质）在骨化后纵韧带细胞表达明显增加，而正常后纵韧带细胞则无法观察到这些改变。Furukawa K等对骨化后纵韧带细胞和正常后纵韧带细胞进行周期性机械刺激后，骨化后纵韧带细胞能表达数种与骨重建有关的自分泌或旁分泌因子，而正常的后纵韧带细胞则无相应表现。因此，该研究表明外科干预引起的机械刺激对后纵韧带骨化的发生发展能起明显的促进作用。

椎板切除术后后纵韧带骨化的进展主要可能是后柱结钩切除后生物力学张力提高所致，而椎管成形术的后纵韧带骨化进展应更多考虑生物性、结构性及动力反应性因素。

三、预防术后骨化进展的对策

外科干预引起的机械刺激以及后柱结构的不稳可促进骨化的进展,掌握正确的手术时机及选择安全有效的术式是预防术后骨化进展的关键。对于稳定性的韧带骨化,长时间不出现脊髓、神经受压症状的,可进行保守治疗并长期随访。考虑进行预防性手术时,应权衡利弊,严格控制手术适应证。选择术式时除了遵循减压的原则外,更应充分考虑脊柱的稳定性,保证施术节段的稳定。如果条件允许,尽可能采用微创的治疗方法,尽量减少对有效结构的破坏,减少后纵韧带的应力刺激,防止术后后纵韧带骨化的进一步发展。

(何志敏、陈宇、卢旭华)

第四节 脊柱韧带骨化病自然史研究的临床意义

研究脊柱韧带骨化病的自然史,对其治疗方法和手术时机的选择具有指导意义。

一、选择正确的手术时机

外科干预可以改变脊柱韧带骨化的自然史,有助于防止脊髓功能的进一步恶化并获得较好的预后,但因手术引起的机械刺激也可能促进骨化的进展,因此,选择合适的手术时机显得尤其重要。韧带骨化的手术指征具有特殊性,无症状的韧带骨化可以在很长时间不出现神经症状和体征,故并非所有的韧带骨化都需要手术。

目前,对于OPLL进行外科干预的时机尚未完全明了。大部分学者认为,在不可逆的脊髓病理改变发生之前进行外科干预,改变疾病的自然史,有助于防止脊髓功能的进一步恶化并获得较好的预后。脊柱韧带骨化病的发病缓慢,从出现症状到需要外科手术治疗,历时较长。根据日本公共卫生和福利调查委员会1984年的报告,伴有轻度脊髓病OPLL的患者,经过5年以上的保守治疗,患者日常生活54.8%无改变,26.7%改善,仅18.5%症状加重并需要外科治疗。Kato等对由OPLL引起颈脊髓病的患者行椎板切除术后进行长达14年的随访,发现年轻患者和JOA评分高者的预后好,因此建议对出现脊髓病的颈椎OPLL患者早期行外科减压。Matsunaga等在研究老年OPLL患者的生活质量时发现,没有或仅出现轻度脊髓病(Nurick 1~2级)的OPLL患者,保守治疗可获得长期满意的生活质量;中度脊髓病(Nurick 3~4级)的患者,手术治疗效果明显优于保守治疗的效果;重度脊髓病(Nurick 5级)的患者,最终生活质量均差,与治疗方法无关。故他们建议手术的时机应为Nurick分级达到5级前,最佳手术时机Nurick 3~4级。更多的学者认为,无症状脊柱韧带骨化病需经过6~12个月甚至数年连续观察,当出现局部神经症状,CT或MRI显示严重的神经压迫,T2加权高信号改变,或体感诱发电位显示异常,才应考虑进行手术(图2-4)。手术治疗的基本原则是减压、解除骨化后纵韧带对脊髓及神经根的压迫,以提供神经、脊髓恢复的生物学及生物力学环境。

对于OLF,多数主张诊断一旦明确,应尽早手术。Okada提出OLF导致脊髓损害的手术指征是:JOA评分低于3分的严重步态障碍者,如患者上下楼时需要拐杖或别人帮助,甚至不能行走者。但由于此病起病表现往往较为严重,且发展迅速,因此,多数学者认为应尽早手术。

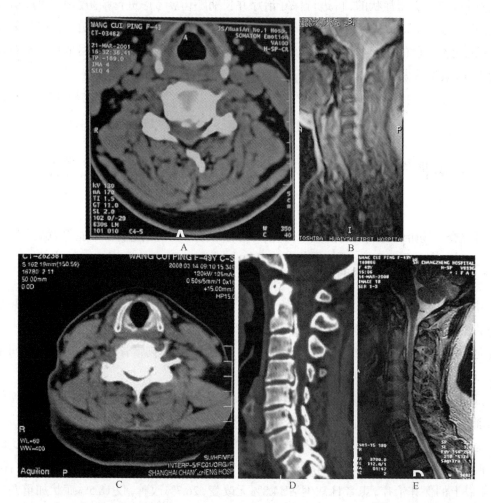

图2-4 颈椎后纵韧带骨化进展的典型病例(A、B. 7年前患者CT及MRI显示颈椎退变,硬膜囊轻度受压,椎体后缘轻度骨化;C、D、E. 7年后颈椎CT平扫和矢状面重建检查显示患者颈椎后纵韧带骨化进展明显,C2-C7多节段混合型骨化,骨化狭窄率最高达90%,颈椎MRI检查显示脊髓受压明显)

二、选择安全有效的术式

既然脊柱不稳是造成术后骨化进展的主要因素,那么在选择术式时除了遵循减压的原则外,更应充分考虑脊柱的稳定性。前路手术可直接切除前方致压的OPLL,有报道术后Nurick评分改善为86%。但前路手术主要适应于1~2个节段的OPLL,椎体切除减压后进行植骨和钢板固定。连续的椎体次全切除不宜>3个,否则可能需要辅之以后方固定,以保证颈椎的节段稳定。当骨化灶＞4个椎节，厚度＞5 mm，累及高位颈椎或低位颈椎延伸到胸椎时，以及伴有脊髓损伤需作广泛椎板切除术时，以颈椎后路减压并行内固定为宜。总之，保证施术节段的稳定是预防术后骨化进展的关键所在。

为了尽可能达到减压和完整切除病灶的目的，防止术后瘢痕以及畸形的形成，先后有许多学者提出了不同的改良后路手术方法，如保留棘突、椎板成形等。

总之，脊柱韧带骨化是引起脊髓病的重要原因之一，通过对脊柱韧带骨化自然史的研究证明它并不都出现脊髓病，大部分可保持长期稳定状态。但该病起病隐匿，进展缓慢，且呈相对恶性的发展趋势，可以引起脊髓不可逆性损害，其中部分患者脊髓功能会出现急剧恶化。充分了解脊柱韧带骨化的自然史，是合理选择治疗方法和手术时机、准确判断疗效的基础。但迄今为止，尚未发现任何病理特征和临床表现可以准确预测脊柱韧带骨化的进程，因而充分研究脊柱韧带骨化的自然史，是脊柱外科领域急需解决的一个课题。

（何志敏、陈宇、卢旭华）

参考文献

[1] Kanzler B, Foreman K, Labosky PA, et al. BMP signaling is essential for development of skele to genicand neurogeniccra-nial neural crest[J]. Development, 2000, 127（5）: 1095-1104.

[2] Sueo N, Tomomi I, Masao S, et al. An ultrastructural study on the ligamentum flavum of the cervical spine in patients with ossification of the posterior longitudinal ligament[J].Med Mol Morphol, 2006,（4）: 198-202.

[3] He H, Mao L, Xu P, et al.Ossification of the posterior longitudinal ligament related genes identification using microarray gene expression profiling and bioinformatics analysis[J]. Gene, 2014, 533（2）: 515-519.

[4] Izumi T, Hirano T, Watanabe K, et al.Three-dimensional evaluation of volume change in ossification of the posterior longitudinal ligament of the cervical spine using computed tomography[J]. Eur Spine J, 2013, 22（11）: 2569-2574.

[5] Takeshi H, Yoshiharu K Tomoatsu K.How does the ossification area of the posterior longitudinal ligament progress after cervical laminoplasty[J]. Spine, 2006, 31（24）: 2807-2812.

[6] Wilson JR, Patel AA, Brodt Ep, et al. The Genetics and Heritability of Cervical Spondylotic Myelopathy and Ossification of the Posterior Longitudinal Ligament: Results of a Systematic Review[J]. Spine（Phila Pa 1976）, 2013, 38（22 Suppl 1）: S123-146.

[7] Yan L, Chang Z, Liu Y, et al. A single nucleotide polymorphism in the human bone morphogenetic protein-2 gene（109T ＞ G）affects the Smad signaling pathway and the predisposition to ossification of the posterior longitudinal ligament of the spine[J]. Chin Med J（Engl）. 2013, 126（6）: 1112-1118.

[8] Chin DK, Han IB, Ropper AE, et al. Association of VKORC1-1639G ＞ A polymorphism with susceptibility to ossification of the posterior longitudinal ligament of the spine: a Korean study. Acta Neurochir（Wien）. 2013, 155（10）: 1937-1942.

[9] 张伟，陈德玉，陈宇，等.应力对颈椎后纵韧带骨化患者颈椎后纵韧带成纤维细胞蛋白表达的影响[J].中国脊柱脊髓杂志,2011,21（6）: 506-510.

[10] 谭炳毅，贾连顺，王海艳，等.应力刺激对于后纵韧带骨化因子的影响[J].中国矫形外科杂志,2006,14（13）: 1013-1015.

［11］ 李文菁, 赵宇.胸椎黄韧带骨化症合并硬脊膜骨化的研究进展［J］.中华骨科杂志,2013,33（6）: 670-
673.

［12］ Takashi S, Shunji M, Hiroaki K, et al. Recent progress in the study of pathogenesis of ossification of the posterior longitudinal ligament［J］. J Orthop Sci, 2005, 5: 310-315.

［13］ Kim YH, Khuyagbaatar B, Kim K, et al. Biomechanical effects of spinal cord compression due to ossification of posterior longitudinal ligament and ligamentum flavum: a finite element analysis［J］. Med Eng Phys. 2013, 35（9）: 1266-1271.

［14］ Passias PG, Wang S, Wang S. Combined ossification of the posterior longitudinal ligament at C2-3 and invagination of the posterior axis resulting in myelopathy［J］. Eur Spine J, 2013, 22 Suppl 3: S478-86.

［15］ Iwasawa T, Iwasaki K, Sawada T,et al. Pathophysiological role of endothelin in ectopic ossification of human spinal ligaments induced by mechanical stress［J］. Calcif Tissue Int, 2006, 79（6）: 422-430.

［16］ Furukawa K. Current topics in pharmacological research on bone metabolism: molecular basis of ectopic bone formation induced by mechanical stress［J］. J Pharmacol Sci, 2006, 100（3）: 201-204.

［17］ Jekarl DW, Paek CM, An YJ, et al. TGFBR2 gene polymorphism is associated with ossification of the posterior longitudinal ligament［J］. J Clin Neurosci, 2013, 20（3）: 453-456.

［18］ Shingo M, Hiroaki K, Shuji M, et al. Gender-specific haplotype association of collagen ct 2（XI）gene in ossification of the posterior longitudinal ligament of the spine［J］. J Hum Genet, 2001, 46（1）: 1-4.

［19］ 方钊,孙天威.BMP与后纵韧带骨化症易患性的研究进展［J］.中国修复重建外科杂志,2012,26（10）: 1255-1258.

［20］ 孔清泉,陈仲强.脊柱韧带骨化相关的易感基因研究进展［J］.中华外科杂志,2007,45（20）: 1435-1437.

［21］ 曹师锋,贾连顺.黄韧带骨化的组织病理学与诊治［J］.国外医学（骨科学分册）,2003,24（6）: 333-335.

［22］ 孙新志,陈仲强.脊柱后纵韧带骨化及黄韧带骨化易感基因研究进展［J］.中国脊柱脊髓杂志,2011, 21（6）: 515-518.

［23］ Fargen KM, Cox JB, Hoh DJ. Does ossification of the posterior longitudinal ligament progress after laminoplasty? Radiographic and clinical evidence of ossification of the posterior longitudinal ligament lesion growth and the risk factors for late neurologic deterioration［J］. J Neurosurg Spine, 2012, 17（6）: 512-524.

［24］ Li H, Jiang LS, Dai LY. A review of prognostic factors for surgical outcome of ossification of the posterior longitudinal ligament of cervical spine［J］. Eur Spine J, 2008, 17（10）: 1277-1288.

［25］ Inamasu J, Guiot BH.A review of factors predictive of surgical outcome for ossification of the ligamentum flavum of the thoracic spine［J］. J Neurosurg Spine, 2006, 5（2）: 133-139.

［26］ Yamazaki M, Koda M, Okawa A, et al. Transient paraparesis after laminectomy for thoracic ossification of the posterior longitudinal ligament and ossification of the ligamentum flavum［J］. Spinal Cord, 2006, 44（2）: 130-134.

［27］ Shimamura T, Kato S, Toba T, et al. Sagittal splitting laminoplasty for spinal canal enlargement for ossification of the spinal ligaments（OPLL and OLF）［J］. Semin Musculoskelet Radiol, 2001, 5（2）: 203-206.

［28］ Iwasawa T, Iwasaki K, Sawada T,et al. Pathophysiological role of endothelin in ectopic ossification of human spinal ligaments induced by mechanical stress［J］. Calcif Tissue Int, 2006, 79（6）: 422-430.

［29］ Shingo M, Hiroaki K, Shuji M, et al. Gender-specific haplotype association of collagen ct 2（XI）gene in ossification of the posterior longitudinal ligament of the spine［J］. J Hum Genet, 2001, 46（1）: 1-4.

［30］　孙垂国,陈仲强,刘忠军,等.胸椎黄韧带骨化症术后远期疗效分析［J］.中华外科杂志,2012,50(5):426-429.

［31］　向选平,金涛,王华,等.手术刺激对腰椎后纵韧带内BMP-2及BMP-7 mRNA表达的影响［J］.中国现代医学杂志,2010,20(6):238-242.

［32］　何志敏,陈德玉,陈宇,等.颈椎后纵韧带骨化症术后骨化进展分析［J］.中华骨科杂志,2010,30(8):731-736.

［33］　Kanzler B, Foreman K, Labosky PA, et al. BMP signaling is essential for development of skele to genicand neurogeniccra-nial neural crest［J］. Development, 2000, 127(5): 1095-1104.

［34］　Sueo N, Tomomi I, Masao S, et al. An ultrastructural study on the ligamentum flavum of the cervical spine in patients with ossification of the posterior longitudinal ligament［J］. Med Mol Morphol, 2006, (4): 198-202.

［35］　Takashi S, Shunji M, Hiroaki K, et al. Recent progress in the study of pathogenesis of ossification of the posterior longitudinal ligament［J］. J Orthop Sci, 2005, 5: 310-315.

［36］　Taizo H, Koichi M, Yoshiharu K, et al. A large-scale genetic association study of ossification of the posterior longitudinal ligament of the spine［J］. Hum Genet, 2006, 119(6): 611-616.

［37］　Onari K, Akiyama N, Kondo S, et al. Long-term follow-up results of anterior interbody fusion applied for cervical myelopathy due to ossification of the posterior longitudinal ligament［J］. Spine, 2001, 26(5): 488-493.

［38］　Shingo M, Hiroaki K, Shuji M, et al. Gender-specific haplotype association of collagen ct 2(XI) gene in ossification of the posterior longitudinal ligament of the spine［J］. J Hum Genet, 2001, 46(1): 1-4.

［39］　Gen K, Masakazu W, Kazushi O,et al. High body mass index after age 20 diabetes mellitus are independent risk factors for ossification of the posterior longitudinal ligament of the spine in Japanese subject［J］. Spine, 2004, 29(9): 1006-1010.

［40］　陈德玉,陈宇,卢旭华,等.前路多节段椎体次全切除治疗严重颈椎后纵韧带骨化症［J］.中华医学杂志,2009,89(31)2163-2167.

［41］　陈宇,陈德玉,王新伟,等.严重颈椎后纵韧带骨化症前路和后路手术比较［J］.中华骨科杂志,2008,28(9):705-709.

［42］　陈德玉,陈宇,王新伟,等.颈椎后纵韧带骨化症的手术治疗及疗效分析［J］.中国矫形外科杂志,2006,14(1):9-11.

［43］　顾宇彤,贾连顺.颈椎后纵韧带骨化症发病机制的研究进展［J］.中国脊柱脊髓杂志,2004,14(1):54-57.

第三章

脊柱韧带骨化病手术的术前准备及麻醉

脊柱韧带骨化病手术大多比较精细和复杂,而且一旦发生脊髓神经损伤,将给患者带来严重损害,甚至残疾。因此,在手术前应做好充分准备,选择恰当的手术方案及麻醉方法,以确保麻醉和手术的顺利进行就显得尤为重要。随着脊柱外科学的快速发展,麻醉方法也有不少改变,逐渐以全身麻醉为主,而且应用了很多麻醉新技术,以确保患者手术麻醉的安全。

第一节　脊柱韧带骨化病手术的术前准备

一、脊柱韧带骨化病手术的麻醉特点

脊柱韧带骨化病手术与其他脊柱外科手术相比,手术更为复杂,时间长、出血多,对患者生命体征可造成严重影响,麻醉和手术医师对此应有足够的认识,才能减少并发症的发生,保证患者围术期的安全。

（1）患者病情差异较大:接受脊柱韧带骨化病手术的患者病情和身体状况差异很大,患者以中老年居多,常伴有呼吸和循环等多系统的疾病;疾病种类繁多,可累及脊柱各个部位和多种韧带。手术方法多种多样,既可以经前方、侧前方减压,也可以经后路减压,即使是同一种疾病,由于严重程度不等,其治疗方法也可完全两样。因此,麻醉医师术前应该详细了解病情及手术方式,以便采取合适的麻醉方法,从而保证手术得以顺利地进行。

（2）手术体位对麻醉的影响大:脊柱韧带骨化病手术患者的合适体位既可以减少术中出血,亦易于手术野的显露和预防与体位相关的并发症。根据脊柱韧带骨化病手术进路的不同,常采取不同的体位,其中仰卧位和侧卧位对循环和呼吸功能影响较小,麻醉管理也相

对较为简单,但俯卧位可使胸腹部受压,以致胸腹部运动受限,从而引起限制性通气障碍和潮气量减少,气道压增高;腹部受压还可导致静脉回流障碍,使静脉血逆流至椎静脉丛,以致加重术中出血。此外,若头部位置过低或颈部过分扭曲等亦可造成颈内静脉回流障碍,导致球结膜水肿甚至脑水肿。因此,俯卧位时应取锁骨和髂骨为支撑点,尽量使胸腹部与手术台之间保持一定空隙,同样应将头部放在合适的位置上,以减少体位对呼吸或循环带来的影响。因此,对时间较长的俯卧位手术患者,宜采用气管内麻醉。气管内麻醉时最好使用带加强钢丝的气管导管,这样可以避免因气管导管打折而致通气不畅。值得注意的是患者良好体位的获得要靠手术医师、麻醉医师和手术护士的共同努力。

（3）出血量大:脊柱韧带骨化病手术,由于部位特殊,手术复杂,出血多,止血常较困难,出血量常可达数千毫升,因此术前必须备好血源,术中必须正确估计出血量以及保证静脉通路通畅,以便及时补充血容量。估计术中可能遇到大量出血时,为了减少因大量输血所致的并发症,可采用自身输血,亦可采用术中控制性降压,但这些措施可使麻醉管理更加复杂,麻醉医师对此应有充分的认识,并做好必要的准备,以减少其相关的并发症。

二、术前麻醉访视

（1）思想工作:通过麻醉前访视以消除患者的焦虑和不安情绪,力争做到减轻或消除对手术和麻醉的顾虑和紧张,使患者在心理和生理上均能较好地耐受手术。

麻醉医师术前还应向患者及其家属交代病情,说明手术的目的和大致程序,拟采用的麻醉方式,以减少患者及其家属的顾虑。围术期相应的风险也应向患者家属交代清楚,并取得患者家属的理解,签订知情同意书。对于睡眠不佳或情绪过度紧张的患者于术前晚可给予适量的镇静药,如口服地西泮5~10 mg,以保证患者睡眠充足。

（2）病史回顾:详细询问病史,包括常规资料(如身高、体重、血压、内外科疾病、相关系统回顾、用药情况、过敏史、本人或家族中的麻醉或手术的意外情况、异常出血史)和气道情况估计,以便正确诊断和评价患者的疾病严重程度以及全身状况,从而选择适当的麻醉方法以保证手术得以顺利进行。虽然脊柱手术的术后并发症和病死率都较低,但也应同样重视术前的准备工作,包括病史采集工作,尤其是对于脊柱韧带骨化伴脊柱严重畸形的手术患者,应注意畸形或症状出现的时间及进展情况,畸形对其他器官和系统功能的影响,尤应注意是否有呼吸和循环系统并发症,如心悸、气短、咳嗽和咯痰等,并评估身体状况是否可以耐受手术。

（3）体格检查:对于麻醉医师来说,在进行体格检查时,除了对脊柱进行详细的检查外,还应对患者进行系统的全身状况检查,尤其是与麻醉相关的项目检查,如气管插管困难程度的判断,以便做好充分的麻醉预案,选择合适的麻醉方式。此外,对脊柱侧凸及高龄等患者,应注意心、肺的物理检查。

（4）了解实验室检查和其他检查情况:麻醉医师在术前访视时,对已做的各项实验室检查和其他检查情况应作详细了解,必要时可做一些补充检查。对于要施行脊柱手术的患者,国内除了要进行血、尿常规和肝、肾功能、凝血功能、电解质检查等以外,还应进行心电图检查。如疑有心功能异常的患者,术前可做超声心动图检查,有助于对心功能的进一步评价,从而估计对手术的耐受性。但近年来国外有人主张可以减少一些检查项目,对于术前实验室检查、胸片、心电图和心脏彩超等应根据患者的年龄、健康情况及手术的大小而定(如表3-1)。

表3-1 手术、麻醉前常规检查

年龄(岁)	胸片	ECG	血液化验	心脏彩超
<40	-	-	-	-
40~59	-	+	肌酐、血糖	-
≥60	+	+	肌酐、血糖及全血常规	+

注:+表示需检查,-表示不需检查

三、病情估计

在评价患者对麻醉和手术的耐受性时,首先应注意患者的心肺功能状态。在脊柱韧带骨化手术中,强直性脊柱炎伴脊柱畸形及高位颈髓损伤对患者的心肺功能影响最大,因此,严重脊柱侧凸和胸廓畸形的患者术前对心肺功能的估计尤为重要,因心肺功能可以直接受到影响,如机械性肺损害或者作为某些综合征(如Marfan综合征,包括二尖瓣脱垂、主动脉根部扩张和主动脉瓣关闭不全)的一部分而受到影响,可表现为气体交换功能障碍,肺活量、肺总量和功能残气量减少,机体内环境处于相对缺氧状态,术中和术后易出现缺氧、呼吸困难甚至呼吸衰竭,因此术前应进行血气分析和肺功能测定,以评价患者的肺功能状态,这对判断其能否耐受手术和预后有重要意义。轻度肺功能损害的患者,只要在术中加强监护一般可耐受麻醉和手术,对肺功能中度以上损害的患者,则应在术前根据病因采取针对性的处理。此外,根据病史情况,必要时应行彩色超声心动图检查及心功能测定以评估心功能情况。

对于脊柱畸形患者,还应注意是否同时并存神经肌肉疾患,如脊髓空洞症、肌营养不良、运动失调等,这些疾患将影响麻醉药的体内代谢过程。

有些脊柱韧带骨化手术患者,因病变本身造成截瘫,患者长期卧床,活动减少,加上胃肠道功能紊乱,所以常有营养不良,对麻醉和手术的耐受力降低。对这类患者术前应鼓励其进食,必要时可以采取鼻饲或静脉高营养,以尽可能改善其营养状况。高位截瘫患者易合并呼吸道和泌尿道感染,术前应积极处理。此外,截瘫患者因瘫痪部位血管舒缩功能障碍,变动体位时易出现体位性低血压,应引起麻醉医师重视。部分患者可合并有水、电解质和酸碱平衡紊乱,也必须在术前予以纠正。长期卧床患者因血流缓慢和血液浓缩可引起下肢深静脉血栓形成,活动或输液时可引起血栓脱落,一旦造成肺动脉栓塞可产生致命性后果,围术期前后应引起重视并予以妥善处理。

四、麻醉方法的选择

脊柱韧带骨化病手术,由于手术复杂、止血常较困难、出血量大,只要条件允许,应尽量采用气管内麻醉。对于高位颈椎手术或俯卧位手术者应选择带加强钢丝的软气管导管经鼻腔插管,前者可避免经口插管时放置牙垫而影响手术操作,后者是为便于固定和头部的摆放而不至于使气管导管打折和脱出。

大部分脊柱韧带骨化病手术的患者术前可以给予苯巴比妥0.1 g、阿托品0.5 mg肌内注射,使患者达到一定程度的镇静。对于特殊病例,应根据情况适当调整术前用药。

五、术中监测

术中监测是保证患者安全及手术顺利进行的必不可少的措施。血压、心电图、氧饱和度(SpO_2)以及呼吸功能(呼吸频率、潮气量、气道压力等)的监测应列为常规,有条件时可监测呼气末二氧化碳浓度或分压($ETCO_2$)。

脊柱韧带骨化手术患者,由于创面大,失血多,加上俯卧位时,不便于无创血压的监测,因此,有条件时应行桡动脉穿刺直接测压,如有必要还应监测中心静脉压(CVP),以便指导输血和输液,对术前有心脏疾病者或老年患者可放置漂浮导管或连续性心排血量监测仪(PICCO)等,以监测心功能及血管阻力等情况。在行控制性降压时有创血压(ABP)和CVP的监测更是十分必要。

在行唤醒试验前,应了解肌松的程度,可用加速度仪进行监测,若T4/T1恢复到0.7以上,此时可行唤醒试验。若用周围神经刺激器进行监测,则4个成串刺激均应出现,否则在唤醒试验前应先拮抗非去极化肌松药的作用。目前有的医院已采用体感诱发电位等方法来监测脊髓功能。

(李盈科、王成才)

第二节 脊柱韧带骨化病手术的麻醉

脊柱韧带骨化病手术种类很多,其麻醉方法也各有特点,以下仅介绍几种复杂且较常见的手术的麻醉处理。

一、脊柱侧凸畸形矫正术的麻醉

脊柱韧带骨化,尤其是强直性脊柱炎晚期可导致脊柱畸形,病因非常复杂,其手术方式各异,其麻醉方法虽不完全相同,但一般均采用气管内麻醉,具体介绍如下。

（一）术前常规心肺功能检查

脊柱韧带骨化等导致的严重脊柱畸形，尤其是胸椎侧凸等，可影响胸廓和肺的发育，使胸肺顺应性降低，肺活量减少，甚至可引起肺不张和肺动脉高压，进而影响右心，导致右心肥大和右心衰竭。限制性通气障碍和肺动脉高压所导致的肺心病是严重脊柱侧凸患者的主要死因。因此，术前除做常规检查外，必要时还应做心肺功能检查。

（二）备血与输血

脊柱侧凸矫形手术涉及脊柱的范围很广，可超过10个节段，有的需经前路开胸、开腹或胸腹联合切口手术，有的经后路手术。即使经后路手术，没有大血管，但因切口长，手术创伤大，尤其是骨创面出血多，常可达2 000~3 000 ml，甚至更多，发生休克的可能性极大。因此，术前必须做好输血的准备，估计术中的失血量，一般备血1 500~2 500 ml。近年来，不少学者主张采用自身输血法，即在术前采集患者的血液，在术中回输给患者自己。一般在术前2~3周的时间内，可采血1 000 ml左右，但应注意使患者的血红蛋白水平保持在100 g/L以上，血浆总蛋白在60 g/L左右。亦可应用血液回收技术，回收术中失血，经血液回收机处理后再回输给患者，使得大部分患者术中可不必再输异体血。采用这两种方法可明显节约血源和减少异体输血的并发症。当然也可采用控制性降压以减少术中出血。

（三）麻醉选择

脊柱侧凸手术一般选择全身麻醉。经前路开胸手术者，必要时可插双腔气管导管，术中可行单肺通气，按双腔管麻醉管理，术中定期鼓肺，术后注意充分吸痰、鼓肺及放置胸腔闭式引流；经后路手术者，应选择带加强钢丝的气管导管经鼻腔插管，并妥善固定气管导管，以防止术中导管脱出。诱导用药可使用芬太尼1~2 μg/kg、异丙酚1.5~2.0 mg/kg和维库溴铵0.1 mg/kg。对截瘫患者或先天性畸形的患者使用琥珀胆碱时，易引起高血钾（从而可能导致心室纤颤甚至心搏骤停）或发生恶性高热，应特别注意。对全身情况较差或心功能受损的患者应选择依托咪酯等对循环影响较小的静脉麻醉药诱导，依托咪酯用量为0.1~0.3 mg/kg。麻醉的维持有如下两种方式：① 静吸复合麻醉维持，吸入麻醉药（如七氟醚、异氟醚或地氟醚＋笑气）＋非去极化肌松药＋瑞芬太尼等，中长效的肌松药的使用在临近唤醒试验时尤应注意，最好在临近唤醒试验1 h左右停用，以免影响唤醒试验。② 静脉复合麻醉维持，各种麻醉药的组合方式很多，但最常用的为静脉异丙酚和瑞芬太尼等复合麻醉。一般认为以静吸复合麻醉维持为佳，因为使用吸入麻醉时麻醉深度容易控制，有利于术中进行唤醒试验。

（四）控制性降压的应用

因脊柱侧凸手术创伤大，手术时间长，术中出血较多，所以为减少因大量异体输血的不良反应，可在术中采用控制性降压术。但应掌握好适应证，对于心功能不全、严重低氧血症或高碳酸血症的患者，不宜使用控制性降压，以免发生危险。控制性降压的措施有加深麻醉

（加大吸入麻醉药浓度）和给血管扩张药（如 α 受体阻滞药、血管平滑肌扩张药或钙通道阻滞剂）等，但因高浓度的吸入麻醉药影响唤醒试验，且部分患者的血压也不易得到良好控制，所以临床上最常用的方法为给血管扩张药，如血管平滑肌扩张药（硝普钠和硝酸甘油）及钙通道阻滞剂（佩尔地平）等。控制性降压时健康状况良好的患者可较长时间耐受 8~9.33 kPa（60~70 mmHg）的平均动脉压（MAP）水平，但对血管硬化、高血压和老年患者则应注意降压程度不要超过原来血压水平的30%~40%，并要及时补充血容量。

（五）术中脊髓功能的监测

在脊柱侧凸矫形手术中，既要最大限度地矫正脊柱畸形，又要避免医源性脊髓功能损伤。因此，在术中进行脊髓功能监测以便术中尽可能早地发现各种脊髓功能受损情况并使其恢复是必需的。其方法有唤醒试验和其他神经功能监测。唤醒试验多年来在临床广泛应用，因其不需要特殊的仪器和设备，使用起来也较为简单，但是受麻醉深度的影响较大，且只有在脊髓神经损伤后才能做出反应，对术后迟发性神经损伤不能做出判断，正因为唤醒试验具有上述缺点，有许多新的脊髓功能监测方法用于临床，这些方法各有其优缺点，下面仅作简要的介绍。

1. 唤醒试验　所谓唤醒试验，即在脊柱畸形矫正后，如放置好TSRH支架后，麻醉医师停用麻醉药，并使患者迅速苏醒后，令其活动足部，观察有无因矫形手术时过度牵拉或内固定器械放置不当导致脊髓损伤而出现的神经并发症甚至是截瘫。为使唤醒试验获得成功，首先在术前要把唤醒试验的详细过程向患者解释清楚，以取得配合；其次，手术医师应在做唤醒试验前30 min通知麻醉医师，以便让麻醉医师开始停止静脉麻醉药的输注和吸入麻醉药的吸入。若使用了非去极化肌松药，应使用加速度仪或周围神经刺激器以及其他方法了解肌肉松弛的程度，若肌松没有恢复，应在唤醒试验前5 min左右使用阿托品和新斯的明拮抗。唤醒时，先让患者活动其手指，表示患者已能被唤醒，然后再指令患者活动其双足或足趾，确认双下肢活动正常后，立即加深麻醉。若有双手指令动作，而无双足指令动作，应视为异常，有脊髓损伤可能，应重新调整矫形器械，然后再行唤醒试验，若长时间无下肢指令动作，应行椎管探查术。

在减浅麻醉过程中，会出现明显应激反应，如血压升高、心率加快等，因此手术和麻醉医师应尽量配合好，以缩短唤醒试验的时间。作者曾以地氟醚、一氧化二氮和小剂量阿曲库铵维持麻醉，发现其唤醒试验的时间平均只有8.4 min，应激反应时间较短。还应注意唤醒试验时防止气管导管及静脉留置针脱出。

目前神经生理监测（体感诱发电位和运动诱发电位）正在逐渐取代唤醒试验。

2. 体感诱发电位（somatosensory evoked poential，SEP）　SEP是应用神经电生理方法，采用脉冲电刺激周围神经的感觉支，将记录电极放置在刺激电极近端的周围神经上或放置在外科操作远端的脊髓表面或其他位置，连接在具有叠加功能的肌电图上，接受和记录电位变化。刺激电极常置于胫后神经，颈段手术时可用正中神经。SEP记录电极可置于硬脊膜外（脊髓体感诱发电位，SSEP）或头皮（皮质体感诱发电位，CSEP），其他还有硬膜下记录、棘突记录及皮肤记录等。因其记录电极放置简便，临床上常采用CSEP，但也有不足之处，即很多因素可影响CSEP值的测定结果，且CSEP的监测结果可能只反映了脊髓后束的活动。而SSEP受麻醉药的影响比CSEP小，得到的SEP的图形稳定且质量好，但因其放置电极较麻烦，故临床上应用较少。

应用SEP做脊髓功能监测时，需在麻醉后和任何能影响脊髓功能的操作之前导出基准电位，再将手术过程中得到的电位与其进行比较，根据峰波幅、潜伏期及波形的变化来判断脊髓的功能。峰波幅反映脊髓电位的强度，潜伏期反映传导速度，两者结合起来可作为判断脊髓功能的重要测量标志。通常以第一个向下的波峰称第一阳性波，第一个向上的波峰称为第一阴性波，依此类推。目前多数人以第一阴性波波峰作为测量振幅和潜伏期的标准。在脊柱外科手术中，采用SSEP监测时，目前主张采用多平面记录如手术部位下方、上方，皮质下及皮质等部位记录，如只有一个平面的电位变化，考虑是技术问题，若手术水平以下记录的电位正常而手术水平以上记录的电位均异常时（与麻醉后基准电位相比，潜伏期的增加超过10%、总波幅减少超过50%或者一个阴性波峰完全消失才提示有脊髓损伤），则提示有脊髓功能损伤。皮质体感诱发电位若完全消失，则脊髓完全性损伤的可能性极大；若可记录到异常的CSEP，则提示脊髓上传的神经纤维功能尚存在或部分存在，并可依据潜伏期延长的多少及波幅下降的幅度判断脊髓受损伤的严重程度；脊柱畸形及肿瘤等无神经症状者，CSEP可正常或仅有波幅降低，若伴有神经症状，则可见潜伏期延长及波幅降低约为正常的50%，此时提示脊柱畸形对脊髓产生压迫或牵拉，手术中应仔细操作；手术中牵拉脊髓后，若潜伏期延长大于基准值10%或波幅低于正常50%，10 min后仍未恢复至基准水平，则术后将出现皮肤感觉异常及大小便障碍或加重原发损伤。影响SEP的因素有：电灼、电凝、手术操作本身、麻醉药物、高碳酸血症、低氧血症、低血压和低体温等。假阳性率在5%~20%左右，因此，对微小或模棱两可的变化在采取措施前应持续记录15~30 min，同时检查仪器和操作技术，以减少假阳性的发生。由于SEP的影响因素较多，故存在假阴性的可能，必要时仍应做唤醒试验。

3. 运动诱发电位（motor evoked potential，MEP）　在脊髓功能障碍中，感觉和运动功能常同时受损。SEP仅能监测脊髓中上传通道活动，而不能对运动通道进行监测。有报道SEP没有任何变化，但患者术后发生运动功能障碍。而MEP可直接检测中枢运动传导系统的功能，弥补了SEP的不足。

MEP监测时，刺激可用电或磁经颅、皮质或脊柱，记录可在肌肉、周围神经或脊柱。MEP永久地消失与术后神经损害有关，波幅和潜伏期的变化并不一定提示神经功能损害。

（1）MEP监测的优点：

1）比SEP更早地显示脊髓损害并直接反映运动功能。

2）波幅、潜伏期的变化可以提供定量的信息。

3）患者不必运动即可记录到。

4）电位反应信号大，无须叠加。

（2）MEP监测的缺点：

1）定量评价运动功能的标准尚未统一。

2）皮质强刺激可引起局部损害。

3）受全身麻醉和肌松药的影响比SEP大，最佳麻醉条件尚未确定。

MEP和SEP反映各自脊髓通道功能状态，理论上可互补用于临床脊髓功能监测，然而联合应用SEP和MEP还需要更多的临床研究。

在脊柱外科手术中，各种监测脊髓功能的方法各有其优缺点，需正确掌握使用方法，仔细分析所得结果。一旦脊髓监测证实有脊髓损伤，应立即取出内固定器械及采取其他措施，取出器械的时间与术后神经损害恢复直接相关，有人认为若脊髓损伤后3 h以上才取出内固定物，则脊髓功能将难以在短期内恢复。

术中脊髓功能损伤可分为直接损伤和间接损伤，其最终结果都引起脊髓微循环的改变。动物实验发现MEP潜伏期延长或波形消失是运动通道缺血的显著标志。但仅通过特殊诱发电位精确预测脊髓缺血、评价神经损害还有困难。

二、颈椎韧带骨化病手术的麻醉

常见的颈椎韧带骨化病有颈椎后纵韧带骨化、颈椎黄韧带骨化等。部分经非手术治疗可使症状减轻或缓解，但对经非手术治疗无效且症状严重的患者应选择手术治疗，以期治愈、减轻症状或防止症状的进一步发展。由于在颈髓周围进行手术，有危及患者生命安全或者造成患者严重残疾的可能，故麻醉和手术应全面考虑，慎重对待。

（一）麻醉选择

颈椎韧带骨化病手术的常见方法有经前路减压植骨内固定、单纯后路减压加内固定及前后联合入路减压植骨内固定术等式式，根据不同的入路，麻醉方式也有所不同。对后纵韧带骨化患者行后路减压术时，手术需咬除全椎板，容易对脊髓产生影响，若患者术后出现脊髓功能损害的表现，可给予激素冲击治疗，常用甲泼尼龙，30 mg/kg，于15 min内静推完毕，再按5.4 mg/(kg·h)静脉滴注，维持23 h，对预防和减轻脊髓水肿以及促进脊髓功能恢复有一定的作用。在病情允许时，尽早行高压氧治疗，也有利于脊髓功能的恢复。

因颈前路手术时需将气管和食管推向对侧，方可显露椎体前缘，为减轻术中牵拉气管、食管可能造成的损伤，故在术前常需做气管、食管推移训练，即让患者用自己的2~4指插入手术侧（常选右侧）的气管、食管和血管神经鞘之间，持续地将气管、食管向非手术侧（左侧）推移。这种动作易刺激气管引起干咳，术中反复牵拉还易引起气管黏膜、喉头水肿，以至患者术后常有咽喉痛及声音嘶哑，麻醉医师在选择和实施麻醉时应注意到这一点，并向患者解释。

颈椎前后联合入路减压植骨内固定术，因手术创伤大，颈部组织水肿等易导致气管压迫等风险，可术后带管回病房，等患者完全清醒并确认颈部张力正常之后再拔除气管导管。

（二）麻醉方法

颈椎手术时全身麻醉药物的选择没有什么特殊要求，但是在麻醉诱导尤其是插管时应注意切勿使颈部向后过伸，以防止引起脊髓过伸性损伤。最好在术前测试患者的颈部后伸活动的最大限度。对于颈椎活动度严重受限的患者，应在可视喉镜下或纤维支气管镜下进行气管插管。颈前路手术尤其是上颈椎手术时，为方便行气管、食管推移应首选经鼻腔气管内插管麻醉。颈椎病患者常有颈髓受压而伴有心率减慢，诱导时常需先给予阿托品以提升心率，此外，术中牵拉气管时也易引起心率减慢，需加以处理。还有前路手术时，术中切口止血应彻底，并放置负压球、半管或皮片引流，以防切口渗血引起血肿而压迫气管，造成患者窒息；其次，反复或过度牵拉气管有可能引起气管黏膜和喉头水肿，若术毕过早拔除气管导管，有可能引起呼吸困难，而此时再行紧急气管插管也比较困难。可采用下列预防措施：

（1）术前向对侧推松气管和食管，术中牵拉气管、食管时应轻柔。

（2）术中给予静脉注射地塞米松20 mg，一方面可以预防和减轻因气管插管和术中牵拉气管可能造成的气管黏膜和喉头水肿，另一方面可预防和减轻手术可能造成的脊髓水肿。

（3）气管插管后，经气管导管向气管内注入1%地卡因2 ml或2%利多卡因2 ml行气管内表面麻醉，以减轻术中气管牵拉或术后清醒拔管时的反应。

（4）术后待患者完全清醒后，度过喉头水肿的高峰期时再拔除气管导管。

三、胸椎后纵韧带骨化症手术麻醉

胸椎后纵韧带骨化症，常需经后路减压或加内固定术，通常采用行经鼻腔气管插管全身麻醉，后者常需经前路开胸行肿瘤切除减压内固定术，也采用全身麻醉，必要时需插双腔气管导管，术中可行单肺通气，以便于手术操作。但术前应注意心肺功能检查。此外，麻醉管理上有其特殊性，如双腔管的对位要合适，固定要牢固，麻醉维持不宜用氧化亚氮，以免造成术中SpO_2难以维持，术中需要定期鼓肺，以避免单肺通气时间过长而造成非通气侧肺泡损害，导致肺不张及肺水肿。开胸患者需放置胸腔闭式引流管，麻醉苏醒拔管前应充分吸痰，然后进行鼓肺，使萎陷的肺泡重新张开，并尽可能排除胸膜腔内残余气体。还应注意的是长时间手术时，要适当控制晶体液的输入量及应用利尿剂，以防肺水肿，尤其是原有肺部疾患者。该类患者术中出血常较多，需做深静脉穿刺置管，以便术中快速输血输液用。

四、腰椎韧带骨化手术的麻醉

腰椎韧带骨化常见疾病有腰椎后纵韧带骨化、腰椎黄韧带骨化等。腰椎韧带骨化的各个节段，压迫和刺激神经根可引起一系列症状和体征。

腰椎韧带骨化的手术方式多为后路减压术，因手术较复杂，且时间也较长，故一般首选气管插管全身麻醉。麻醉前对患者应有充分的准备，该类患者术中出血常较多，术中应行深静脉穿刺置管，常规行动脉穿刺测压，必要时行控制性降压。

五、脊柱韧带骨化伴外伤患者的麻醉

（一）麻醉方法选择及术中管理

随着汽车的逐渐普及，交通事故也在上升，它是造成脊柱创伤的主要原因，其次是工伤事故。最常见的脊柱创伤是脊柱骨折、椎体脱位和脊髓损伤。脊柱创伤后常因骨折、脱位、血肿而致脊髓损伤，且一旦出现脊髓损伤，后果极为严重，可致终身残疾，甚至死亡。因此，对此类患者的早期诊断和早期治疗至关重要。

因脊髓损伤后可以给其他器官功能造成影响，尤其是高位颈椎伤患者常伴有呼吸和循环功能障碍，故麻醉医师对脊髓损伤的病理生理改变应有充分认识，以利于做出正确的麻醉选择和合理的麻醉管理，从而减少继发损伤和围术期的并发症。脊柱损伤常合并其他脏器的损伤，麻醉过程中应全面考虑，尤其是伴有颅脑或胸腹严重损伤者。脊髓损伤后，由于肌纤维失去神经支配致使接头外肌膜胆碱能受体增加，这些异常的受体遍布肌膜表面，产生对去极化肌松药的超敏感现象，注入琥珀胆碱后会产生肌肉同步去极化，大量的细胞内钾转移到细胞外，导致大量的钾进入血液循环，产生严重的高血钾，以致易发生心跳骤停。一般脊髓损伤后6个月内不宜使用琥珀胆碱，而应选用非去极化肌松药。鉴于脊髓损伤患者可能已经存在呼吸功能障碍，因此，在选择麻醉前用药时应慎用或不用对呼吸功能有抑制作用或可导致睡眠后呼吸暂停的药物。麻醉诱导时宜选用依托醚酯、咪唑安定等对循环影响较小的药物，并注意用药剂量及给药速度，同时准备好多巴胺及阿托品等药物。麻醉维持多采用静吸复合，因患者血管调节功能障碍，麻醉期间常有低血压发生，可用多巴胺2~3 mg，间断静脉推注或100 mg加在100 ml生理盐水中静滴维持。

颈椎损伤后，其中气道处理是最棘手的问题，全身麻醉选择何种气管插管方式方可最大限度地减少或避免因头颈部伸曲活动可能带来的加重脊髓损伤情况，是麻醉医师必须考虑的至关重要的问题。高位脊髓伤患者可出现气管反射异常，系交感与副交感神经平衡失调所致；表现刺激气管时易出现气管反射异常，系交感与副交感失调所致；表现刺激气管时易出现心动过缓，若并存缺氧，可致心跳骤停。因此，对该类患者在吸痰时尤应注意。麻醉医师应意识到气道处理与颈椎进一步损伤有密切的关系，并采用麻醉医师最为娴熟的插管技术，具体患者具体对待，把不因行气管插管而带来副损伤或使病变加重作为指导原则，必要时可借助纤维支气管镜引导插管。颈椎制动是治疗可疑颈椎损伤的首要问题，所以，任何操作时均应保持颈椎处于相对固定的脊柱轴线位置。

（二）各种气道处理方法对颈椎损伤的影响

常用的气管插管方法有：经口明视、经鼻盲探及纤维支气管镜引导插管等三种。其他插管方法，如逆行插管、环甲膜切开插管及Bullard喉镜下插管等目前仍较少应用。

1. 经口明视插管及可视喉镜下插管　颈椎损伤多发生在C_3至C_7，而取标准喉镜插管体位时，可引起颈椎的曲度改变，其中尤以C_3至C_4的改变为最明显。因此，该插管方式有可

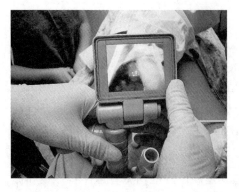

图3-1 HPHJ-A型可视喉镜辅助下气管插管

能因操作时颈椎曲度改变而加重损伤。上海长征医院自行研发的HPHJ-A视频喉镜相比传统喉镜声门暴露状况明显改善,并且无须颈部过度后仰,可以极大加强临床麻醉的安全性。使用HPHJ-A视频喉镜进行气管插管,Cormack Lehane分级Ⅲ~Ⅳ级患者的血流动力学变化比普通喉镜小,同时其插管时间以及插管尝试次数均优于普通喉镜,表明HPHJ-A视频喉镜对困难气道患者,尤其是颈椎外伤后活动受限患者的气道管理有一定优势(图3-1)。

2. 经鼻盲探气管插管 虽然在先进国家施行经鼻盲探插管以控制患者的气道已经比较普及,但对存在自主呼吸的颈椎损伤患者,仍无有力证据表明采用这种插管技术是安全的,原因如下:

(1)插管时间较长。

(2)若表面麻醉不充分,患者在插管过程中常有呛咳,从而导致颈椎活动,可加重脊髓损伤。

(3)易造成咽喉部黏膜损伤和呕吐误吸而致气道更加不畅。

(4)插管时心血管反应较大,易出现心血管意外情况。

我们对大量颈椎创伤合并脊髓损伤的患者采用快速诱导经鼻或口插管的方法收到良好的临床效果。在此,须强调的是插管操作必须由有经验的麻醉医师来完成,而不应由实习生或不熟练的进修生来操作,且插管时动作应轻柔,并避免左手推头使其后伸,右手置入喉镜提下颌的不良习惯。术前访视患者,发现插管条件不理想时,应准备好纤维支气管镜以便帮助插管。

3. 纤维支气管镜引导下插管 纤维支气管镜是一种可弯曲的细管,远端带有光源,操作者可通过光源看到远端的情况,并可调节方向使其能顺利通过声门。与气管插管同时使用时,先将气管导管套在纤维支气管镜外面,再将纤维支气管镜经鼻插至咽喉部,调节光源使其通过声门,然后再将气管导管顺着纤维支气管镜送入气管内。纤维支气管镜插管和经鼻盲探插管比较,具有试插次数明显减少,完成插管迅速,可保持头颈部固定不动,并发症少等优点,纤维支气管镜插管的成功率几乎可达100%,比经鼻盲探明显增高,且插管的咳嗽躁动发生率低(如图3-2所示)。

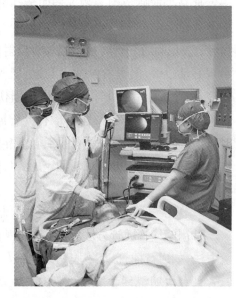

图3-2 纤维支气管镜辅助下经鼻气管插管

如上所述,为了减少脊柱创伤后的继发损伤,选用何种插管方法是比较困难的,但有一点是肯定的,有条件者首选可视喉镜或纤维支气管镜引导下插管;其次,根据患者的插管条件,可选择充分表面麻醉下行经鼻盲探插管（保持患者清醒和自主呼吸）或直接快诱导明视下插管，若属困难插管，千万别勉强，可借助纤维支气管镜辅助插管或行气管切开。

（李盈科、王成才）

参考文献

［1］　徐澄，王大柱.骨科麻醉学［M］.天津：天津科学技术出版社，2001.

［2］　Yarbrough DE, Thompson GB, Kasperbauer JL, et al. Intraoperative electro-myographic monitoring of the recurrent laryngeal nerve in reoperative thyroid and parathyroid surgery［J］. Surgery, 2004, 136（6）: 1107−1115.

［3］　Kakiuchi M. Intraoperative blood loss during cervical laminoplasty correlates with the vertebral intraosseous pressure［J］. J Bone Joint Surg Br, 2002, 84（4）: 518−520.

［4］　Abildgaard L, Aaro S, Lisander B, et al. Limited effectiveness of intraoperative autotransfusion in major back surgery［J］. Eur J Anaesthesiol, 2001, 18（12）: 823−828.

［5］　何小京，陈爱武，刘流.电视胸腔镜下脊椎前路手术的麻醉处理［J］.中国内镜杂志，2003，9（2）: 91−93.

［6］　张庆文.21例脊柱外伤手术麻醉处理体会［J］.医学文选，2001，20（2）: 187.

第四章

颈椎后纵韧带骨化症

颈椎后纵韧带骨化症（ossification posterior longitudinal ligament，OPLL），是指因颈椎的后纵韧带发生骨化，从而压迫脊髓和神经根、产生手足及躯干的感觉异常、运动麻痹、膀胱直肠功能障碍等神经症状的疾患。由于病程为慢性进行性，治疗又较困难，自1980年起，被日本的厚生省指定为日本的"特殊疾病"之一。目前还没有弄清骨化究竟是如何发生的，也有人认为这可能是全身各关节周围的韧带和椎体的前纵韧带骨化的表现形式之一。因为在日本人中，骨化症的发病率较高，故有学者认为该病具有地域特殊性，亦有"日本人病"之称。近来，世界各国都有关于该病的报告，尤其是东亚国家中的发病率与发现率亦日益增多。由于其可以引起颈椎椎管的明显狭窄，并导致高位、进行性四肢瘫痪等严重后果，因此，近年来日益为临床学者所重视。

一、颈椎后纵韧带骨化症的概述、病因及病理特点

（一）概述

1. **历史简介** 日本学者最早于1938年报告1例颈椎后纵韧带骨化的患者，但一直未引起大家的注意。直到二十年后，即1960年，日本学者 Tsukimoto 又报告1例，此后，Suzuki（1961）、Koizum（1962）、Yokoi（1963）、Kambara（1964）等都相继报道过。因当时仅在日本人中发现，故被称为"日本人病"。1964年，由寺山等学者建议，被正式命名为"颈椎后纵韧带骨化症"（OPLL）。

在国内，OPLL在二十世纪70年代末已为大家所发现，80年代初已有多篇论文对此病进行报道，表明此种病患在国内亦较为多见；但欧美等国则较少发现。

2. **一般特点** 后纵韧带骨化通常发生在第2颈椎以下椎节，有局限于一个椎体的分节型，有累及数个椎体的连续型，也有前两者合并的混合型，以及骑跨于两个椎体的局限型。连续型与混合型的骨化清晰可见，容易诊断。而对分节型与局限型的病例，如不十分重视就会误诊。症状有手足麻木、颈部疼痛、项背部疼痛、手足运动麻痹、膀胱直肠障碍等，从非常

症状轻微到不能行走、甚至不能进食的重症患者都有。发病年龄一般在40岁以上,50~70岁尤多,男多于女;病程一般进展缓慢,有的数年之后症状仍然轻微,但也有初起仅手足麻木,6个月就发展成不能行走而达到严重瘫痪的程度。

3. 发病率　颈椎后纵韧带骨化的发生率,地区不同差异甚大。日本公共卫生部的一个专门机构前后曾对新加坡、菲律宾、朝鲜、美国、马来西亚、德国等国家(除日本外)和中国香港、中国台湾地区进行调查,显示亚洲各国(东亚)或地区的颈椎后纵韧带骨化的发病率与日本的发病率相似,但白种人的发病率较低,其中在30岁以上的日本人群中发病率达到1.9%~4.3%,韩国为3.6%,中国为1.6%~1.8%,中国台湾地区为2.8%。

依性别而论,男性多于女性,二者之比约为4∶1。起病年龄多在中年以后,以50~55岁前后居多,约占90%,其中少数病例可波及上胸椎,下胸椎则少见,但腰椎却较前者为多见。

(二)颈椎后纵韧带骨化症的病因学

总的看来,颈椎后纵韧带骨化的病因至今仍未明了,尽管以日本学者为主对此进行了多年研究,但至今仍停留在推测及学说阶段。目前,主要有以下观点:

1. 椎间盘变性学说　日本学者铃木及寺山等认为:当椎间盘变性后发生后突,椎间盘变性后后纵韧带所受应力增大,在其周围组织变性修复过程中,引起局部组织的增生、钙盐沉积而导致骨化。亦有学者如滨田等认为:连续性后纵韧带骨化的椎间盘变性程度较轻,而间断性者骨化的椎间盘变性则较重。因此,他认为连续型后纵韧带骨化系全身因素所致,与椎间盘变性无关,而间断型后纵韧带骨化则由椎间盘变性所致。

2. 全身骨质肥厚相关学说　许多学者发现,在颈椎后纵韧带骨化症的患者中,约占23.9%的病例合并有脊椎特发性弥漫性肥大性关节炎(DISH);6.8%合并黄韧带骨化;2%合并强直性脊柱炎;因此推测其与全身骨关节肥厚性改变相关。

3. 糖代谢紊乱学说　我国有文献报告,颈椎后纵韧带骨化患者中有15.6%合并糖尿病。日本学者报告颈椎后纵韧带骨化合并糖尿病占12.4%,而糖耐量异常者达28.4%。糖尿病患者后纵韧带骨化的发生率也较正常人高。

4. 创伤学说　有学者在临床观察中发现,在喜欢脊柱弯曲的患者易引起后纵韧带骨化,因而表明其与脊柱的动静力学的负荷有关。当颈椎活动量较大,易引起后纵韧带附着部的损伤而发生反应性骨化。尤其是当颈椎反复前屈动作时,由于反复使后纵韧带受到牵拉而引起后纵韧带损伤,并导致骨化。

5. 其他学说　主要是钙代谢异常学说和遗传学说。前者有人发现在甲状旁腺机能低下和家族性血磷酸盐低下性佝偻病(Familial hypophosphatemic rickets)患者中,常出现钙代谢异常及后纵韧带骨化现象,因此推测二者相关。后者主要是由于发现在后纵韧带骨化症患者的二级亲属中,本病的发生率高达30%,明显超过一般人群的发生率。

(三)颈椎后纵韧带骨化症的病理解剖特点

颈椎后纵韧带骨化性改变后的病理解剖主要表现在以下几个方面。

1. 后纵韧带本身的病理改变　早期从正常后纵韧带到韧带完全骨化为一延续过程,但术中或尸检时所采取到的材料绝大多数为病变后期,其特点是:

(1)后纵韧带宽而厚:已骨化的后纵韧带显示较正常状态的后纵韧带明显增厚,且两侧均较宽,以致使椎管矢状径变窄,对脊髓或神经根产生不同程度的刺激或压迫性改变,以致产生一系列临床症状。

(2)后纵韧带内可有异常骨化组织:骨化为一延续过程,但在跨越椎间盘水平处,此种骨化特征可出现中断,多由纤维性软骨组织所取代,而仍保持后纵韧带的延续性。

(3)骨化的后纵韧带可波及深部组织:在后纵韧带骨化过程中,常与硬脊膜囊形成粘连,并逐渐引起硬脊膜一并骨化,从而为手术疗法增加了难度及意外的发生率。

2. 脊髓神经的病理改变　当增厚、变宽及骨化之后纵韧带长时间作用于脊髓,则其可因受压而变扁,或呈新月形。以致神经组织在体积减小的同时,神经组织的数量及前角细胞数量也减少,并在白质中出现脱髓鞘现象。由于脊髓对慢性压迫的耐受性较急性压迫的强,因此,颈椎后纵韧带骨化造成椎管严重狭窄及脊髓变形,可超过椎管矢状径的一半甚至更多,但患者在临床症状上却无任何症状,步态亦正常。当然,发病较急者症状多较明显。骨化的后纵韧带也可先压迫脊髓前动脉,造成沟动脉供血不全,并引起脊髓的中央性损害,而首先出现上肢麻痹;如病变波及椎体束外侧部分时则出现下肢瘫痪症状。

3. 颈椎骨质及椎节所引起的改变　主要分为以下两种情况:

(1)后纵韧带骨化区:在此段的颈椎节段呈现稳定状,并随着时间的推移而日益坚固。

(2)非骨化区:骨化间断处的颈椎节段活动代偿性增强,产生节段性不稳,退行性改变发生早而明显。由于后纵韧带骨化使数节颈椎融合,当头颈部受到外力作用时(包括颈部外伤及重手法按摩),如果作用力集中于骨化区两端与非骨化区邻接的节段,容易使该椎节和颈髓受损而出现严重后果。

二、颈椎后纵韧带骨化症的临床特点及分型

(一)颈椎后纵韧带骨化症的临床症状特点

1. 一般概况　颈椎后纵韧带骨化症的发生与发展一般均较缓慢,因此患者早期可不出现任何临床症状。但当骨化块增厚增宽到一定程度引起颈椎椎管狭窄时,或是病变进程较快及遇有外伤时,或后纵韧带骨化虽不严重但伴有发育性椎管狭窄症时,则可造成对脊髓或脊髓血管的压迫,因而患者多在中年以后出现症状,但近年来随着影像诊断学技术的改进,年轻患者早期后纵韧带骨化的诊断率也随之提高。

2. 颈部症状　病变早期颈部可无痛,进而可逐渐出现轻度酸痛及不适;颈椎活动大多正常或轻度受限,以头颈后伸受限为明显;当被动活动超出其正常活动范围时,可引起颈痛或酸胀感。

3. 神经症状　主要是脊髓压迫症状,其特点是不同程度的、可有间歇期的、慢性、进行性

痉挛四肢瘫痪,一般先从下肢开始渐而出现上肢症状;少数病例亦可先出现上肢症状或四肢同时发病。

(1)上肢症状:主要是一侧或双侧手部或臂部肌力减弱,并又出现麻木、无力及手部活动灵活性减退,严重者不能拿笔、持筷或捏取细小物品;握力大多减退,肌肉呈中度或轻度萎缩,尤以大小鱼际为明显,检查又发现有痛觉障碍;霍夫曼氏征多为阳性。

(2)下肢症状:主要表现为双下肢无力,抬举困难,拖地而行或步态颤抖不稳,有踩棉花感。内收肌痉挛明显者,行路呈剪式步态。同时可有双下肢麻木、无力及痉挛,严重者不能自行起坐及翻身,完全瘫于床上。下肢肌张力增高,腱反射亢进或活跃,髌阵挛阳性,病理反射多为阳性,可有深感觉及浅感觉减退。

(3)其他症状:主要是尿道括约肌功能障碍,表现为排尿困难或小便失禁;排便功能亦多低下,每3~5天一次,常有便秘及腹胀。胸腹部可有束带感。并易于查出痛觉障碍平面,腹壁反射及提睾反射减弱或消失。

(二)颈椎后纵韧带骨化症的分型

1. 依据脊髓受累程度的分型　脊髓及脊神经根受累的程度不一,甚至可毫无改变者。临床上一般是根据神经组织受累的程度不同而分为以下五型:

(1)脊髓横断瘫痪型:指脊髓受累水平以下运动及感觉呈横断性障碍,这是后纵韧带骨化症中常见的、也是较为严重之类型。其症状包括四肢麻木、运动障碍、手指精巧活动受限、步行困难及排尿失控等表现。

(2)布郎(Brown-Sequard)征:表现为一侧运动麻痹而对侧感觉障碍,此在后纵韧带骨化症中较为常见。但在临床上所遇到的典型病例较少,大多为症状互相交叉发展,并逐渐过渡到症状日益明显的典型。

(3)袜套样麻痹型:手与足的指、趾部感觉异常(麻木、异物感),并伴有手足的运动障碍等,呈套状。此乃由于脊髓的外周部分受到自外向内的压迫时所致,亦是临床上常见的类型。

(4)脊髓中央管型:后纵韧带骨化症患者,在受到外伤时,比普通正常人更容易引起瘫痪。其中包括脊髓中央管损伤,表现为手部严重瘫痪,而足部却几乎没有症状,或轻度运动障碍。

(5)神经根型:严格地说,该类患者在临床上很少遇见。如有颈项部疼痛或一侧上肢疼痛,则需考虑为神经根的损害。

2. OPLL的影像学分类及测量

(1)矢状面分类:Hirabayashi依据X线、CT及MRI检查将OPLL在矢状面上分为局限型、分节型、连续型和混合型四个类型(图4-1)。①局限型:骨化仅局限于椎间隙水平,骑跨于2个椎体后缘上方及下方,临床症状大多较为严重;②分节型:1个或2个椎体后有骨化物存在,但不连续,是早期的骨化类型,但由于多合并有椎间盘的变性与突出,故而临床上可

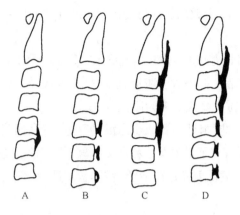

图4-1 OPLL的矢状面分型示意图（A. 局限型；B. 分节型；C. 连续型；D. 混合型）

以表现出较严重的症状与体征；③ 连续型：表现为骨化物连续于几个椎体后方穿越数个椎间隙，可呈梭条状；与骨化阴影的大小相比，其临床症状并不十分严重；④ 混合型：为分节型与连续型两者的结合，其在OPLL中最为多见，症状也大多较重。

在前者分类的基础上，Epstein增加了第5型即演化型（OPLL in evolution，OEV）。主要表现为后纵韧带肥厚，可伴或不伴后纵韧带内的点状钙化，其可出现于多个椎间隙，常由椎体后缘向邻近椎间隙水平发展。OEV型的发病年龄较之典型的OPLL低约10年。OEV早期并不易诊断，对于疑有OEV者可行CT、MRI检查或者CTM以及Gd-DPTA造影后MRI检查，有助于早期发现（图4-2）。

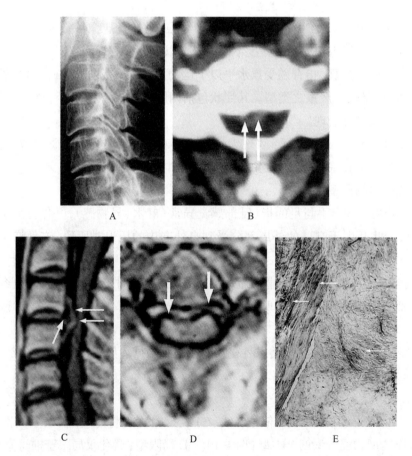

图4-2 演化型OPLL（A. X线表现为轻度椎管狭窄；B. CT表现为后纵韧带肥厚；C、D. MRI表现为后纵韧带肥厚同时呈高信号改变；E. 组织学切片显示肥厚的后纵韧带内存在钙化灶）

（2）横断面分类：Hirabayashi主要依据CT结果将OPLL横断面的表现分为三种类型，即矩形、卵圆形及带蒂型，亦有人将其分为方型、蘑菇型及山丘型，与上述分型相似。其不同形状是由于后纵韧带在椎间盘水平的自然增宽，而在沿椎体方向变窄，在不同的横断面切层上，即形成不同的形态。我们则根据CT的不同表现将其分为基底开放型及基底封闭型（图4-3）。基底开放型是指在横断面上骨化物界限位于双侧颈长肌内2mm，而基底封闭型是指骨化物在横断面上占据椎管的整个左右径线。此种分型的临床意义在于通常在前路椎体次全切除减压术中一般减压槽的宽度以两侧颈长肌为界，因此开放型OPLL的基底部宽度不超过这一范围，手术从前路减压切除骨化物是有较大可行性的。而封闭型OPLL前路手术往往由于减压宽度不够，骨化物不能完全切除，得不到彻底减压，影响手术疗效，甚至由于残留致压导致患者神经症状加重的可能。

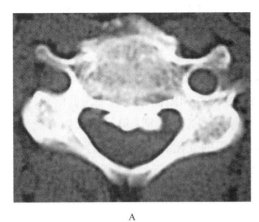 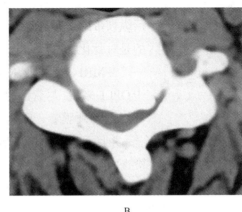

A　　　　　　　　　　　　　　B

图4-3　骨化物横断面分型（A. 骨化物呈基底开放型；B. 骨化物呈基底封闭型）

（3）脊椎椎管狭窄率：取侧位X线平片或侧位断层片，测量并计算因椎管骨化而致的狭窄程度（骨化面积/椎管面积）；如狭窄率超过40%，则大多伴有脊髓症状（图4-4）。此外，也有学者提出采用CT图像，通过计算骨化物横断面面积所占椎管容积的比例来评估骨化的严重性，较前者更为准确（图4-5）。

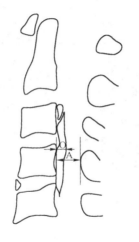 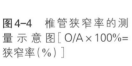 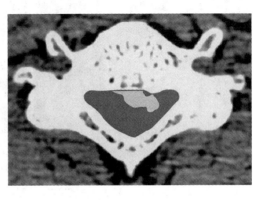

图4-4　椎管狭窄率的测量示意图［O/A×100%=狭窄率（%）］

图4-5　椎管侵占率的测量示意图［骨化物面积/椎管横断面面积×100%=骨化物侵占率（%）］

（三）后纵韧带骨化的影像学表现

1. X线摄片 颈椎侧位片上,可见椎体后方有异常高密度阴影。可呈连续的条索状、片状或局灶性。细小的骨化影单凭X线平片可能会漏诊,颈椎侧位断层片可观察到比椎体密度更高的白色棒状或条索状凸出物黏附在椎体后方(图4-6)。

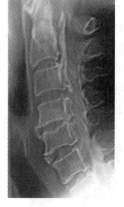

图4-6 OPLL在颈椎侧位平片上呈高密度条索状(棒状)阴影

2. CT扫描 颈椎CT扫描,对于诊断OPLL有极其重要的意义,已成为目前诊断OPLL的一项常规检查。CT横切面上,可显示骨化物的形态、在椎管内的突出程度、对脊髓的压迫程度。另外,从CT值也可看出骨化的成熟程度,早期的点状钙化亦可在CT扫描上得到显示。此对治疗方法的选择,尤其是手术方式的选择,操作程序的计划至关重要(图4-7)。CT三维重建技术即可显示高密度的骨化影,又可立体显示骨化的后纵韧带的形态、范围及椎管狭窄程度(图4-8)。CT扫描的另一重要目的是对骨化物进行详细分型,并计算椎管占位率。

3. MRI 近年来,MRI已普遍应用于对颈椎及颈髓疾患的诊断。对于OPLL来说,尽管因为骨化阴影在MRI图像上表现为低信号,很难与其周围的硬膜囊、正常的后纵韧带等相区别;但可以发现脊髓受压的程度及变细的脊髓形态,并且可观察到脊髓脱髓鞘等的变化。近年来,有学者主张利用Gd-DPTA造影后行MRI检查,可发现OPLL的早期病变即后纵韧带的增生肥厚改变。此外,对于OPLL合并有颈椎间盘突出以及颈椎病性脊髓病变、颈椎椎间盘突出和脊髓肿瘤等的鉴别诊断也具有重要意义(图4-9)。

4. OPLL的其他检查

（1）脊髓造影:OPLL的脊髓造影可显示病变范围和颈髓受压程度,以及是否合并其他部位或其他韧带的骨化,对决定手术部位有一定意义。下行性造影用小脑延髓池侧方穿刺法,上行性则用腰椎穿刺法。从摄片所见的狭窄、阻塞征象等来决定手术部位;亦可在造影

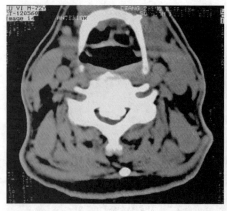

图4-7 OPLL在CT扫描上表现为高密度影及椎管狭窄

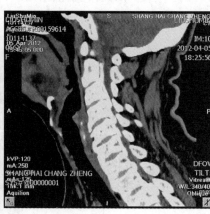

图4-8 CT矢状位重建显示OPLL的形态及椎管狭窄程度

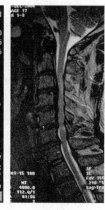

图4-9 MRI可见椎体后缘低密度骨化影,脊髓受压变细

的同时作CT（CTM）检查，从脊髓造影的CT横断面上了解狭窄的情况。

（2）EMG检查：肌电图检查对诊断神经损伤的平面与范围亦有其意义，可酌情选用。

（四）OPLL的Ranawat分类系统

为了便于评价不同治疗方法对OPLL的临床疗效，常采用Ranawat分类系统对患者进行术前术后的功能评价。

（1）Ⅰ类：患者无神经损伤症状，只有在影像学检查后才被确诊为OPLL。

（2）Ⅱ类：神经根性症状或轻度的脊髓型症状。

（3）ⅢA类：患者有中到重度的脊髓压迫症状或四肢瘫。

（4）ⅢB类：患者有严重的脊髓症状或四肢瘫。

每一类之间记为1分，患者术后评分减去术前评分即为手术效果评分。如术前为ⅢA类，术后为Ⅱ类，则手术效果评分可记为+1。Ranawat系统可以快速进行术前术后的评价。

三、后纵韧带骨化症的诊断及鉴别诊断

（一）诊断

OPLL的诊断主要依据影像学检查。

1.临床表现　老年人慢性脊髓神经压迫症状，体检时应注意是否为OPLL或合并有OPLL。

2.影像学检查　为诊断OPLL的主要方法，主要依据X线平片或断层片上椎体后缘的高密度影；不能明确诊断或骨化影较小者可行CT或MRI检查，必要时可酌情行CTM或Gd-GDPA检查。椎管造影检查目前已少用。

值得注意的是，颈椎OPLL常合并有黄韧带骨化、胸椎OPLL或腰椎OPLL，故而诊断时应注意不要漏诊（图4-10）。Park等报道在其手术治疗的68例颈椎OPLL患者中有23例（33.8%）患者同时合并胸椎OPLL患者OLF，其中6例患者有明显的胸段脊髓压迫症，需要手术治疗。

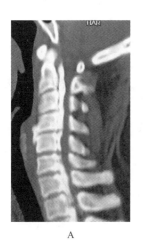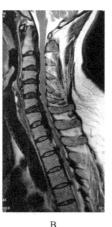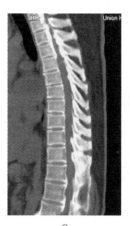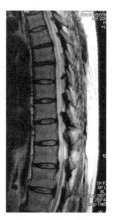

A　　　B　　　C　　　D

图4-10　颈椎后纵韧带骨化合并胸椎后纵韧带骨化及黄韧带骨化（A.颈椎CT矢状面重建；B.颈椎MRI；C.胸椎CT矢状面重建；D.胸椎MRI）

　　此外，对于准备进行前路手术颈椎OPLL患者而言，尤其要注意诊断患者是否合并硬膜囊骨化，对于硬膜囊骨化的诊断主要依赖于术前CT上特征性的影像。Hida首先于1997年描述了两种硬膜囊骨化的CT影像，一种表现为单影征，为大块状均匀高密度骨化物，在9例此种患者中只发现1例合并硬膜囊骨化；第二种是双影征，其特点是高密度骨化物被中间一层低密度影分为前后两层，其特异性较强，12个患者中有10例合并硬膜囊骨化（图4-11）。Hida认为中间低密度影代表肥厚而未骨化的韧带，说明此种骨化物发生模式起源于韧带外围，由外向内生长，往往合并硬膜囊骨化；而单影征骨化物由内向外生长，涉及硬膜囊的可能性较小。作者也曾对一组进行前路手术的OPLL患者的CT影像学特点进行回顾性分析，结果显示CT双影征对于诊断合并硬膜囊骨化的特异性达到96.9%，而其敏感性仅为55.0%，尤其是在椎管狭窄率大于60%的严重OPLL患者中，即使术前CT没有表现为双影征，仍有较大的可能性合并硬膜囊骨化。对于此类患者，术前对前路手术切除骨化物的难度及并发硬膜囊缺损、脑脊液漏的可能性应有充分估计，充分告知患者及家属手术的风险及相关并发症的可能性。

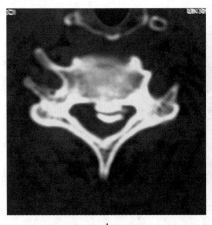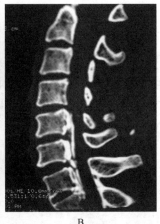

图4-11　颈椎后纵韧带骨化合并硬膜囊骨化CT影像特点（A. CT横断面骨化物呈典型的"双影征"；B. CT矢状面重建骨化呈"层状结构"）

（二）后纵韧带骨化症的鉴别诊断

　　由于OPLL的临床症状无特殊性，因而各种颈椎相关疾病都应与其鉴别，特别应予以鉴别的是脊髓型颈椎病、颈椎椎间盘突出症、颈椎肿瘤等疾病。

　　1. 脊髓型颈椎病　　颈椎后纵韧带骨化症与脊髓型颈椎病，两者的发病年龄相仿，临床症状亦极相似，二者又可合并存在，故而两者应予鉴别。术前对脊髓型颈椎病或OPLL进行鉴别和明确诊断，对于手术方式的选择和手术风险的评估具有重要意义。对于脊髓型颈椎病其致压物多为突出椎间盘和增生骨赘，选择前路手术切除致压物的难度和风险相对较小，而OPLL患者的致压物为骨化之后纵韧带，前路手术切除的难度和风险均较大。

　　二者的鉴别主要依赖于影像学检查。脊髓型颈椎病患者X线平片上常表现为椎间隙狭窄、普通的骨赘增生，节段性不稳等退变性改变，椎体后缘无明显可见的条索状韧带骨化影。MRI检查可见脊髓压迫主要是位于椎间隙水平的椎间盘和骨赘，椎体后缘脊髓压迫相对较轻，无低密度骨化影。CT及其三维重建检查可排除OPLL诊断。但两种疾病有时也可同时存在，此类患者比较其MRI及CT影像学检查结果可发现，MRI上脊髓受压的范围较CT上的后纵韧带骨化范围大，对于此类患者而言，手术需要同时考虑解除后纵韧带骨化、突出椎间盘和增生骨赘对脊髓的压迫（图4-12）。

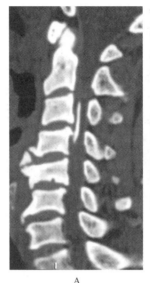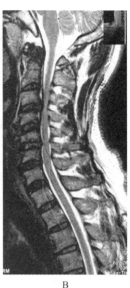

图4-12　颈椎后纵韧带骨化合并脊髓型颈椎病（A. CT矢状面重建显示C3-C4椎体后缘后纵韧带骨化；B. MR显示C3-C7水平椎管狭窄，脊髓不同程度受压）

2. 颈椎间盘突出症　是由于椎间盘病变后突压迫脊髓与神经根从而产生神经症状，常因剧烈活动、外伤等诱发。发病年龄多在30~50岁，较OPLL为轻，急性期可有剧烈疼痛。影像学特点为不伴有广泛椎节退变或轻微退变的髓核突出。

3. 颈椎肿瘤　主要是髓外肿瘤，颈段髓外硬膜下肿瘤表现为慢性进行性双侧上下肢瘫痪，亦可伴有上肢及躯干部疼痛。X线平片上可见两侧椎弓间距增大。CT及MRI可以明确显示出肿瘤的形态及侵占的范围。老年人硬膜外肿瘤大多是转移性瘤，故伴有剧烈的颈部疼痛。在X线平片与CT扫描上均可显示骨质破坏。

4. 颈椎结核　颈椎结核在脊柱结核所占比例并不高，早期除了颈部疼痛以外，其他如低热、盗汗、消瘦等典型的结核病全身症状并不明显；疾病发展到晚期由于骨质破坏、颈椎不稳、椎管内脓肿等可产生脊髓压迫症状。对于颈椎结核患者，术前通过X线、CT及MRI检查可明确诊断，但同时需要警惕患者可能同时合并OPLL等其他疾病。作者就曾遇到一例患者在相同颈椎节段合并发生结核和OPLL两种疾病，尤其是在术前MRI T2加权相上由于颈椎结核椎管内脓肿表现为高信号，掩盖了本该表现为低信号的OPLL，对于该患者术前如未诊断明确，术前一旦发生硬膜囊撕裂损伤，则可能发生结核性脑膜炎等严重并发症（图4-13）。

5. 脊髓变性疾病　脊髓变性的病例也可有某种程度的颈椎增生及部分OPLL存在，但其具有双侧上下肢肌力明显低下等特点，肌萎缩性侧索硬化症的早期即有此种表现。此外，脊髓变性疾病一般没有感觉障碍，即使有感觉障碍也非常轻微；但肌肉萎缩、肌无力等症状则会进展。此时应辅以肌电图及肌肉活体组织检查等来确定病变的部位。

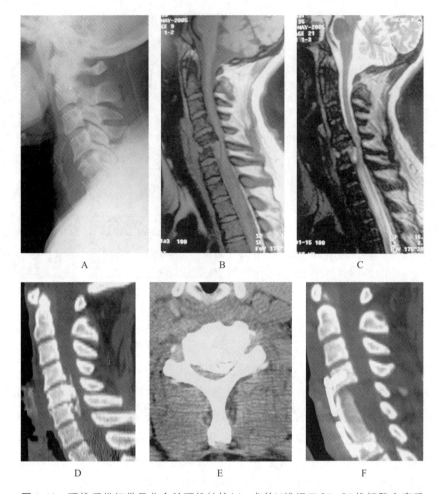

图4-13　颈椎后纵韧带骨化合并颈椎结核（A. 术前X线提示C5-C6椎间隙高度丢失，椎体骨质破坏；B、C. 术前MR显示C5-C6椎体及C5-C6椎间盘炎性破坏，椎管内硬膜外脓肿；D~E. 术前CT显示C5-C6水平同时合并OPLL；F. 前路结核病灶清除＋骨化韧带切除减压植骨融合内固定术后CT矢状面重建）

四、颈椎后纵韧带骨化症的治疗

（一）概述

由于OPLL多病程长，症状重，手术风险及难度大，预后多欠理想，其治疗远较单纯的颈椎间盘突出症或颈椎病的难度大。因此，在制定治疗方案，特别是选择手术疗法时，必须对患者的全身状况、颈椎椎管局部的病理解剖特点及脊髓受损的程度等予以全面判定，而后再决定是否手术以及选择手术方案。

颈椎OPLL自然史的研究对其治疗方法和手术时机的选择具有重要意义。颈椎OPLL的发病是一个连续的过程，后纵韧带骨化灶可向椎管内横向和纵向生长，其横向发展的速度约为每年0.4 mm，而纵向延伸的速度约为每年0.67 mm。然而，研究也表明骨化可以存在很长时间而没有脊髓压迫症状。Matsunaga等在一项研究中，对207例颈椎OPLL患者平均随访10年3个月,初诊时无脊髓症状的170例患者,随访结束时仍有37例(66%)患者无脊髓症状。Yamaura等随访初诊时没有脊髓症状的22例患者,6年后仅3例在随访期间出现脊髓压迫症状,其结果提示无症状的OPLL患者在长期随访中脊髓症状的发生率较低。因此,对于无症状的OPLL患者其影像学上虽存在后纵韧带骨化灶,但一般无须进行特殊治疗,即使是对于一些症状较轻的OPLL患者也不建议进行预防性手术治疗。

(二)颈椎后纵韧带骨化症的保守治疗

1. 适应证　颈项部疼痛及颈部活动受限等局部症状为主,或仅有轻度神经症状,宜选择保守治疗。

2. 方法　主要包括以下几方面:

(1)药物:主要为解痉止痛、消炎镇痛剂和肌肉松弛剂等对症药物以及为了改善神经症状的神经营养类药物,此类药物既可口服给药亦可注射给药。

(2)外敷药:可缓解局部疼痛,具有温热效应与清凉效应的膏药都可显效。

(3)温热理疗法:如石蜡疗法等,对缓解局部症状有效。

(4)局部制动:可维持颈椎的稳定、矫正颈椎的不良位置与姿势及防止颈椎的非生理性运动;方法主要是颈围制动,2~3个月后症状多获缓解。

(三)颈椎后纵韧带骨化症的手术治疗

1. 手术适应证　OPLL手术治疗的基本原则是减压、解除骨化后纵韧带对脊髓及神经根的压迫,以提供神经、脊髓恢复的生物学及生物力学环境。但操作时一定要细心、耐心和精心,否则易造成手术失败。

手术适应证包括:

(1)临床症状重,骨化明显,椎管狭窄明显者。

(2)症状进行性加重者。

(3)保守治疗无效者。

(4)合并有脊髓型颈椎病、椎管狭窄、椎间盘突出或椎节不稳者。

2. 颈椎后纵韧带骨化症手术入路方式的选择　颈椎后纵韧带骨化症手术治疗的基本原则是减压、解除骨化后纵韧带对脊髓及神经根的压迫,以及重建颈椎生理曲度和高度,为神经、脊髓恢复提供良好的生物力学环境。手术入路包括前路减压、后路减压及前后联合入路减压,而具体手术方式包括前路颈椎间隙减压、前路椎体次全切除减压、后路全椎板切除减压、后路椎管扩大成形等。对于如何选择手术入路及方式目前国内外学者均存在较大争议。前路手术可以切除骨化物、直接减压、疗效确切,但手术难度高、风险大、并发症多;而后路手术无法切除骨化物,通过扩大椎管容积以达到间接减压效果,但手术相对安全,并发症少。以往国内学者一般认为对于骨化范围在3个椎体以内,骨化物厚度小于5 mm,椎管狭窄率小于50%的OPLL患者可选择前路手术直接减压,否则应选择后路手术间接减压,以减少手术并发症的发生率,提高手术安全性。

近年来随着对疾病认识的加深,手术技术的不断进步以及手术工具的改进,国内外学者对于颈椎OPLL的手术方式选择的观念均有较大的改变。日本学者提出对于椎管狭窄率大于60%的巨大OPLL患者后路手术往往无法达到有效的减压效果,应尽量选择前路手术切除骨化物、直接减压。Fujiyoshi等研究后提出一条新概念,即定义C2和C7椎管中点连线为K线,当颈椎后纵韧带骨化物没有越过K线时,记录为K-line(+),可根据具体情况选择入路手术;当颈椎后纵韧带骨化物超过K线时,记录为K-line(-),宜选择颈前入路手术方式(图4-14)。作者所在课题组在对OPLL患者前路、后路手术方式的研究基础上,根据手术减压节段、骨化物涉及范围及颈椎曲度三方面因素制定了一套新的术式选择标准(图4-15)。对比以往国内对OPLL前后路手术选择的标准,新标准不再将椎管狭窄率和骨化物厚度作为前后路选择指标,而是将手术减压节段作为前后路手术选择的指标,其中对于骨化物仅涉及椎间隙水平的初始型骨化可选择经前路椎间隙减压,同时将颈椎曲度作为后路手术方式选择的重要指标。

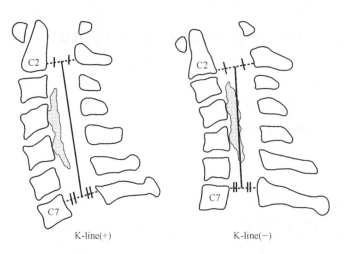

图4-14 K线示意图:K线即C2椎管中点至C7椎管中点连线,OPLL骨化物未达K线记录为K-line(+),OPLL骨化物超过K线记录为K-line(-)

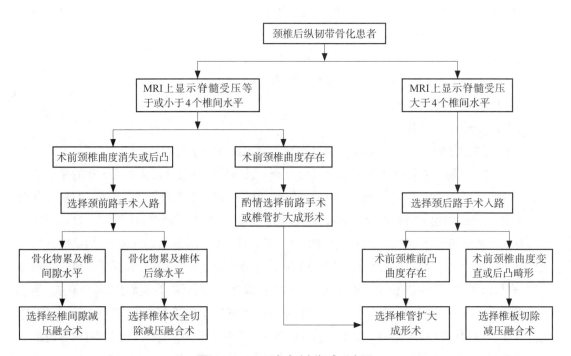

图4-15 OPLL术式选择标准示意图

（四）疗效及预后

颈椎OPLL患者手术疗效差异加大，总体而言其疗效可能随着OPLL骨化严重程度的增加而下降，但此外还受到患者年龄、病史长短、骨化类型、手术方式、并发症等多方面因素的影响。以往认为OPLL患者的手术疗效要明显差于颈椎病患者，但随着对疾病认识的加深，手术技术的进步，尤其是手术方式的选择更趋于合理，此类患者的手术疗效正在不断提高。

国内外多位学者对颈椎OPLL患者的前路和后路手术疗效的进行比较研究。国外学者前路手术以1~4节段椎体切除减压联合髂骨或腓骨植骨为主，很少使用内固定；术中为了避免硬膜囊破裂和脊髓损伤，通常均选择不切除骨化物的漂浮法减压。后路手术均为椎管成形术，未使用内固定植骨融合。作者所在课题组也对近年来所手术治疗164例OPLL患者的疗效进行了相关研究。尽管不同作者手术方式选择的标准不同，但除了Tani以外，研究结果显示对于所有OPLL患者而言前路和后路手术的临床疗效（神经功能改善率）无明显差异（图4-16）。其原因在于Tani的研究中所有患者均为严重的OPLL患者，其中前路手术组患者的椎管狭窄率为52%~76%，后路手术组患者的椎管狭窄率为55%~81%。因此，为进一步研究不同严重程度OPLL患者前后路手术的疗效差异，我们根据椎管狭窄率是否超过60%将患者分为轻度和严重OPLL患者，结果显示严重OPLL患者的前路手术的疗效明显优于后路手术（图4-17）。

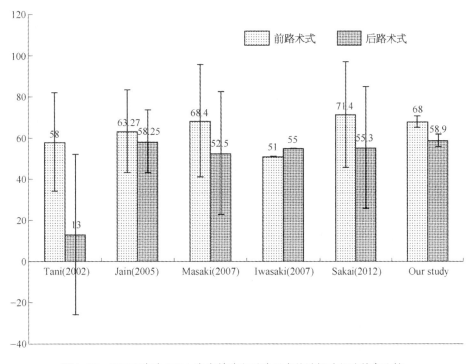

图4-16　不同研究中OPLL患者前路和后路手术的神经功能改善率比较

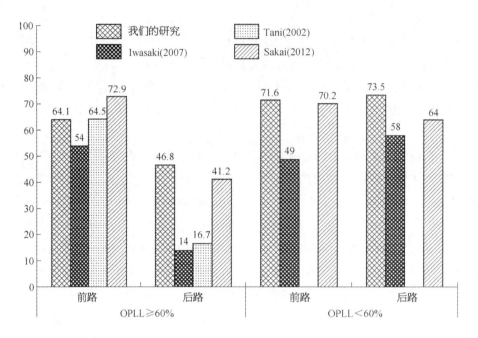

图4-17 不同研究中轻度和严重OPLL患者前路和后路手术的神经功能改善率比较

（五）影响颈椎后纵韧带骨化症患者疗效的相关因素

有研究表明，患者的年龄、症状持续时间和合并糖尿病等临床因素可能影响手术的疗效。老年患者神经功能的自我修复能力较差，脊髓长时间受压所引起的不可逆性损伤，以及糖尿病所致神经微血管病变可降低手术减压治疗的效果。同时，Pavlov比值、椎管狭窄率、骨化分型以及脊髓高信号等反映OPLL疾病特征的影像学指标也可能影响手术的疗效。Pavlov比值被用来判断是否存在广泛颈椎管狭窄，前路手术由于减压范围所限，难以对广泛的颈椎管狭窄进行充分减压，可能影响手术疗效；而OPLL的骨化分型，尤其是多节段的连续型和混合型骨化，其骨化程度重，范围广，往往手术疗效较差。此外，椎管狭窄率和脊髓高信号是用来衡量韧带骨化严重程度以及脊髓损伤程度的重要指标。脊髓高信号常见于脊髓受压严重的OPLL患者，目前认为非特异性水肿、炎症反应、缺血、脊髓软化、灰质坏死及胶质增生等是其可能的病理基础，然而其临床意义尚未完全得到证实。

作者曾对所治疗的48例前路手术的OPLL患者的临床和影像学资料进行分析研究影响手术疗效的相关因素，根据患者术后1年的JOA评分计算神经功能改善率（improvement rate，IR）[IR＝（术后评分－术前评分）/（17分－术前评分）×100%]，评价手术疗效，其中优20例（IR≥75%），良15例（50%≤IR＜75%），中8例（25%≤IR＜50%），差5例（IR＜25%），并以此分为疗效优良组35例（IR≥50%），疗效不佳组13例（IR＜50%）。选取年龄、性别、症状持续时间、术前JOA评分、合并糖尿病、Pavlov比值、椎管狭窄率、骨化分型、CT双影征、脊髓高信号、手术范围以及骨化物处理12个可能影响手术疗效及并发症的因素，其数据分别进行Wilcoxon rank sum test检验或Chi-Square test检验，初步筛选影响因素。初步筛选结果术前

JOA评分和骨化物处理方式2个因素在两组患者中的差别具有统计学意义（表4-1）。结合以往文献报道结果，我们将症状持续时间、术前JOA评分、合并糖尿病、椎管狭窄率、脊髓高信号以及骨化物处理方式6个因素赋值后，纳入Logistic回归模型进行多因素分析。结果在本研究中骨化物处理方式是影响OPLL患者前路手术疗效的唯一因素（表4-2）。

表4-1 前路手术治疗颈椎后纵韧带骨化症患者的相关因素

因素	疗效优良组	疗效不佳组	总计	P值
年龄（岁）	56.3 ± 6.0	50.4 ± 9.0	54.3 ± 8.0	0.841 0
性别（%）				
男	25	8	37	0.621 5
女	10	1	11	
症状持续时间（年）	3.6 ± 1.3	3.9 ± 1.6	3.7 ± 1.1	0.778 2
术前JOA评分	9.6 ± 1.6	7.3 ± 1.9	8.7 ± 1.6	0.043 6
合并糖尿病				
是	4	2	6	0.465 8
否	31	11	42	
Pavlov比值	0.71 ± 0.05	0.74 ± 0.08	0.72 ± 0.05	0.683 9
椎管狭窄率（%）	37.2 ± 7.6	39.1 ± 10.5	37.8 ± 7.3	0.623 3
骨化分型				
局限型	20	7	27	0.953 1
分节型	15	6	21	
CT双影征				
有	10	3	13	0.946 5
无	25	10	35	
脊髓高信号				
有	12	2	14	0.095 4
无	23	11	34	
手术范围				
1个椎节	13	5	18	0.747 9
2个椎节	22	8	30	
骨化物处理				
切除	25	7	32	0.000 1
漂浮	10	6	16	

表4-2 Logistic多因素回归分析

因素	赋值	OR值	回归系数	P值
症状持续时间	<1年（0）/≥1年（1）	0.236 8	1.965 3	0.142 7
术前JOA评分	<8（0）/≥8（1）	1.834 6	2.165 7	0.101 8
合并糖尿病	否（0）/是（1）	0.795 4	1.834 9	0.463 4

（续表）

因素	赋值	OR值	回归系数	P值
椎管狭窄率	<50%（0）/≥50%（1）	0.934 6	1.476 8	0.523 4
脊髓高信号	无（0）/有（1）	0.252 3	1.365 8	0.245 6
骨化物处理	切除（0）/漂浮（1）	5.061 2	2.454 9	0.006 7

在此项研究中,初步筛选发现两组患者的术前JOA评分和骨化物处理方式差别明显。JOA评分是比较综合、客观评价患者神经功能障碍程度的指标,一定程度上反映了脊髓损伤的程度和潜在的恢复能力。然而赋值纳入Logistic回归模型进行多因素分析时,术前JOA评分对手术疗效并不具有明显影响,因此将术前JOA的赋值标准定为8分是否恰当值得商榷。骨化物的处理方式是研究中所得出唯一对手术疗效影响具有统计学意义的因素。前路椎体次全切除减压术中对韧带骨化灶的处理方式可分为直接切除和骨化灶漂浮。前者减压直接,作用迅速,效果明显;而后者主要针对骨化物与硬膜囊粘连紧密或同时合并硬膜囊骨化难以分离的患者,依靠后纵韧带自身特性及脑脊液搏动使骨化韧带漂浮前移,理论上亦可达到减压目的。然而,采用此种处理方法要取得理想的减压效果须有两个前提条件:首先,椎体开槽减压需有足够宽度,使骨化灶与周围骨壁充分游离;其次,骨化物需进行充分处理、磨薄,以便随脑脊液搏动获得理想漂浮。因此,OPLL前路手术彻底切除骨化物、充分减压是获得良好手术疗效的关键。

五、颈椎后纵韧带骨化症的前路手术治疗

颈椎后纵韧带骨化症患者的脊髓压迫主要来自位于椎管前方的韧带骨化症,前路手术既可直接切除骨化物减压,解除压迫,又能融合固定,稳定手术节段,是理想的治疗方式,但同时手术具有相当的难度和风险。日本学者Yamaura最早于20世纪70年代开始前路手术切除后纵韧带骨化,随后为了减少手术并发症,增加手术安全性,将切除后纵韧带骨化改进为采用骨化物漂浮的方式。中国国内以往曾将前路手术减压的安全界限定位骨化症厚度<5 mm,椎管狭窄率<50%,但随着手术技术的提高,手术工具的改进以及手术经验的丰富,目前严重的后纵韧带骨化前路手术已非不可能,并能取得更为理想的手术疗效。前路手术的方式主要包括经椎间隙减压植骨融合内固定术和椎体次全切除减压植骨融合内固定术。

（一）前路经椎间隙减压植骨融合内固定术

1. 适应证　对于早期的局限型或节段型后纵韧带骨化,患者可能仅仅有轻微的神经症状,后纵韧带骨化不严重,主要位于椎间隙水平,而椎体后方无明显骨化或骨化物不致压者。

2. 术前准备　采用该手术方式,术前必须根据患者的影像学资料对手术进行正确的评估,确定能否通过经椎间隙减压达到切除骨化物、彻底减压的目的,制定好手术节段及范围。如术中经椎间隙减压无法完成切除骨化物,应将椎体次全切除减压作为手术备选方案。由

于经椎间隙减压手术视野较小,应准备好手术所需的精细手术器械、良好的光源照明,条件允许可在显微镜下操作进行手术。

3. 手术步骤

(1)椎间盘切除:根据术前CT、MRI的影像学检查结果确定需要手术减压的节段,常规颈前路入路暴露。对于早期局限型或节段型后纵韧带骨化且骨化物位于椎间隙水平时,可选取经单个或多个椎间隙骨化物切除减压手术,切除相应椎间盘至后纵韧带。用钻磨尽量将相邻椎体后缘磨除潜行扩大减压,尽量扩大手术视野及操作空间,而后将骨化物磨薄。

(2)分离并切除骨化后纵韧带:寻找未骨化韧带作为突破口,直视下用自制后纵韧带钩插入韧带下,旋转分离将后纵韧带适当提起,并配合使用小刮勺和1~2 mm的超薄枪状咬骨钳逐步切除骨化韧带。而后进一步潜行扩大减压上位椎体后下缘和下位椎体后上缘的骨化物,可选用磨钻磨出,亦可选用小刮勺缓慢刮除,可切除大部分椎体后缘的骨化后纵韧带,直至用神经剥离子探查椎体后缘无明显压迫,硬膜囊膨隆满意为止。

(3)植骨融合内固定:植入预装有自体骨的椎间融合器;如减压碎骨不足可采用人工骨,植骨后采用前路钢板内固定。

4. 术后处理 可于术后24~48 h拔出引流管,对于经椎间隙减压植骨融合患者术后无需长时间佩戴颈托,可早期进行功能锻炼。

5. 典型病例介绍

(1)颈前路经椎间隙减压治疗局限型颈椎OPLL(图4-18):男性,38岁,四肢麻木伴行走不稳半年余。X线检查显示颈椎曲度轻度后凸;CT三维重建显示C5-C6局限型后纵韧带骨化;MRI显示C5-C6水平脊髓受压明显。经椎间隙扩大减压椎间植骨融合术后患者症状完全消失,术后CT三维重建显示骨化物完全切除。

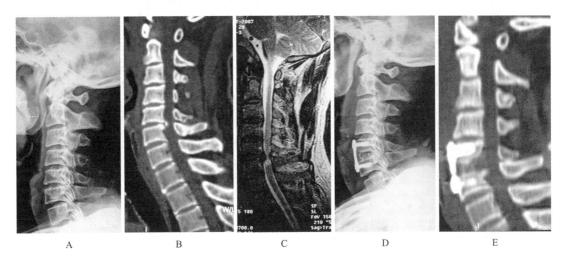

A   B   C   D   E

图4-18 经椎间隙减压植骨融合治疗局限型颈椎OPLL(A. 术前X线侧位示颈椎曲度轻度后凸;B. 术前CT矢状面重建显示C5-C6局限型后纵韧带骨化;C. 术前MRI显示C5-C6水平脊髓受压明显;D. 术后X线侧位示手术行C5-C6经椎间隙减压植骨内固定术;E. 术后CT矢状面重建显示骨化物完全切除)

（2）颈前路多节段经椎间隙减压治疗早期分节型颈椎OPLL（图4-19）：男性，45岁，颈背部疼痛不适、双手麻木1年余，严重影响患者日常生活工作。X线检查显示颈椎前凸曲度消失，呈反曲；CT三维重建显示C3-C6分节型后纵韧带骨化，C3-C4、C4-C5、C5-C6椎间隙水平骨赘增生明显；MRI显示脊髓受压部位主要位于C3-C4、C4-C5、C5-C6椎间隙水平，而C4、C5椎体后缘水平压迫不明显。经椎间隙扩大减压椎间植骨融合术后患者症状完全消失，1个月后即返回工作岗位。

颈椎后纵韧带骨化（OPLL）的发生、发展是一个缓慢的病理过程，不同的病理阶段患者的临床症状和影像特征表现各异。以往OPLL患者来就诊时往往病程较晚，脊髓受压已非常严重，神经症状明显，椎体后缘存在典型的后纵韧带骨化。Hirabayashi根据骨化物在矢状面

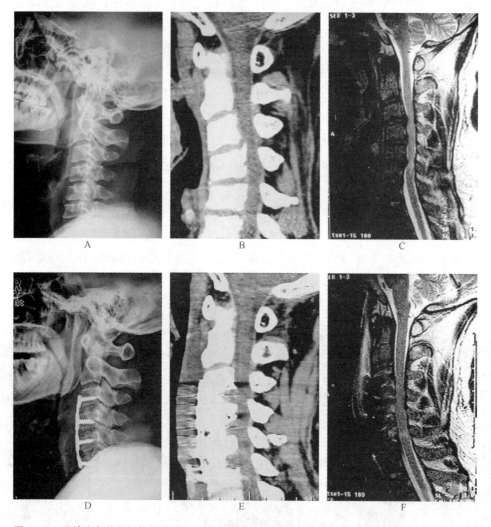

图4-19 颈前路多节段经椎间隙减压治疗早期分节型颈椎OPLL（A. 术前X线侧位示颈椎退变增生，呈反曲状；B. 术前CT矢状面重建显示C3-C6分节型后纵韧带骨化，C3-C4、C4-C5、C5-C6椎间隙水平骨赘增生明显；C. 术前MRI显示脊髓受压部位主要位于C3-C4、C4-C5、C5-C6椎间隙水平，而C4、C5椎体后缘水平压迫不明显；D. 术后X线侧位示颈椎生理曲度得到恢复；E. 术后CT矢状面重建显示椎间隙水平骨化物完全切除，椎体后缘水平部分骨化物残留；F. 术后MRI显示脊髓形态恢复良好，残留骨化物未对脊髓形成明显致压）

的不同形态和范围,将其分为局限型、分节型、连续型和混合型骨化。Epstein在此基础上提出,由于颈椎退变后增生的骨赘也可能波及后纵韧带导致相应椎间隙水平的后纵韧带骨化,并命名为萌芽型后纵韧带骨化(OPLL in evolution, OEV),此类患者其椎体后缘水平无明显骨化物。Mizuno等通过病理组织学研究发现在部分患者其退变增生肥厚的后纵韧带组织(hypertrophy of the posterior longitudinal ligament, HPLL)中存在点状的钙化灶,随着病情进一步加重可发展成为典型的后纵韧带骨化,因此HPLL是一种早期的后纵韧带骨化。

近年来随着国人对日常生活质量要求和就诊意识的提高,在临床工作中早期后纵韧带骨化(EOPLL)患者越来越常见。我们认为对于EOPLL的定义还应当同时考虑患者的神经症状和骨化物影像学表现,因为这些才是我们考虑对患者是否进行手术以及采取何种手术方式的关键因素。EOPLL患者一般相对年轻,其临床症状并不严重,以颈背部疼痛、肢体麻木为主要症状,肢体肌力下降、肌张力增高、行走不稳等椎体束症状较轻,由于严重影响患者正常生活工作,因此希望通过较小的手术创伤改善症状。影像学表现上其椎体后缘水平虽然也存在骨化的后纵韧带,但并不对脊髓造成明显压迫,其压迫主要来源于位于椎间隙水平的退变椎间盘、临床椎体后上下缘增生骨赘以及相应水平的骨化后纵韧带。对于这些患者,通过经椎间隙扩大减压可达到去除上述致压因素,并达到充分减压的目的。

经椎间隙减压扩大减压在去除椎间隙水平致压因素后,通过潜行减压可以切除大部分椎体后缘水平的骨化后纵韧带,扩大减压范围。此外,术中通过逐个椎间撑开可有效恢复椎间高度及颈椎生理曲度,扩大椎管容积,进一步增加减压效果。经椎间隙减压避免了传统椎体次全切除减压的大范围切骨,减少手术创伤、术中出血少,手术时间缩短。采用椎间植骨融合的手术方式结合颈椎前路钢板固定,能够为颈椎提供充分即刻稳定性,患者术后恢复快,能够尽快返回工作岗位,符合患者的手术要求和目的。融合术后颈椎长期稳定,避免应力刺激,一定程度上移植了骨化物继续生长。

当然,由于经椎间隙扩大减压并不一定能够完全切除椎体后缘水平的后纵韧带骨化,因此采用该种手术方式治疗的关键在于术前正确的诊断和评估患者病情。如患者术前神经症状已非常严重,肢体肌力下降、行走不稳等锥体束症状明显,抑或术前MRI检查显示患者在椎体后缘水平的骨化物对脊髓造成明显的压迫,我们建议还是选择通过椎体次全切除减压,完整切除后纵韧带骨化,彻底减压为宜。此外,该手术方式对初学者难度较大,对有经验者亦必备良好深部照明条件和精细的减压工具,否则减压不易彻底并有加重脊髓损害之可能。

(二)前路椎体次全切除减压植骨融合内固定术

1. 适应证　原则上对于减压范围(包括后纵韧带骨化及退变的骨赘和椎间盘)不超过3个椎节的患者均可选用前路手术,包括局限型或节段型后纵韧带骨化,以及骨化范围不超过3个椎节的严重连续型和混合型后纵韧带骨化,尤其是术前颈椎生理曲度消失预计后路间接减压效果不佳的患者。

2. 术前准备　同一般颈前路手术,但由于OPLL患者的前路多节段椎体次全切除减压植骨融合手术可能较一般颈椎病患者的耗时要长，需要患者多进行术前气管推拉训练以减少术后声音嘶哑、饮水呛咳等并发症。根据患者术前影像学资料制定详细的手术方案，对患者是否可能合并硬膜囊骨化应进行预判，准备好磨钻及骨化物切除所需的精细手术器械，术中最好能进行诱发电位监测。

3. 手术步骤

（1）椎体切除：根据术前CT、MRI的影像学检查结果确定需要手术减压的节段，常规颈前入路暴露。切除相应椎间盘后用咬骨钳将椎体大部咬去，用钻磨尽量将椎体后壁和骨化物磨薄。在此过程中，注意椎体次全切除需要有足够的宽度，以便下一步分离并切除骨化物寻找到未骨化的后纵韧带薄弱处作为突破口。

（2）分离并切除骨化后纵韧带：从椎间隙水平近椎体后外侧骨化薄弱处寻找突破口，直视下用自制后纵韧带钩插入韧带下（图4-20），旋转分离将后纵韧带适当提起，并配合使用小刮匙和1~2 mm的超薄枪状咬骨钳逐步切除骨化韧带。术中对于硬膜囊本身亦有骨化者，尽可能将其分离彻底切除骨化后纵韧带，同时保留硬膜囊的完整，硬膜囊骨化部分在减压后向前漂浮。如果硬膜囊骨化与韧带骨化粘连紧密而无法分离者，可采用骨化物漂浮法，将骨化物与四周骨壁充分游离，剩余骨化物也可逐渐向前漂浮。少数患者必要时可连同硬膜囊一并切除，但尽可

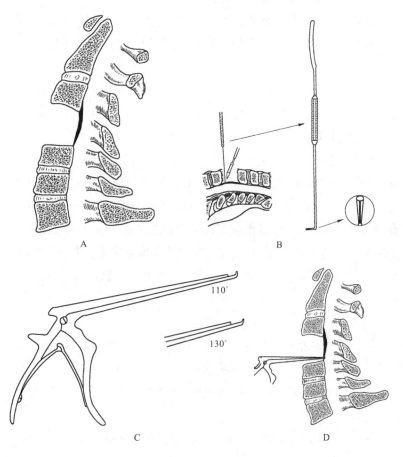

图4-20 直接切除OPLL示意图（A. 先施行椎体次全切除；B. 后纵韧带切除钩钩起后纵韧带，尖刀切开。该钩与杆成90°，钩长4 mm，直径1.2 mm，尖端细而圆顿，可插入后纵韧带下，但不易刺伤硬脊膜及其硬膜外间隙内静脉丛。沿钩中间有一槽，可容纳刀尖在其内滑动，保证切开后纵韧带时不损伤韧带下组织，将骨化的后纵韧带与其粘连的硬膜分离，钩起骨化韧带并稳定之，使骨化之韧带与硬膜间保持一定间隙，逐步以超薄型咬骨钳切除之。C. 超薄枪钳直接咬除OPLL，超薄型枪钳分110°和130°两种，口宽2.6 mm，厚1 mm；D. 咬除增生肥厚的后纵韧带及其粘连物）

能保持蛛网膜完整,对于减压后出现的硬膜囊缺损,可采用明胶海绵及生物蛋白胶进行封堵。

（3）植骨融合内固定:选取合适长度的预装有自体骨的钛网植入减压槽内;自体骨多来源于局部减压所获得的碎骨,目前一般较少采用自体髂骨或腓骨移植,避免供骨区相关并发症。植骨后采用前路钢板内固定。

4. 术后处理 术后患者可早期活动,对于2~3个节段椎体次全切除减压术的患者,术后需严格佩戴颈托,紧密随访,防止出现钛网沉陷、内固定失败等并发症,影响患者手术疗效。

5. 典型病例介绍

（1）颈前路椎体次全切除减压治疗严重的局限型颈椎OPLL（图4-21）:女性患者,59岁,颈部疼痛20年,加重伴上上肢麻木无力,行走不稳2年。术前X线片示颈椎退变,C5、C6椎体

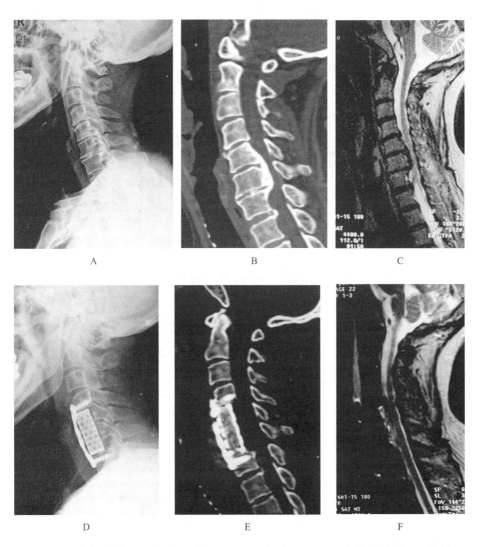

图4-21 颈前路椎体次全切除减压治疗严重的局限型颈椎OPLL（A. 术前X线侧位;B. 术前CT矢状位重建显示骨化物范围及类型;C. 术前MRI显示脊髓受压程度;D. 术后X线侧位;E. 术后CT矢状位重建显示骨化物完全切除;F. 术后MRI显示脊髓形态恢复良好）

后缘高密度骨化影；CT示C5-C6后纵韧带骨化；术前T2加权MRI影像示C5-C6水平脊髓受压严重。手术行C5-C6椎体次全切除减压植骨内固定术，术后CT及MRI检查显示骨化物完全切除，脊髓形态恢复满意，术后6个月随访神经功能恢复满意。

（2）颈前路多节段椎体次全切除减压治疗严重的连续型颈椎OPLL（图4-22）：男性患者，71岁，四肢麻木无力、行走不稳4年，加重半年。术前X线片示颈椎退变，呈轻度后凸畸形；CT示C3-C5连续型后纵韧带骨化；术前T2加权MRI影像示C3-C5脊髓受压严重。手术行C3-C5椎体次全切除减压植骨内固定术，术中骨化物完全切除，未发生脑脊液漏，术后3个月随访神经功能恢复满意。

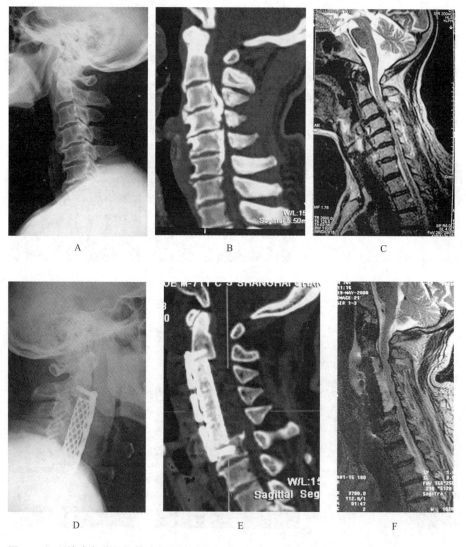

图4-22　颈前路多节段椎体次全切除减压治疗严重的连续型颈椎OPLL（A. 术前X线片示颈椎退变，呈轻度后凸畸形；B. 术前CT示C3-C5后纵韧带骨化；C. 术前T2加权MRI影像示C3-C5脊髓受压严重；D. 术后X线示C3-C5椎体次全切除、钛网、钢板重建；E. 术后CT示骨化韧带切除；F. 术后MRI示脊髓受压基本解除）

颈椎后纵韧带骨化的发生、发展是一个缓慢的病理过程,患者在临床上表现为起病隐匿,无明显或轻微神经症状可能持续较长的病程时间。多数患者往往在骨化发展到一定程度并对脊髓形成明显压迫,产生严重的神经功能障碍时方才就诊,此时骨化物体积可能已占据椎管相当大的容积,因此临床上椎管狭窄率大于50%,范围跨越多个椎节的严重颈椎后纵韧带骨化并不少见。以往由于手术器械和技术的限制,前路手术直接切除骨化物解除脊髓压迫具有相当大难度和风险,国内学者一般将骨化物厚度<5 mm,椎管狭窄率<45%,骨化物范围<3个椎节作为前路手术的安全界限。然而,以往的临床实践经验发现后路手术对于严重的多节段颈椎后纵韧带骨化症患者往往不能获得满意的疗效,分析其原因:其一,颈椎后纵韧带骨化症的致压物来自椎管前方,尤其严重颈椎后纵韧带骨化对脊髓压迫程度重、范围广,后路手术扩大椎管容积间接减压的作用非常有限;其二,颈椎生理性前凸存在是后路手术后脊髓向后漂移获得间接减压的基础,而颈椎后纵韧带骨化患者往往颈椎生理性前凸已消失或呈后凸,后路手术后脊髓向后漂移不足,减压效果不理想。Yamazaki等研究指出当颈椎后纵韧带骨化患者颈椎曲度小于10°时,后路减压就不足以解除骨化物对脊髓的压迫。自2006年起,我们尝试采用颈椎多节段椎体次全切除对部分严重的颈椎后纵韧带骨化症患者直接切除骨化物减压,患者颈椎管狭窄率达50%~97%,平均68.4%,经前路直接切除骨化后纵韧带减压后,术后神经功能JOA评分明显提高,平均恢复率达63.2%,高于后路间接减压,与文献报告结果基本一致。此外,前路手术较后路手术创伤小,术后患者恢复快,对手术疗效满意度高。

为提高该手术方式治疗严重颈椎后纵韧带骨化的安全性,在患者清醒状态下采用纤支镜辅助下的气管插管,同时术中摆放体位时对患者颈椎的搬动也需十分小心谨慎。严重颈椎后纵韧带骨化症患者的脊髓受压往往已十分严重,麻醉过程中颈椎过度仰伸或轻微外伤均可能使脊髓损伤进一步加重甚至导致患者完全性瘫痪。术中使用磨钻处理椎体后壁和韧带骨化物时需尽量将其磨薄,保持骨化物与骨槽周壁的连接性,维持骨化物稳定,减少振动对脊髓的刺激。同时,术前应通过CT检查对骨化的范围及程度进行详细评估,哪个部位骨化程度严重,哪个部位骨化物较宽,对此做到心中有数。一般情况下骨化物的切除应从椎间隙水平近椎体后外侧骨化薄弱处开始逐步小块切除,避免大块切除因操作不慎而增加脊髓损伤风险。在骨化物切除过程中对硬脊膜及其硬膜外间隙静脉丛的保护和减少其损伤对骨化物成功切除也极为重要。严重后纵韧带骨化症患者的韧带与硬膜囊粘连紧密,或硬膜囊本身亦有骨化,硬膜外静脉丛在受压情况下处于曲张状态,术中极易损伤,一旦损伤硬膜囊和硬膜外静脉丛导致术中出现脑积液漏和大量出血而影响手术视野,将使得韧带骨化物切除十分困难。我们采用自行设计的颈椎后纵韧带切除钩辅助分离并切除后纵韧带骨化物,该钩尖端细而圆顿,可插入后纵韧带下,并将后纵韧带及骨化物钩起,在后纵韧带与硬膜间形成一间隙,便于切除韧带骨化,保护硬膜囊及硬膜外静脉丛,提高手术安全性。此外,提倡在严重颈椎后纵韧带骨化手术中应用脊髓诱发电位监测以提高手术安全性。

六、颈椎后纵韧带骨化症的后路手术治疗

早期后路单纯椎板切除术被用来治疗颈椎后纵韧带骨化症,但该术式对颈椎的稳定性破坏较大,术后继发颈椎后凸畸形的发生率高达60%以上,无法获得理想的远期疗效,临床上已较少使用。20世纪70年代末,日本学者先后报道了单开门椎管扩大椎板成形术和双开门椎管扩大椎板成形术,由于其在扩大椎管容积同时,最大程度地保留了颈椎后部结构,较之单纯椎板切除减压术能够更好地维持颈椎稳定性,使患者能够获得相对良好的远期疗效,椎管扩大成形术成为治疗颈椎后纵韧带骨化的主要手术方式。然而,长期随访研究也发现后路椎管扩大成形术后,50%~70%患者骨化物范围扩大,平均每年增厚0.3 mm,纵向扩大1 mm,平均超过10%的患者术后出现症状反复或加重。此外,后路手术时无法有效地恢复患者颈椎生理前凸,因此对于术前颈椎曲度已变直或出现后凸畸形的患者来说,后路手术往往难以获得充分的减压效果。近年来,也有学者主张采用后路全椎板切除或半椎板切除植骨内固定术治疗颈椎后纵韧带骨化症患者来减少术后骨化物进展和后凸畸形的发生率。

（一）颈椎椎管成形术

椎管成形术的目的是扩大与恢复颈椎椎管内径,其优点在于在扩大椎管矢状径、脊髓减压的同时,尽可能保留了颈椎后部骨性结构,从而维持了术后的稳定性,另外在一定程度上也减轻了术后硬膜外瘢痕的形成。最早由平林（1977）和中野（1978）等报道。现临床上较为常见的术式主要有：单（侧方）开门式椎管成形术、双（正中）开门式椎管成形术、"Z"字成形术、半椎板切除椎管成形术及棘突悬吊式等多种,国内使用较多的是单开门椎管成形术。

1. 适应证　部分局限型或节段型后纵韧带骨化,及减压范围超过3个椎节的严重连续型和混合型后纵韧带骨化患者,但术前颈椎曲度不佳或呈后凸畸形的患者不宜选用椎管成形术。

2. 术前准备　对于严重的多节段连续型和混合型后纵韧带骨化,其脊髓受压已非常严重,任何轻微的颈椎外伤甚至体位改变均有可能加重脊髓损伤,此类患者术前应进行颈部仰伸试验,观察患者神经症状是否加重。术前麻醉插管时应避免颈部过度仰伸,必要时进行清醒下纤维支气管镜辅助插管。根据患者术前影像学资料制定详细的手术方案,确定手术减压范围,准备好磨钻及所需的精细手术器械,术中诱发电位监测可提高手术安全性。

3. 手术步骤

（1）单开门式椎管成形术：① 铰链侧处理：用尖嘴咬骨钳或磨钻去除铰链侧椎板与侧块交界处的外板,注意保留内板（图4-23）。② 开门侧处理：按前所述先去除椎板外板,之后用薄型冲击式咬骨钳将内侧骨板完全切断,并咬断椎板下黄韧带显示硬膜囊。此

为本手术之关键步骤,操作时小心误伤脊髓或脊神经根(图4-24)。③ 扩大椎管矢状径:当开门侧椎板被完全切断后,可用特制的棘突椎板夹持钳掀开椎板,扩大椎管容积。此时,铰链侧内层骨板形成不全骨折状(图4-25)。④ Arch微型钢板固定:将椎管矢状径扩大后,为维持其有效间隙的间距,防止再关门,选用Arch微型钢板固定开门侧椎板和侧块,保持椎板开门状态。可根据骨化物大小、椎管矢状径调节开门宽度,一般掀开6~12 mm(图4-26、27)。

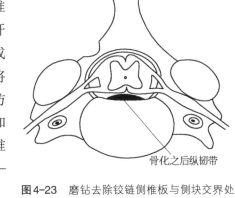

图4-23　磨钻去除铰链侧椎板与侧块交界处外板示意图

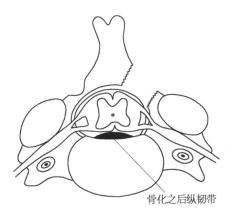

图4-24　咬骨钳将内侧骨板完全切断示意图

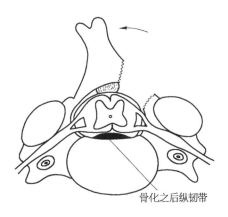

图4-25　提拉棘突,骨拨撬拨离断的椎板示意图

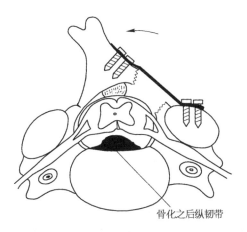

图4-26　掀开椎板后,Arch小钢板固定并维持开门状态示意图

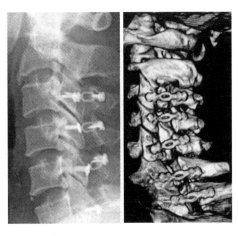

图4-27　颈后路单开门椎管扩大成形术Arch微型钢板固定(A. X线示C3–C7椎管扩大成形术;B. 术后CT三维重建显示椎板开门,椎管容积扩大)

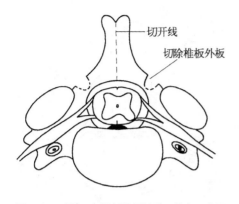

图4-28 咬除双侧椎板外板并劈开棘突示意图

（2）双开门式椎管成形术：从棘突正中将椎管矢径扩大，不仅可明显增加了椎管的矢状径，且"关门"率较低，但在操作上难度较大，此方法日本学者使用较多。① 双侧铰链：按前法将两侧椎板与侧块交界处外侧骨板咬出或磨除，保留内侧骨板形成铰链。② 劈开棘突：可将棘突切除（或保留），自中线将棘突至椎板后缘全层切开。一般多选用微型电（气）钻，对棘突已切除者则以四关节尖头咬骨钳咬断较为方便（图4-28）。③ 大矢状径：将棘突向两边分开（双侧椎板内板呈不全骨折状），间距约

0.8~1.2 cm为佳（图4-29）。④ 植入骨块：对保留棘突者可取自体髂骨骨块或人工骨植入局部，并用钢丝或丝线穿孔固定、结扎，目前已有针对这一术式的微型钢板，可固定棘突和支固块（图4-30）。

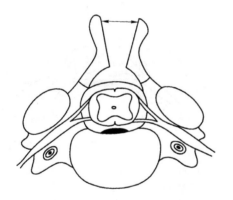

图4-29 将棘突掀向两侧，扩大椎管容积示意图

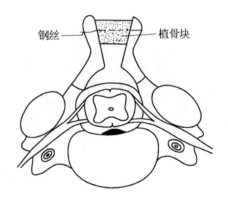

图4-30 将植骨块嵌于分开之棘突并以钢丝固定示意图

（3）颈椎后路"Z"形成形术："Z"形成形术是先将棘突切除、再将椎管后壁切成"Z"形的术式（图4-31）。

（4）半椎板切除椎管成形术：在切除半椎板的基础上尽可能多地扩大切除范围以达到增加椎管有效空间的目的。

4. 术后处理　基本同一般颈后路手术，注意观察神经根麻痹、神经功能恶化等术后并发症的发生。对于进行椎管成形术手术的患者术后仅普通颈围保护1~2周即可，应鼓励患者早期进行颈部功能锻炼。

5. 典型病例介绍　患者男性，62岁四肢麻木无力伴有行走不稳进行性加重2月。术前X线和CT检查结果可明确诊断颈椎多节段混合型OPLL，但术前颈椎前凸存在，术前MRI检查显示C3至C7水平脊髓广泛受压。手术选择后路C3-C7单开门椎管成形术，术后CT平扫显示椎管容积增加，术后MRI检查显示脊髓向后漂移，减压效果理想（图4-32）。

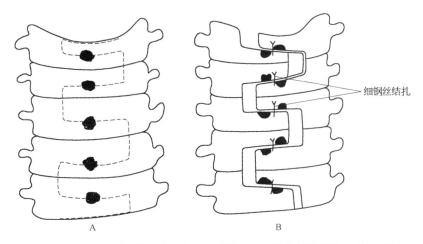

图4-31 颈后路"Z"形成形术示意图(A. 冠状位观：切除椎板外板骨质后行Z形切开；B. 冠状位观：扩大椎管矢状径后以钢丝固定)

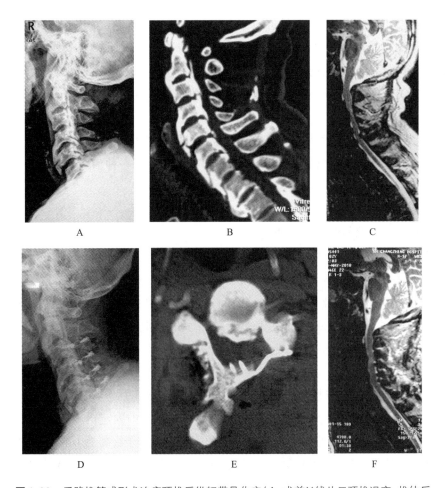

图4-32 后路椎管成形术治疗颈椎后纵韧带骨化症(A. 术前X线片示颈椎退变,椎体后缘长节段OPLL；B. 术前CT示C2-C7多节段混合型后纵韧带骨化；C. 术前T₂加权MRI影像示C3-C7脊髓广泛受压；D. 术后X线示手术行颈椎单开门椎管成形术；E. 术后CT示椎管横截面容积扩大,微型钛板固定置入维持开门状态；F. 术后MRI示脊髓受压解除)

6. 治疗评价 后路单开门椎管成形术是多节段颈椎后纵韧带骨化治疗方法之一，由于骨化症位于脊髓前方，前路手术可以直接达到进行病灶切除，但是前路手术的手术难度和风险大，并发症相对较多，因此后路手术被普遍用于治疗多节段的颈椎后纵韧带骨化。

后路手术的手术方式选择包括：椎管成形术和椎板切除减压术，单纯椎板切除减压术可能导致生理弯曲异常，颈椎不稳定以及椎管再狭窄等问题而被椎管成形术所逐渐取代，传统的椎管成形术是由Hirabayashi和Satomi报道的，采用缝合线将棘突和椎旁肌缝合，以使"门"保持打开状态，但是术后"门"的再次关闭和牵拉导致的颈部酸痛影响患者手术疗效。随后的改良手术中不可吸收缝合线将"门"固定在每个节段棘突使其保持开启状态，然而后续的瘢痕组织容易使椎管再狭窄。而微型钛板的临床应用，使后路单开门椎管成形术得以在临床广泛推广。

既往有学者研究显示，颈椎管狭窄症患者行单开门减压和桥接钢板内固定术后疗效确切，JOA评分改善明显。微型钛板是近年来应用于临床的一种新的固定材料，多用于颌骨、手骨、足骨等骨折，其可以在椎板成形术中有效的维持"门"的开启状态，微型钛板生物相容性好、固定稳定，且具有良好的延展性。有学者研究显示经过单开门椎管成形术联合微型钛板固定治疗的OPLL患者，JOA评分、颈椎曲度、颈椎矢状径均较术前明显改善，术后24个月无"再关门"现象的发生。

因此，单开门椎管成形术联合微型钛板固定治疗多节段OPLL疗效确切，可以维持椎管"开门"状态，能维持颈椎的稳定性，保持椎管的扩张状态，是一种治疗连续型OPLL的有效方法，但其远期疗效尚需进一步观察。

（二）颈椎椎板切除植骨融合内固定术

颈椎椎板切除植骨融合内固定术与椎管成形术相比，其优点是减压更加彻底，同时附加植骨融合内固定可以为术后神经功能恢复提供稳定的生物力学环境，减少颈椎后纵韧带骨化症患者术后骨化物进展和后突畸形的发生率；然而临床实践发现此种手术方式术后轴性疼痛、神经根麻痹的发生率明显高于椎管成形术，为此有学者提出采用半椎板切除有限减压的手术方式来减少此种并发症的发生率，但其手术疗效仍有待进一步研究。

1. 适应证 减压范围超过3个椎节的严重连续型和混合型后纵韧带骨化患者，术前颈椎曲度不佳或呈后凸畸形的患者可选用椎板切除减压植骨融合内固定术。

2. 术前准备 基本与后路椎管成形术术前准备相同，对于行椎板切除减压植骨融合术的颈椎后纵韧带骨化症患者，术后并发轴性疼痛、神经根麻痹的发生率相对较高，术前应就此类并发症的发生、处理及预后情况与患者进行良好的沟通。

3. 手术步骤

（1）椎板切除减压：颈椎后路常规切口暴露单侧或双侧椎板，先用尖嘴咬骨钳或磨钻与侧块和椎板交界处进行开槽，咬除或磨除椎板外层骨板，再用超薄枪状咬骨钳咬除内层骨板，而后用神经剥离子小心分离，按顺序逐步切除椎板及椎板下黄韧带。可根据患者病情及术者的需要切除全椎板或半椎板减压。

（2）内固定及植骨融合：颈后路椎板切除术多选用侧块螺钉固定或椎弓根螺钉固定，对于半椎板切除患者可以酌情固定单侧或双侧。对于术前颈椎曲度不佳或后突的患者，可通过进行内固定部分恢复颈椎前凸曲度，使脊髓成分后移，达到减压效果。而后用磨钻将侧块部分外层骨皮质去除，准备植骨床，将椎板切除之碎骨进行植骨。

（3）缝合切口：术毕用明胶海绵敷于椎板处硬膜囊外方，然后依序逐层缝合，放置负压引流管，保持引流通畅。

4. 术后处理　基本同一般颈后路手术，加强对神经根麻痹、神经功能恶化等术后并发症的观察，并做出及时处理。术后普通颈围保护2~3周即可起床活动。

5. 典型病例介绍　患者男性，55岁，双手麻木无力伴有行走不稳进行性加重2年。术前X线和CT检查结果可明确诊断颈椎OPLL，并且颈椎前凸曲度消失呈后凸畸形，术前MRI检查显示C2-C3至C6-C7五个椎间隙水平脊髓受压。手术选择后路C3-C7椎板切除减压植骨融合内固定术。术后X线检查显示颈椎前凸曲度得到部分恢复，术后MRI检查显示脊髓向后漂移，减压效果充分（图4-33）。

6. 治疗评价　颈椎后纵韧带骨化的发生、发展是一个缓慢的病理过程，患者在临床上表现为起病隐匿，无明显或轻微神经症状可能持续较长的病程时间。多数患者往往在骨化发展到一定程度并对脊髓形成明显压迫、产生严重的神经功能障碍时方才就诊，此时骨化物范围已跨越多个椎节并占据相当大的椎管容积，因此临床上多节段的严重颈椎OPLL并不少见。对于此类患者由于手术器械和技术的限制，前路通过椎体次全切除直接切除骨化

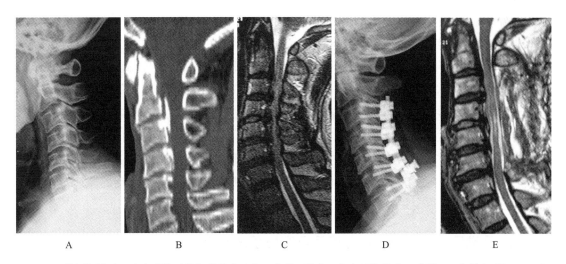

图4-33　椎板切除减压治疗颈椎后纵韧带骨化症（A. 术前X线片示曲度消失呈后凸畸形；B. 术前CT提示C2-C4水平后纵韧带骨化；C. 术前T₂加权MRI影像示C2-C3至C6-C7五个椎间隙水平椎管狭窄，脊髓受压；D. 术后X线示手术行C3-C7椎板切除减压侧块螺钉固定术，术后颈椎曲度改善；E. 术后MRI示脊髓向后漂移，减压满意）

物解除脊髓压迫,重建颈椎稳定性具有相当大难度和风险。而后路手术通过扩大椎管容积,脊髓向后膨胀、漂移可达到间接减压的目的,与前路手术相比相对安全,难度较小,国内多数学者以往一般将骨化物厚度＞5 mm,椎管狭窄率＞50%,范围＞3个椎节作为后路手术的选择指征。然而,后路单纯椎板切除减压术或椎管成形术其术后患者颈椎缺乏稳定性,长期随访结果显示患者术后颈椎继发后凸畸形、OPLL进展以及椎管成形"再关门"等原因可导致患者再次出现神经症状。因此对于多节段的颈椎OPLL,后路椎板切除联合钉棒系统固定是一种有效的治疗方式,其在有效减压的同时可提供颈椎即刻稳定性及长期稳定性,避免颈椎继发后凸畸形,而且恢复颈椎稳定性后理论上可减少OPLL进一步发展的可能性。

作者曾对该手术方式治疗颈椎OPLL的疗效进行过研究,研究发现颈椎OPLL患者术前颈椎曲度和横断面骨化分型是影响患者手术疗效两个重要因素。由于后路手术是间接减压,减压效果取决于脊髓向后漂移的程度,因此颈椎曲度对于后路手术的疗效至关重要。Yamazaki等研究指出当OPLL患者颈椎曲度＜10°时,脊髓向后漂移往往不足以解除前方骨化物对脊髓的压迫。而后路手术由于患者处于俯卧位,颈部常常处于屈曲状态,尽管在该手术方式中纵向连接杆安装前进行预弯,但对颈椎生理曲度的恢复仍有效。横断面骨化物分型国内尚无统一标准,在进行研究时作者采用国内较为多用的横断面分型,分为矩形、山丘形和蘑菇形,其中蘑菇形与国外文献中所描述的弥散型或三角形同为基府较窄并呈膨胀性生长的骨化物,蘑菇形患者手术疗效的优良率明显低于其他两型,而矩形和山丘形患者的疗效相对较好。由于蘑菇形骨化物往往起始阶段较小,随着骨化物膨胀性的生长对脊髓压迫呈进行性加重,临床上可表现为症状持续时间长,近期症状加重速度快;与其他两型患者比较,在治疗时神经功能障碍更明显,脊髓受压程度更重,并出现不可逆性病理改变,因此手术疗效差。

此外,研究还发现该手术方式术后最主要的并发症是C5神经根麻痹。Sakuara等统计既往文献结果显示C5神经根麻痹在颈椎后纵韧带骨化患者中的发生率平均达8.3%(3.2%~28.6%),目前对其发病机制尚不完全清楚,一般认为与减压后脊髓漂移、神经根牵拉有关。而Kurosa等认为OPLL患者骨化物与神经根粘连是其发生率较高的可能原因。在作者统计的病例中该并发症的发生率高达13.0%,研究表明前方骨化物的存在增加了脊髓向后漂移的程度,骨化物越大,漂移越多,神经根牵拉越严重。颈肩部的轴性疼痛也是后路手术的常见并发症,多数学者认为其发生与后路手术颈后肌群的剥离有关,而Hosono等研究提出减压后硬膜囊膨隆相邻节段C7椎板继发卡压可能是其原因,因此建议将后路减压范围扩大至C7上缘。

七、颈椎后纵韧带骨化合并椎间盘突出手术治疗

颈椎后纵韧带骨化(OPLL)是指发生在颈椎后纵韧带组织的异位骨形成。其起病隐袭,进展缓慢,早期并不压迫脊髓和神经根,因此易被忽视。颈椎间盘突出则与其不同,其发病

多有明显的诱因,起病急,病程短,病情进展快。部分颈椎后纵韧带骨化患者可同时伴有颈椎间盘突出,后者在患者神经压迫症状和体征的出现或加重过程中起主要作用,不容忽视。既往对于OPLL患者的治疗多聚焦于骨化的后纵韧带,讨论骨化物切除与否及如何切除的问题。但近年来在临床实践中我们发现,OPLL和椎间盘突出二者并存时椎间盘突出亦能成为主要致压因素而导致症状的出现或加重,对于这类患者的临床特点及手术方式尤其特殊性。

（一）颈椎后纵韧带骨化合并椎间盘突出的诊断

当颈椎后纵韧带骨化和椎间盘突出二者同时存在时,首先应确定责任病灶,明确是哪种因素更主要的导致了患者临床症状的出现,应根据不同的致压因素选择相应的手术治疗方案。在颈椎后纵韧带骨化合并椎间盘突出的诊断上,我们通过患者临床特点及影像学检查两个方面来确定:

1. 临床特点　后纵韧带骨化是一种缓慢进展的疾病,只有当骨化物生长到一定程度压迫脊髓产生较明显的临床症状时才被患者重视,因此起病隐匿,病程较长,病情逐渐加重,患者发病年龄相对较大。临床表现以四肢麻木无力、走路不稳等椎体束征为特点。而颈椎间盘突出多有明显的诱因,起病急,病程短,病情进展快,发病年龄相对年轻化,可以表现为锥体束征,也有一部分患者表现为根性症状。

2. 影像学检查　影像学检查在鉴别脊髓压迫主要来自突出的椎间盘还是骨化的后纵韧带方面有较大的优势,X线平片、CT三维重建和MRI三者缺一不可。X线和CT结合可清晰显示骨化物的类型、骨化物累及的节段及椎管狭窄的严重程度。此类患者骨化的类型多为节段型和混合型,这与节段型和混合型骨化的患者部分椎间隙仍保留了运动功能有关,当受外力作用时由于应力集中于未融合节段导致椎间盘的突出而压迫脊髓。连续型骨化的患者由于骨化物使多个椎节"融合固定",成为一体,因此椎间盘发生突出的机会很少,即使发生也是出现在骨化节段之外的具有运动功能的椎间隙。CT显示骨化物多比较均匀,呈片状,骨化物对脊髓压迫不明显,因此发病前一般无明显的临床表现或者症状比较轻微。MRI检查因有良好的软组织对比度,对突出的椎间盘阳性分辨率较高,矢状位扫描可发现椎体后缘连续或分节的低信号影,压迫硬膜囊,部分严重者椎体后缘亦有脊髓压迫征象,但是压迫最严重处均在椎间盘突出的水平。MR横断面扫描可更清晰的显示脊髓压迫主要来自突出的椎间盘,而非骨化的后纵韧带,此时可见骨化的后纵韧带在T1、T2加权均呈低信号改变,而突出的椎间盘在T2加权为低信号,但在T1加权为等信号或略高信号改变。

（二）手术方式

颈椎OPLL合并椎间盘突出患者的手术方式较为灵活多样,采用何种手术方式取决于外科医生术前对患者疾病特点的判断及手术方案的制定。对于颈椎OPLL合并椎间盘突出患者,如MRI检查显示脊髓压迫主要位于椎间盘突出水平,而骨化后纵韧带对脊髓压迫不明显者,可采用单纯经椎间隙减压治疗椎间盘突出,后纵韧带骨化可二期处理或随访;对于MRI检查显示后纵韧带骨化和椎间盘突出对脊髓均造成明显压迫者,对于范围在三个椎节以内局限型或分节型骨化物,可选择前路椎体次全切除减压术同时切除骨化物和突出椎间盘,而对于范围超过三个椎节的连续型或混合型骨化物,可先前路手术切除突出椎间盘,一期或二期后路手术治疗后纵韧带骨化。

(三)典型病例

(1)女性患者,67岁,颈部酸痛不适5年,加重伴左上肢疼痛、无力10天。该患者术前X线和CT影像学检查发现患者为多节段混合型后纵韧带骨化,MRI检查显示患者除了C5-C6椎间隙水平因椎间盘突出导致脊髓受压严重以外,其他节段脊髓受压不严重。因此患者左上肢疼痛、无力症状主要是由于C5-C6椎间盘突出引起,手术行前路C5-C6经间隙减压植骨内固定术,术后左上肢疼痛消失,肌力较术前改善(图4-34)。

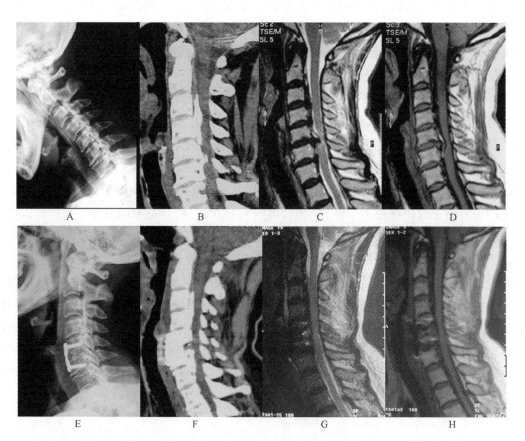

图4-34 采用前路经椎间隙减压治疗颈椎OPLL合并椎间盘突出(A. 术前X线屈曲侧位片示C5–C6椎节不稳;B. 术前CT矢状位重建示C3–C7混合型后纵韧带骨化;C、D. 术前MRI示C5–C6椎间盘突出,相应水平脊髓受压明显;E. 术后X线侧位片;F. 术后CT矢状位重建;G、H. 术后MRI示C5–C6间隙水平压迫解除)

（2）男性患者，57岁，四肢麻木无力，行走不稳4年。该患者术前X线和CT影像学检查发现患者为C4-C6多节段分节型后纵韧带骨化，MRI检查显示患者除了后纵韧带骨化外，C3-C4、C4-C5、C5-C6水平椎间盘突出明显，并对脊髓造成明显压迫。手术行前路C4-C6椎体次全切除减压术同时切除骨化后纵韧带及突出椎间盘，术后患者神经功能明显改善（图4-35）。

（3）女性患者，73岁，四肢麻木无力，行走不稳2年，症状进行性加重2个月。该患者术前CT和MRI影像学检查发现患者为C2-C5多节段混合型后纵韧带骨化，MRI检查显示患者除了后纵韧带骨化外，C3-C4水平椎间盘突出明显，并对脊髓造成明显压迫。手术一期行前路

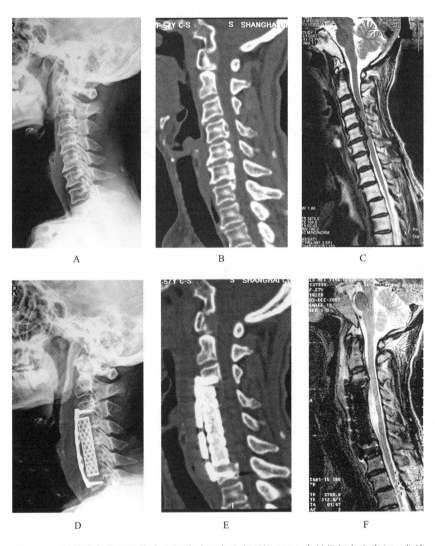

图4-35　颈前路多节段椎体次全切除减压术治疗颈椎OPLL合并椎间盘突出（A. 术前X线侧位示颈椎退变，骨赘增生；B. 术前CT矢状位重建显示多节段分节型后纵韧带骨化；C. 术前MRI显示脊髓受压程度；D. 术后X线侧位；E. 术后CT矢状位重建显示骨化物完全切除；F. 术后MRI显示脊髓形态恢复良好）

颈椎间隙减压切除C3-C4椎间盘,术后患者神经功能部分改善,术后3个月二期行后路椎板切除减压植骨内固定术(图4-36)。

（四）治疗评价

随着手术治疗颈椎后纵韧带骨化症病例的不断增多,临床实践中我们注意到部分颈椎后纵韧带骨化患者合并有颈椎间盘突出,其临床特点与颈椎后纵韧带骨化不完全相符,尽管影像学上两者并存,但以颈椎间盘突出的临床表现为主。20世纪90年代,Hanakita J就提出了后纵韧带骨化可增加颈椎间盘突出的发生率,其统计了29例节段型颈椎后纵韧带骨化的

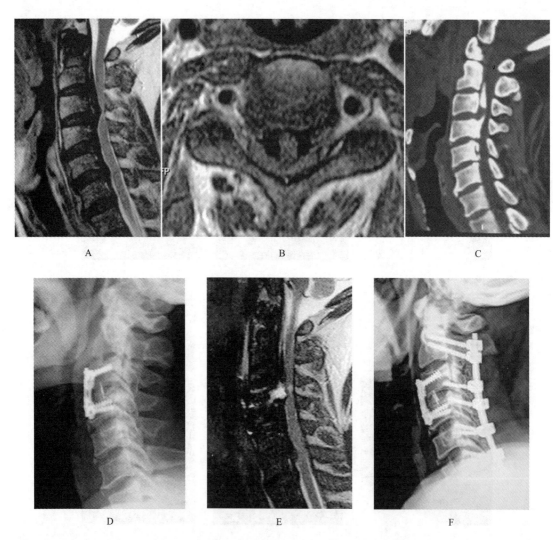

图4-36　前路经椎间隙减压联合后路椎板切除减压植骨内固定术治疗颈椎OPLL合并椎间盘突出(A、B. 颈椎MRI显示C3椎体后缘片状低信号影,C3-C4突出的椎间盘和椎体后缘骨化物均压迫脊髓,但C3-C4间盘处脊髓卡压最严重;C. CT矢状位重建显示C3、C4后缘后纵韧带骨化,椎管狭窄率达60%,C3-C4间隙水平骨化物中断;D. 一期前路C3-C4经椎间隙减压治疗颈椎间盘突出;E. 术后MRI显示脊髓形态好转,但骨化物仍压迫脊髓;F. 二期后路椎板切除减压植骨内固定术治疗颈椎OPLL)

患者,79%伴有颈椎间盘的突出,之后许多学者也注意到颈椎后纵韧带骨化和椎间盘突出常同时存在。

对于伴有颈椎后纵韧带骨化的颈椎间盘突出症患者,引起当前临床症状的致压因素主要在于突出的椎间盘而非骨化物,我们建议首先给予椎间盘突出节段的减压,对于骨化物一期不予勉强前路切除,符合"压迫在哪里,就在哪里减压"的减压原则。尤其韧带骨化尚未对脊髓造成压迫者,其仅仅表现为椎体后缘的片状骨化影,对其手术治疗还是保守治疗目前尚存在争议。而对于间盘突出的邻近节段骨化物对脊髓亦有压迫者,如果骨化少于3个节段且椎管狭窄率不超过50%,可考虑给予椎体次全切除减压,同时将突出的椎间盘和骨化的后纵韧带切除。对于骨化严重,椎管狭窄率超过50%的患者,局部骨化物"三角形"或"伞形"突出压迫脊髓者,抑或超过3个节段的后纵韧带骨化患者,受到技术和设备条件的限制,以后路椎板切除减压或椎管成形术较为安全。由于前方突出的椎间盘对脊髓卡压严重,如果单纯后路减压而不处理间盘,尤其颈椎生理前凸消失甚至出现后凸者,术后其可继续压迫脊髓,影响疗效。因此,对于伴有后纵韧带骨化的颈椎间盘突出症患者,无论采取什么样的手术方式,去除严重突出的椎间盘是必须要解决的问题。

由于外科医生手术经验的增加和手术器械的精细化,伴有后纵韧带骨化的颈椎间盘突出症经椎间隙亦可以做到有效减压。需要强调的是术前应对患者的临床特征、影像学资料仔细分析,找出致压物的关键所在;术中注意一般先用小的髓核钳取出突入到椎管内的髓核,以此为突破口然后进一步扩大减压操作。因突出髓核对硬膜囊的推挤作用,硬膜囊和骨化物之间粘连多不明显,即使存在粘连,经细心分离后多数可避免损伤硬膜囊。减压过程要耐心、仔细,避免暴力操作对硬膜囊和脊髓造成直接损伤。

患者术后的疗效与减压是否彻底、脊髓受压的严重程度等有关。去除致压因素、做到彻底减压是取得满意疗效的基础。MRI T2加权脊髓内高信号的出现提示脊髓缺血,如果不伴有T1加权低信号的改变,对术后疗效无显著影响。上述对伴有颈椎后纵韧带骨化的颈椎间盘突出症患者的手术方式只是处于初步探索阶段,随访时间仍较短,术后长期是否会因骨化物的继续进展而产生新的临床症状有待进一步随访观察。

八、颈椎后纵韧带骨化合并椎间不稳的手术治疗

以往在治疗颈椎后纵韧带骨化症患者时,外科治疗主要针对致压骨化物采用前路直接切除和后路间接减压。然而,临床上我们发现越来越多的颈椎OPLL患者有时也同时合并椎间盘突出、椎节不稳等退变性的病理改变,其中椎间不稳在以往手术方案的制定时并未得到强调,在这部分患者中单纯针对骨化后纵韧带进行手术,可能难以达到满意的治疗效果。为此,我们设计、应用了一种单开门椎管成形联合短节段侧块螺钉固定的后路杂交技术治疗颈椎后纵韧带骨化合并椎间不稳的患者。

（一）颈椎后纵韧带骨化合并椎间不稳的诊断

1. 颈椎后纵韧带骨化症的诊断　术前常规行颈椎正侧位X线片、计算机体层摄影（CT）以及磁共振成像（MRI）可明确诊断颈椎后纵韧带骨化症。

2. 颈椎不稳的诊断　节段性颈椎不稳的诊断标准：通过测量患者颈椎伸屈动力位X线片，椎体水平位移＞3.5 mm或椎体角度变化＞11°，即诊断该节段颈椎不稳。

（二）手术方式

常规静吸复合全麻，患者俯卧于特制石膏床上，颈后正中切口，向两侧剥离椎旁肌，显露双侧椎板。高速球形磨钻于C3-C7双侧椎板与侧块移行处开一骨槽，打磨右侧骨槽至椎板内层皮质形成铰链侧，从左侧骨槽切断全层椎板，并将椎板向右侧掀起，并用微型ARCH钢板固定开门侧。通过术前颈椎伸屈动力位X线片明确颈椎不稳节段，于该节段铰链侧置入钉棒系统固定，关节突关节植入松质骨。术后患者佩戴费城颈托2个月。

（三）典型病例

男性患者，56岁，颈部疼痛、四肢无力、行走不稳2年。该患者术前X线和CT影像学检查发现患者为C2-C7多节段混合型后纵韧带骨化，但在C3-C4、C4-C5水平骨化物中断。MRI检查显示患者脊髓广泛受压，其中C3-C4、C4-C5水平受压最为严重。此外，在进行颈椎伸屈动力位X线检查时发现患者C3-C4、C4-C5水平存在明显椎间不稳。因此，手术采用一种后路杂交技术，通过椎管成形术对椎管狭窄进行广泛加压，同时针对C3-C4、C4-C5水平椎间不稳进行侧块螺钉固定（图4-37）。

（四）治疗评价

大量的基础研究表明，机械应力刺激是OPLL致病及骨化进展的重要因素。体外研究显示，反复、轻微的机械应力刺激可以诱导OPLL患者后纵韧带细胞中多种生长因子的mRNA转录。张伟等运用DIGE联合质谱鉴定技术分析周期性机械应力刺激诱导OPLL患者后纵韧带细胞差异表达蛋白，发现经应力刺激后多种蛋白表达发生变化，也验证了机械应力在OPLL的发生发展过程中起重要作用。

现有的临床研究表明，颈椎不稳引起的动态因素与OPLL患者发病关系密切。Matsunaga等对247例OPLL患者长期随访后发现，颈椎病症状明显并需要手术治疗的患者，其颈椎活动度明显高于仅有轻微临床症状的患者。Koyanagi等研究发现在连续型或混合型的后纵韧带骨化中，骨化的后纵韧带将相应的椎体连接"固定"变成一个整体，当遭受创伤时，它们作为一个整体进行活动，外力多作用于骨化灶边缘，引起该处脊髓损伤，如连续型OPLL两端，及混合型OPLL间断处。颈椎不稳节段与OPLL类型的关系可以概括为2种情况：① 混合型OPLL的不连续节段；② 连续型OPLL的上下相邻节段（图4-38）。Onari等报

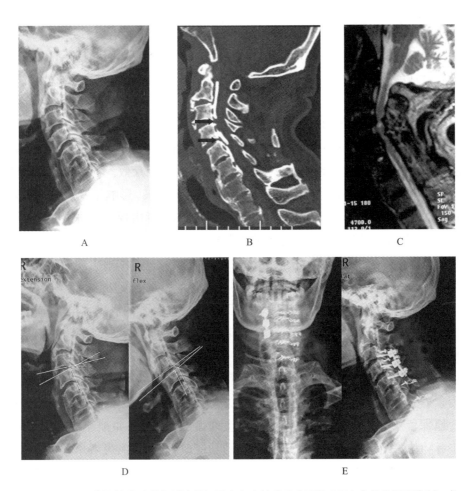

图4-37　颈后路椎管成形联合侧块螺钉固定杂交技术治疗颈椎OPLL合并椎间不稳（A. 术前X线侧位片示颈椎退变，椎体后缘多节段OPLL；B. 术前CT矢状位重建示C2-C7混合型后纵韧带骨化，骨化物在C3-C4、C4-C5水平中断；C. 术前MRI示C3-C4、C4-C5水平脊髓受压最重，并伴有高信号改变；D. 术前X线动力位片示C3-C4、C4-C5水平存在明显椎间不稳；E. 术后X线正侧位片示后路椎管成形术联合短节段侧块螺钉固定）

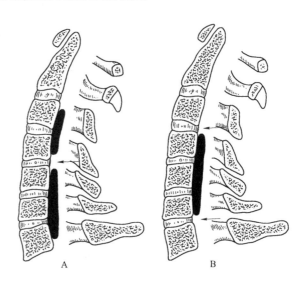

图4-38　颈椎不稳节段与OPLL类型关系示意图（A. 混合型OPLL 的间断节段；B. 连续型OPLL的上下相邻节段）

道了一组共30例的OPLL患者，仅行颈前路椎间融合术，而未切除骨化物为脊髓减压的，术后平均随访14.7年，结果显示单纯颈前路椎间融合术而不行椎管减压，通过消除动力性因素的作用，同样可以取得满意的疗效，证明了颈椎不稳引起的动态因素与OPLL患者脊髓病的发病密切相关。

椎管成形术是治疗颈椎OPLL症的主要手术方式。该技术操作简单，手术风险相对较低，在扩大椎管容积的同时，最大程度地保留了颈椎后部结构，较之单纯椎板切除减压术能够更好地维持颈椎稳定性，使患者能够获得相对良好的远期疗效。但对于颈椎OPLL症患者来说，椎管成形术后颈椎不稳可能进一步加重OPLL的发展，影响患者预后。部分随访时间超过10年的临床研究发现，椎板成形术后，50%~70%患者出现骨化进展，平均每年增厚0.3 mm，纵向扩大1 mm，超过10%的患者术后出现症状反复或加重。此外，椎管成形术仍在一定程度上破坏了颈椎的稳定性，长期随访显示，约8%的患者术后出现后凸畸形，可引起脊髓损害，导致手术远期效果差。因此，有些作者认为颈后路椎板切除融合内固定术更适用于颈椎OPLL的治疗。但多数文献认为，颈后路椎板切除融合内固定术虽然有效地改善了神经功能，避免了骨化进展及后凸畸形，然而其手术并发症较高，如C5神经根麻痹，严重影响患者的生活质量。

椎管成形术联合侧块螺钉固定，在行椎管减压的同时，为不稳节段提供即刻稳定，消除动力因素作用，为脊髓功能恢复提供稳定环境，有效地避免了骨化进展及后凸畸形。最大程度地保留了颈椎后部结构，维持颈椎生理弧度，减少了如神经根麻痹等并发症的发生。作者随访一组患者均获得了满意的脊髓功能改善，仅1例患者术后出现C5神经根麻痹，尚未观察到轴性痛、骨化进展、颈椎后凸等并发症，也证实了该技术的安全性及有效性。

总之，椎板成形术联合侧块螺钉固定为颈椎OPLL症伴颈椎不稳的治疗提供了一种安全、有效的手术方法，在达到充分椎管减压同时稳定颈椎不稳节段，为脊髓的功能恢复提供了一个稳定的环境，避免了后凸畸形及骨化进展。

九、合并后纵韧带骨化的颈椎外伤患者的临床特点及治疗

颈椎后纵韧带骨化（ossification of the posterior longitudinal ligament，OPLL）患者具有起病隐匿、椎管狭窄率高、年龄一般较大、多数伤前多无明显自觉症状等特点。颈椎OPLL在较轻的外力作用下即可出现较严重脊髓损伤表现，X线及CT多无骨折或脱位，MRI显示T2加权像多有髓内高信号区，且多数颈髓信号改变平面较高，其病情复杂、变化快、愈后差。原因简要概括为两个方面：OPLL导致的静态脊髓压迫是导致脊髓压迫的原发因素，动态因素（如外伤）则可能是导致神经功能迅速恶化的主要因素。

脊髓损伤治疗之关键在于如何最大限度地把损伤限制在直接受伤部位，防止继发损伤以保留白质内传导束功能，减少损伤灶周围灰质神经元的进一步丧失。准确的诊断、及时有效的围手术期处理、合理的手术方案以及持续的康复治疗是脊髓损伤患者的"生命线"，亦

是治疗者的系列课题及难点,需要系统的规划及实施。

（一）合并颈椎OPLL的颈髓损伤患者的临床特点

韧带骨化使相邻椎节形成一整体,运动范围减小,颈椎管虽因韧带骨化而明显狭窄,在外伤前临床上多数并无明显的脊髓受压症状。然而,由于脊髓对外伤的缓冲能力大大降低,轻微的外部力量即可导致严重的颈髓损伤。不同的骨化使颈椎承载应力环境发生不同变化,故而OPLL患者外伤后颈髓损伤平面等特点不全相同。Koyanagi等报道指出连续性和混合型OPLL外伤颈髓损伤通常发生在骨化物边界处,节段型骨化外伤后脊髓损伤易发生在突出的椎间盘水平。原因在于骨化之韧带使多个椎体形成一整体,使骨化边缘、骨化物成熟区与未成熟区交界处成为外伤应力相对集中区,从而伤后出现急性脊髓损伤出血、水肿。相对而言,连续骨化韧带连接的各椎体后方的脊髓组织得益于骨化物之保护,其活动度较少,在日常的正常活动中脊髓所受外界应力冲击很小,其脊髓功能障碍主要来自骨化物的持续致压,脊髓缓慢缺血、变性。所以,在骨化物的持续致压、椎管进行性狭窄的基础上,外伤使原有的脊髓缺血范围明显增大,MRI T2加权脊髓高信号改变范围明显大于狭窄区域（图4-39）。连续型及混合型OPLL伤后颈髓信号改变跨度多数达2~4个节段,甚至更多。仔细分析脊髓信号改变可见位于骨化物后方脊髓高信号区边界相对清楚、可见脊髓软化灶、信号强度较高并接近脑脊液,而骨化物边缘之高信号主要为脊髓急性损伤的表现如边界模糊、脊髓水肿反应区大、信号强度略高。分节型、局限型颈髓损伤多数位于椎间盘平面,损伤跨度相对小,保留的脊髓功能多,尤其是上位颈髓功能多数未受影响,其伤后颈髓信号改变在1~2个节段（图4-40）。

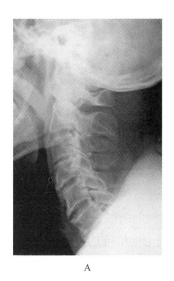
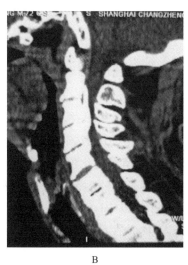
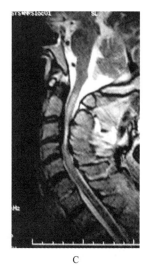

A　　　　　　　　　　B　　　　　　　　　　C

图4-39　男性,72岁,踩空跌伤致四肢瘫痪（Frankel A级）;面部皮肤擦伤,符合过伸伤特点（A. 颈椎X线示颈椎退行性改变,可见C2-C4椎体后缘连续性OPLL; B. CT矢状位重建可见C2椎体下半~C5椎体上半后纵韧带骨化呈连续型与C3、C4椎体已形成整体; C. MRI可见脊髓高信号大于骨化范围,高达齿状突水平）

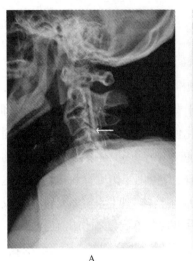
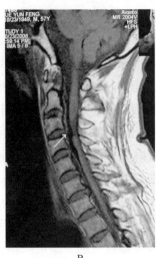
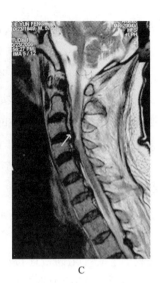

図4-40　男性,58岁,跌倒致四肢瘫(Frankel A级),伤后3天行气管切开呼吸机支持呼吸(A. 颈椎X线可见颈椎明显的C2-C5椎体后缘混合型OPLL,C3-C4交界处可见骨化不全;B、C. MRI T1、T2加权均可见C3-C4平面脊髓损伤)

(二)围手术期管理

伤后8 h以内甲基泼尼松龙(MP)冲击治疗被试验及临床证实是减轻脊髓继发损伤的有效方法,并可显著提高患者的脊髓功能恢复。围手术期气管切开与否取决于患者脊髓损伤的平面以及对呼吸影响情况,对于合并颈椎OPLL的高位的颈脊髓损伤术前的预防性气管切开有助于术后的呼吸管理。手术前后的全身营养支持、电解质管理应予特别重视,尤其是动态监测血钾、血钠浓度;防止出现难治性低钠血症。

(三)治疗方案

考虑颈椎后纵韧带骨化特殊的脊髓损伤机理,OPLL伴急性颈髓损伤手术与否、手术时机、手术方式等争论颇多。Koyanagi等提出在没有对照组下手术优越与否尚无定论。而Chen等报道指出对OPLL伴不完全脊髓损伤患者,手术组比非手术组脊髓功能改善率明显提高。目前多数学者仍然认为在综合考虑患者颈髓损伤的症状、MRI或CT所显示的颈髓损伤病理状况,尤其是MRI T2加权高信号变化位置及范围,以及恰当的术前治疗后,条件允许下选择手术仍是有效改善患者颈髓功能的可行途径。选择合适的手术时间,多数作者指出在条件允许下伤后1周左右最佳。原因在于OPLL合并颈髓损伤往往有慢性脊髓受压变性区及急性颈髓损伤水肿区,在脊髓损伤休克期内急诊手术理论上虽可达到解除压迫,提供脊髓恢复之机会,但实践证实在急性水肿区趋于稳定前若贸然手术反而可能加重脊髓损伤。早期手术对于脊髓功能的恢复率相对高于晚期手术患者,虽然统计学上并无显著的差异。手术方式选择决定于颈髓损伤程度及位置、骨化类型、颈椎曲度等。前路手术可直接去除压迫致压之骨化韧带,适合于节段性骨化或颈髓损伤位于椎间盘位置,手术风险大、手术操作要求高,但效果确切,并可改善颈椎生理曲度。颈髓损伤跨度大、骨化韧带前路无法切除者等,临床仍以后路减压为主要手术方式。后路手术包括椎板单、双开门术,椎板成形术和半椎板或全椎板切除术等亦可达到增加椎管容积间接减压之目的,但其减压效果相对有限,尤其是恢复颈椎生理曲度欠佳。手术与否、手术减压方式、是否需要内置物、内置物类型取决于综合考虑患者的颈脊髓损伤情况、颈椎生理曲度、甚至是手术医院的条件、手术医生的技术水平等综合因素。其原则在于去除致压物、增加颈椎管的有效容积提供脊髓恢复的有效空间、尽可能恢复颈椎生理曲度、重建颈椎的稳定性及减少远期的颈椎后凸畸形改变等。

(四)并发症及防治

在连续型、混合型OPLL患者中,骨化多数可达C3或以上水平,外伤后骨化边界脊髓急性坏死、变性区多达C2、C3或以上水平,脊髓功能甚至生命中枢受影响,直接影响患者愈后,患者死亡率高。合并颈椎OPLL的颈脊髓损伤患者MRI T2影像有高位脊髓信号改变,其在伤后2周左右是出现严重的酸碱平衡失调、肺部感染衰竭甚至死亡的高发时段。其中,部分病例经积极的治疗后脊髓功能相对改善,但仍有可能因顽固性低钠无法纠正并最终导致患者死亡。OPLL伴颈髓损伤尤其是高位颈髓损伤患者,脊髓损伤后可能出现顽固性血钠离子浓度异常,其原理与脊髓损伤后钠、钾、钙离子通道等病理生理变化有关。各离子浓度的变化可引起一系列的继发的心肺功能改变,使病情愈趋复杂。临床纠正顽固性低钠非常困难,需综合检测分析各离子浓度、酸碱平衡并调整。若调整不当,将最终影响患者的胃肠功能、心肺功能等,是导致患者死亡的重要因素。

因此,伴颈椎OPLL的颈髓损伤患者,术前综合治疗尤为重要。激素冲击治疗同时应防治消化道应激性溃疡出血;高位颈髓损伤密切注意各电解质浓度变化,尤其是钠离子浓度并及时纠正;联合应用静脉内外营养改善患者全身条件,创造较好的手术条件,并选择合适的手术时间及方式,为患者的脊髓功能恢复创造条件。

十、颈椎后纵韧带骨化症手术治疗的并发症

手术治疗颈椎后纵韧带骨化症较之常规颈椎病手术具有更高的手术难度和风险,相应并发症的发生率也较高,因此,对手术治疗颈椎后纵韧带骨化症相关并发症有更好的了解,有助于对病患提供咨询服务,选择合理的手术方式,提高手术效果。但是,颈椎OPLL手术并发症的总体情况并不明确,以往文献亦有OPLL手术治疗(前路或后路)并发症报告,但并未对此进行专门的阐述。因此,本章节将对颈椎OPLL手术并发症的相关文献进行一次较为系统的回顾,对相关并发症的发生率及其预后进行总结。

1975年到2010年间,英文发表与颈椎OPLL患者的手术并发症相关,且包括10个以上案例的文献共计27篇,包括1 558例患者。其中,男女比例自1.7∶1到23∶1不等,平均年龄自49.7岁到64.4岁不等。其中13篇为前路手术,8篇为后路手术,6篇既包括前路和后路手

术。平均随访时间6个月到14.3年不等。神经功能评分系统包括日本骨科协会（JOA）评分或Nurick Scale评分。术前神经功能JOA评分平均为7.6到9.5分不等或Nurick分级2.3到3.7级不等，术后JOA评分平均恢复率从32.8%至63.3%不等。

　　文献报告并发症发生率差异较大，5.2%至57.6%不等。在这27篇文献中，手术并发症共有340起（发生率达21.8%）。主要的并发症包括：脑脊液漏（CFL）；神经功能恶化（包括运动神经无力或麻痹，如C5麻痹和知觉无力或麻痹）；轴性痛（包括颈部疼痛或僵硬）；内植物并发症（包括骨移植物或工具，脱落或失效，如钢板、螺钉和保持架，以及随之而来的无症状或症状不愈合）；声音嘶哑，吞咽困难，呼吸困难及血肿。此外，与手术不相关的死亡或体内并发症，如心脏、呼吸或末梢血管并发症也被涉及，并发症所占比例见图4-41。前、后路手术并发症的发生率分别为25.4%和24.3%，差异无统计学意义（$P < 0.05$）。

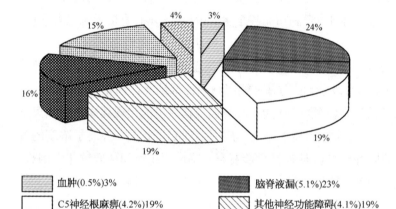

图4-41　颈椎OPLL手术并发症比例图（括号内为该并发症占总病例数1558例患者的比例，括号外为该并发症占总并发症比例）

图例：
- 血肿(0.5%)3%
- 脑脊液漏(5.1%)23%
- C5神经根麻痹(4.2%)19%
- 其他神经功能障碍(4.1%)19%
- 轴性痛(3.5%)16%
- 植骨及内固定并发症(3.5%)16%
- 声音嘶哑、吞咽困难、呼吸困难(0.8%)4%

（一）脑脊液漏

　　15篇文献中共计80例患者并发脑脊液漏，发生率在所有1558例患者中约占5.1%，在单篇文献中脑脊液漏的发生率0.9%~22.7%。但在前路手术脑脊液漏的发生率明显要高，为11.9%；而在后路手术中脑脊液漏的发生率为2.7%，存在统计学差异（$P < 0.0001$）。在80例患者中，30例患者在术中进行了修补手术，术后未见明显脑脊液漏，仅有5例患者术后再次出现脑脊液漏，并接受了二次手术修补。文献报道脑脊液漏自行停止时间1周到3个月不等，对手术疗效无明显影响。

（二）神经功能障碍

　　神经功能障碍是颈椎OPLL最常见手术的并发症。在20篇文献报道的1184例患者中，有131例患者术后出现神经功能障碍，发生率达到11%，单篇文献报道的发生率为1.4%~21.4%。在该类并发症中，术后C5神经根麻痹最常见，有66例，在1558例患者中的发生率为4.2%。C5神经根麻痹在前路手术患者中的发生率为1.4%~10.6%（平均5.2%）；而后路手术患者中的发生率为4.6%~41.6%（平均16.3%）；前路和后路手术方式导致该并发症的发生率有显著统计学差异（$P < 0.000\ 1$）。

文献报道，多数术后出现神经功能障碍的患者都获得了完全康复，恢复时间自1周到3个月不等。但也有27例患者（20.6%）没能痊愈，其中10例为C5神经根麻痹。在总结131例术后出现神经功能障碍的患者中，除了那些因血肿压迫造成的神经功能障碍的患者需要紧急手术外，仅有3例患者（2.2%）接受了再次减压手术，其中2例患者在手术后神经功能痊愈，另一例患者部分好转。

（三）轴性痛

轴性痛不仅是一种局部的术前症状，也是一种颈椎手术常见的病症。在Kawaguchi等报告的45例前路手术患者中，有6例患者术前有轴性痛症状，但20例患者术后并发轴性痛。在使用后路手术的3篇文献中，总计162例患者中有56例（34.5%）患者术后出现轴性痛，单篇文献报道的发生率为24.5%~44.4%，不过没有患者需要额外手术来缓解该症状。

（四）植骨及内固定相关并发症

在13篇文献报道的709例患者中，有51例（7.1%）出现植骨或内固定相关的并发症。包括16例内固定并发症及35例植骨不融合、形成假关节（pseudarthrosis）。大部分该类并发症的病例（51例中有40例）可能通过再次前路椎体切除术，采用自体髂骨或异体腓骨融合，使用前路钢板固定得到解决。仅在1篇文献中报道有2例患者采用后路侧块螺钉固定术出现了螺钉松动，但无临床症状。

16例内固定并发症患者中有6例接受再次手术，另外10例佩戴颈托直到植骨融合。在植骨不融合患者中，有26例植骨断裂，9例产生假关节，所有患者均为前路手术，其中22例采用腓骨植骨，4例采用髂骨植骨，其余9例未提及植骨来源。26例植骨断裂患者中有12例，以及9例假关节患者通过再次手术均获得了植骨融合。

（五）声音嘶哑、吞咽困难、呼吸困难

在5篇文献报道中，110例前路手术患者中，有4例并发声音嘶哑，1例出现吞咽困难。在所有730例前路手术的患者中，其发生率是0.68%。所有声音嘶哑、吞咽困难患者均为术后短暂出现，一般在2个月内自然缓解。

2篇文献中报道了8例患者术后出现短暂呼吸困难，主要是由前路手术术后喉头水肿造成，总体发生率接近0.5%。这些患者中，有1患者是因术后血肿压迫导致呼吸困难，通过紧急气管切除插管获得痊愈，另1例患者因脑脊液漏造成呼吸困难，经过1周的腰大池穿刺引流治疗，同样得到痊愈。

（六）血肿

在4篇文献报道中，总计464例患者中9例（1.9%）术后并发血肿压迫，其中前路手术患者的发生率为1.1%，后路手术患者的发生率为2.9%，不同手术方式的发生率没有明显差异（$P > 0.05$）。尽管该并发症的发生率相对较低，但一旦发生必须通过紧急手术来清除血肿，以防止出现不可逆的脊髓损伤。

（陈宇、陈德玉、王新伟、杨海松、何志敏、顾庆国）

参考文献

[1] Yang HS, Lu XH, Chen DY, et al. Upregulated expression of Cx43 in ligament fibroblasts derived from ossification of posterior longitudinal ligament［J］. Eur Spine J, 2011, 20（9）: 14–65.

[2] Yang HS, Lu XH, Chen DY, et al. Mechanical strain induces Cx43 expression in ligament fibroblasts derived from ossification of posterior longitudinal ligament［J］. Eur Spine J. 2011, 20（9）: 1459–1465.

[3] Fujiyoshi T, Yamazaki M, Okawa A, et al. Static versus dynamic factors for the development of myelopathy in patients with cervical ossification of the posterior longitudinal ligament［J］. J Clin Neurosci. 2010, 17（3）: 320–324.

[4] Yamazaki M, Okawa A, Fujiyoshi T, et al. Intraoperative spinal subarachnoid hematoma in a patient with cervical ossification of the posterior longitudinal ligament［J］. Spine（Phila Pa 1976）. 2010, 35（9）: E359–E362.

[5] Yoo DS, Lee SB, Huh PW, et al. Spinal cord injury in cervical spinal stenosis by minor trauma［J］. World Neurosurg. 2010, 73（1）: 50–52; discussion e4.

[6] Chen J, Wang X, Wang C, et al. Rotational stress: role in development of ossification of posterior longitudinal ligament and ligamentum flavum［J］. Med Hypotheses. 2011, 76（1）: 73–76.

[7] Seichi A, Hoshino Y, Kimura A, et al. Neurological complications of cervical laminoplasty for patients with ossification of the posterior longitudinal ligament-a multi-institutional retrospective study［J］. Spine （Phila Pa 1976）. 2011, 36（15）: E998–E1003.

[8] Kalb S, Martirosyan NL, Perez-Orribo L, et al. Analysis of demographics, risk factors, clinical presentation, and surgical treatment modalities for the ossified posterior longitudinal ligament［J］. Neurosurg Focus. 2011, 30（3）: E11.

[9] Wu JC, Liu L, Chen YC, et al.Ossification of the posterior longitudinal ligament in the cervical spine: an 11-year comprehensive national epidemiology study［J］. Neurosurg Focus.2011, 30（3）: E5.

[10] Sohn S, Chung CK. Increased bone mineral density and decreased prevalence of osteoporosis in cervical ossification of the posterior longitudinal ligament: a case-control study ［J］. Calcif Tissue Int. 2013, 92（1）: 28–34.

[11] 何志敏, 陈宇, 陈德玉, 等.颈椎后纵韧带骨化组织临床与病理分析［J］.中国骨肿瘤骨病, 2010, 3: 219–222.

[12] 刘永盛, 樊长安, 刘忠军, 等.颈椎后纵韧带骨化症合并黄韧带骨化的诊断与治疗［J］.骨与关节损伤杂志,2000,15（6）: 407–408.

[13] 何志敏, 陈宇, 陈德玉, 等.颈椎后纵韧带骨化症术后骨化进展分析［J］.中华骨科杂志.2010,8: 731–736.

[14] Chen Y, Chen DY, Wang XW, et al. Surgical treatment and results of ossification of posterior longitudinal

ligament of cervical spine［J］. Orthopedic Journal of China. 2006, 1: 34-37.

［15］ Kawaguchi Y, Nakano M, Yasuda T, et al.Ossification of the posterior longitudinal ligament in not only the cervical spine, but also other spinal regions: analysis using multidetector computed tomography of the whole spine［J］. Spine（Phila Pa 1976）, 2013, 38（23）: E1477-82.

［16］ Sugita D, Yayama T, Uchida K, et al.Indian hedgehog signaling promotes chondrocyte differentiation in enchondral ossification in human cervicalossification of the posterior longitudinal ligament［J］. Spine （Phila Pa 1976）. 2013, 38（23）: E1388-96.

［17］ Kudo H, Yokoyama T, Tsushima E, et al. Interobserver and intraobserver reliability of the classification and diagnosis for ossification of the posterior longitudinal ligament of the cervical spine［J］. Eur Spine J. 2013, 22（1）: 205-210.

［18］ Karasugi T, Nakajima M, Ikari K, et al.A genome-wide sib-pair linkage analysis of ossification of the posterior longitudinal ligament of the spine［J］. J Bone Miner Metab. 2013, 31（2）: 136-143.

［19］ Sohn S, Chung CK. Increased bone mineral density and decreased prevalence of osteoporosis in cervical ossification of the posterior longitudinal ligament: a case-control study［J］. Calcif Tissue Int. 2013, 92（1）: 28-34.

［20］ Kudo H, Yokoyama T, Tsushima E, et al. Interobserver and intraobserver reliability of the classification and diagnosis for ossification of the posterior longitudinal ligament of the cervical spine［J］. Eur Spine J. 2013, 22（1）: 205-210.

［21］ Chang H, Kong CG, Won Hy, et al. Inter- and intra-observer variability of a cervical OPLL classification using reconstructed CT images［J］. Clin Orthop Surg. 2010, 2（1）: 8-12.

［22］ 杨大龙, 申勇, 张英泽, 等.无脊髓压迫症状颈椎后纵韧带骨化患者的影像学特点及临床意义［J］.中国脊柱脊髓杂志,2011,21（1）: 24-27.

［23］ 康辉, 贾连顺, 顾晓民, 等.颈椎后纵韧带骨化症伴发育性椎管狭窄的临床特点及治疗［J］.中国矫形外科杂志,2007,15（23）: 1763-1764.

［24］ 陈宇, 陈德玉, 郭永飞, 等.颈椎后纵韧带骨化症MRI分型与手术疗效的关系［J］.中国脊柱脊髓杂志,2007,17（3）: 186-189.

［25］ Chen Y, Guo YF, Chen DY, et al. Diagnosis and surgery for ossification of the posterior longitudinal ligament associated with dural ossification［J］. Eur Spine J. 2009, 18: 1541-1547.

［26］ Tani S.Diagnosis and management of ossification of the posterior longitudinal ligament of the cervical spine［J］. Brain Nerve. 2009, 61（11）: 1343-1350.

［27］ Kawabata S, Okawa A, Tomizawa S, et al. Updates on ossification on posterior longitudinal ligament. Electrophysiological diagnosis of spinal cord dysfunction in ossification of posterior longitudinal ligament ［J］. Clin Calcium. 2009, 19（10）: 1435-1440.

［28］ Seichi A.Updates on ossification of posterior longitudinal ligament. Image diagnosis of ossification of posterior longitudinal ligament and associated diseases［J］. Clin Calcium. 2009, 19（10）: 1426-1434.

［29］ 王昕, 王丽琴.颈椎后纵韧带骨化症的X线和CT诊断［J］.内蒙古医学杂志,2007,35（12）: 1113-1115.

［30］ 陈德玉, 何志敏, 陈华江, 等.伴颈椎后纵韧带骨化的颈脊髓损伤临床特点与疗效［J］.中华外科杂志, 2007,45（6）: 370-372.

［31］ Chen Y, Chen DY, Wang XW, et al. Surgical treatment and results of ossification of posterior longitudinal ligament of cervical spine［J］. Orthopedic Journal of China, 2006, 1: 34-37.

［32］ Chen Y, Chen DY, Wang XW, et al. Anterior corpectomy and fusion for severe ossification of posterior longitudinal ligament in the cervical spine［J］. Int Orthop, 2009, 33（2）: 477–482.

［33］ Chen Y, Guo YF, Chen DY, et al. Long-term outcome of laminectomy and instrumented fusion for cervical ossification of posterior longitudinal ligament［J］. Int Orthop, 2009, 33（6）: 1075–1080.

［34］ Chen Y, Guo YF, Chen DY, et al. Diagnosis and surgery for ossification of the posterior longitudinal ligament associated with dural ossification［J］. Eur Spine J. 2009, 18: 1541–1547.

［35］ Wang XW, Chen Y, Chen DY, et al. Removal of posterior longitudinal ligament in anterior decompression for cervical spondylotic myelopathy［J］. J Spinal Disord Tech, 2009, 22（6）: 404–407.

［36］ Yang HS, Chen DY, Lu XH, et al. Choice of surgical approach for ossification of the posterior longitudinal ligament in combination with cervical disc hernia［J］. Eur Spine J, 2010, 19: 494–501.

［37］ Chen Y, Guo YF, Chen DY, et al. Surgical strategy for multilevel severe ossification of posterior longitudinal ligament in the cervical spine［J］. J Spinal Disord Tech, 2011. 224（1）: 24–30.

［38］ Liu K, Shi J, Jia L, et al. Surgical technique: Hemilaminectomy and unilateral lateral mass fixation for cervical ossification of the posterior longitudinal ligament［J］. Clin Orthop Relat Res, 2013, 471（7）: 2219–2224.

［39］ Lee SE, Chung CK, Jahng TA, et al. Long-term outcome of laminectomy for cervical ossification of the posterior longitudinal ligament［J］. J Neurosurg Spine, 2013, 18（5）: 465–471.

［40］ 王新伟,袁文,陈德玉.颈椎后纵韧带骨化症的手术方式选择及疗效［J］.中华外科杂志,2012,50（7）: 596–600.

［41］ Kimura A, Seichi A, Hoshino Y, et al.Perioperative complications of anterior cervical decompression with fusion in patients with ossification of the posterior longitudinal ligament: a retrospective, multi-institutional study［J］. J Orthop Sci, 2012, 17（6）: 667–672.

［42］ Lin D, Ding Z, Lian K, et al.Cervical ossification of the posterior longitudinal ligament: Anterior versus posterior approach［J］. Indian J Orthop. 2012, 46（1）: 92–98.

［43］ Odate S, Shikata J, Kimura H, et al.Anterior corpectomy with fusion in combination with an anterior cervical plate in the management of ossification of the posterior longitudinal ligament［J］. J Spinal Disord Tech, 2012, 25（3）: 133–137.

［44］ Son S, Lee SG, Yoo CJ, et al.Single stage circumferential cervical surgery（selective anterior cervical corpectomy with fusion and laminoplasty）for multilevel ossification of the posterior longitudinal ligament with spinal cord ischemia on MRI［J］. J Korean Neurosurg Soc. 2010, 48（4）: 335–341.

［45］ 陈宇, 陈德玉, 王新伟, 等. 严重颈椎后纵韧带骨化症前路和后路手术比较［J］. 中华骨科杂志, 2008,28: 705–709.

［46］ 陈德玉, 陈宇, 卢旭华, 等. 颈椎后纵韧带骨化症合并硬膜囊骨化的前路手术治疗［J］. 中华骨科杂志,2009,29: 842–846.

［47］ 陈德玉, 陈宇, 王新伟, 等.颈椎后纵韧带骨化症的手术治疗及疗效分析［J］.中国矫形外科杂志, 2006, 14（1）: 9–11.

［48］ 李忠海,赵杰,张海龙,等.二期前后路手术治疗颈椎后纵韧带骨化症的疗效分析［J］.中国骨与关节损伤杂志,2009,24（11）: 124–127.

［49］ Wang X, Chen D, Yuan W, et al. Anterior surgery in selective patients with massive ossification of posterior longitudinal ligament of cervical spine: technical note［J］. Eur spine J, 2012, 21（2）: 314–321.

［50］ Lei T, Shen Y, Wang LF, et al. Cerebrospinal fluid leakage during anterior approach cervical spine surgery for severe ossification of the posterior longitudinal ligament: prevention and treatment［J］. Orthop Surg. 2012, 4（4）: 247–252.

［51］ Sugrue PA, McClendon J Jr, Halpin RJ, et al. Surgical management of cervical ossification of the posterior longitudinal ligament: natural history and the role of surgical decompression and stabilization［J］. Neurosurg Focus. 2011, 30（3）: E3.

［52］ Hirano Y, Mizuno J, Nakaqawa H, et al.Minimally invasive central corpectomy for ossified posterior longitudinal ligament in the cervical spine［J］. J Clin Neurosci, 2011, 18（1）: 131-135.

［53］ 王新伟, 陈德玉, 袁文, 等.后纵韧带切除在颈前路减压中的作用［J］.第二军医大学学报. 2004, 25: 311-313.

［54］ 陈宇, 陈德玉, 郭永飞, 等.颈前路椎体切除植骨融合术后钛网沉陷的临床研究［J］.脊柱外科杂志, 2010, 4: 198-202.

［55］ 陈德玉, 陈宇, 卢旭华, 等. 前路多节段椎体次全切除治疗严重颈椎后纵韧带骨化症［J］. 中华医学杂志, 2009, 89: 2163-2167.

［56］ 王新伟, 袁文, 陈德玉, 等.前路根治性减压治疗严重颈椎后纵韧带骨化症［J］.中华外科杂志. 2008, 46: 263-266.

［57］ 刘郑生, 王岩, 王俊生, 等.前路漂浮法治疗颈椎后纵韧带骨化症初步报告［J］.中国矫形外科杂志, 2004, 12（11）: 822-824.

［58］ Chen Y, Chen DY, Wang XW, et al. Surgical treatment and results of ossification of posterior longitudinal ligament of cervical spine［J］. Orthopedic Journal of China, 2006, 1: 34-37.

［59］ Xing D, Wang J, Ma JX, et al.Qualitative evidence from a systematic review of prognostic predictors for surgical outcomes following cervical ossification of the posterior longitudinal ligament［J］. J Clin Neurosci, 2013, 20（5）: 625-633.

［60］ Liu K, Shi J, Jia L, et al. Surgical technique: Hemilaminectomy and unilateral lateral mass fixation for cervical ossification of the posterior longitudinal ligament［J］. Clin Orthop Relat Res. 2013, 471（7）: 2219-2224.

［61］ Lee SE, Chung CK, Jahng TA, et al.Long-term outcome of laminectomy for cervical ossification of the posterior longitudinal ligament［J］. J Neurosurg Spine.2013, 18（5）: 465-471.

［62］ Zhao X, Xue Y, Pan F, et al.Extensive laminectomy for the treatment of ossification of the posterior longitudinal ligament in the cervical spine［J］. Arch Orthop Trauma Surg. 2012, 132（2）: 203-209.

［63］ 陈宇, 陈德玉, 王新伟, 等.后路椎板切除联合钉棒系统固定治疗颈椎后纵韧带骨化症的疗效分析［J］.脊柱外科杂志.2009, 7: 4-8.

［64］ 元虎, 陈继良, 郑光彬, 等.改良Z型椎管扩大成形术治疗颈椎后纵韧带骨化症［J］.中国矫形外科杂志, 2008, 16（7）: 504-506.

［65］ 李阳, 张颖, 陈华江, 等.分期后路-前路联合手术治疗颈椎后纵韧带骨化症伴重度脊髓型颈椎病的疗效分析［J］.中国脊柱脊髓杂志, 2010, 20（3）: 187-191.

［66］ 马维虎, 徐荣明.一期前后联合手术治疗严重颈椎后纵韧带骨化症［J］.脊柱外科杂志, 2003, 1（4）: 198-200.

［67］ Hsieh JH, Wu CT, Lee ST, et al. Cervical intradural disc herniation after spinal manipulation therapy in a patient with ossification of posterior longitudinal ligament: a case report and review of the literature［J］. Spine（Phila Pa 1976）, 2010, 35（5）: E149-51.

［68］ Hirakawa H, Kusumi T, Nitobe T, et al.An immunohistochemical evaluation of extracellular matrix components in the spinal posterior longitudinal ligament and intervertebral disc of the tiptoe walking mouse［J］. J Orthop Sci, 2004, 9（6）: 591-597.

［69］ Fujimori T, Le H, Ziewacz JE, et al. Is there a difference in range of motion, neck pain, and outcomes in patients with ossification of posterior longitudinal ligament versus those with cervical spondylosis, treated with plated laminoplasty［J］? Neurosurgical Focus, 2013, 35（1）: E9.

［70］ Ozer AF, Oktenoglu T, Cosar M, et al.Long-term follow-up after open-window corpectomy in patients with advanced cervicalspondylosis and/or ossification of the posterior longitudinal ligament［J］. Journal Of Spinal Disorders & Techniques. 2009, 22（1）: 14-20.

［71］ 周方宇,李锋,方忠,等.一期前后路联合手术治疗多节段颈椎间盘突出合并后纵韧带骨化症［J］.中国组织工程研究与临床康复,2010,14（4）: 726-731.

［72］ 杨海松,陈德玉,史建刚等.伴颈椎后纵韧带骨化的颈椎间盘突出症的手术治疗［J］.中华骨科杂志,2010,30（1）: 98-103.

［73］ 王新伟,陈德玉,袁文,等.后纵韧带切除在颈前路减压中的作用［J］.第二军医大学学报,2004,25: 311-313.

［74］ 郑若昆.颈后路单开门手术治疗颈椎间盘突出合并颈椎后纵韧带骨化6例［J］.郑州大学学报（医学版）,2003,38（6）: 1008-1009.

［75］ 任斌,蔡林,陈志龙,等.前路手术治疗合并邻近椎间盘突出的颈椎后纵韧带骨化症［J］.中国骨与关节杂志,2012,1（1）: 46-49.

［76］ 缪锦浩,陈德玉,杨立利,等.颈后路椎板成形联合髓核摘除术治疗颈椎后纵韧带骨化症伴颈椎间盘突出症1例报道［J］.中国矫形外科杂志,2011,19（3）: 28-30.

［77］ 冯达州,陈理瑞,刘乐光.颈椎间盘突出症合并颈椎后纵韧带骨化的诊治［J］.国际医药卫生导报,2011,17（16）: 1969-1972.

［78］ Chen Y, Chen D, Wang X, et al. Significance of segmental instability in cervical ossification of the posterior longitudinal ligament and treated by a posterior hybrid technique［J］. Arch Orthop Trauma Surg, 2013, 133（2）: 171-177.

［79］ Sudo H, Taneichi H, Kaneda K. Secondary medulla oblongata involvement following middle cervical spinal cord injury associated with latent traumatic instability in a patient with ossification of the posterior longitudinal ligament［J］. Spinal Cord, 2006, 44（2）: 126-129.

［80］ Wimberley DW, Vaccaro AR, Goyal N, et al. Acute quadriplegia following closed traction reduction of a cervical facet dislocation in the setting of ossification of the posterior longitudinal ligament: case report ［J］. Spine（Phila Pa 1976）, 2005, 30（15）: E433-E438.

［81］ 崔志明,贾连顺,倪斌.下颈椎不稳对颈椎后纵韧带骨化症早期发病的影响［J］.中国临床康复,2002,6（16）: 2402-2403.

［82］ 邱惠斌,庞清江,汤涛等.颈椎侧块钢板内固定治疗下颈椎不稳的疗效［J］.现代实用医学,2003,15（5）: 283-285.

［83］ 陈宇,陈德玉,王新伟,等.后路椎板切除联合钉棒系统固定治疗颈椎后纵韧带骨化症的疗效分析［J］.脊柱外科杂志,2009,7: 4-8.

［84］ 陈德玉,贾连顺,宋滇文,等.增生后纵韧带切除扩大减压治疗脊髓型颈椎病［J］.中国矫形外科杂志,2001,8: 738-739.

［85］ Onishi E, Sakamoto A, Murata S, et al. Risk factors for acute cervical spinal cord injury associated with ossification of the posterior longitudinal ligament［J］. Spine（Phila Pa 1976）, 2012, 37（8）: 660-666.

［86］ Chikuda H, Seichi A, Takeshita K, et al.Acute cervical spinal cord injury complicated by preexisting ossification of the posterior longitudinal ligament: a multicenter study［J］. Spine（Phila Pa 1976）, 2011, 36（18）: 1453-1458.

［87］ Okada S, Maeda T, Ohkawa Y, et al.Does ossification of the posterior longitudinal ligament affect the neurological outcome after traumatic cervical cord injury［J］? Spine（Phila Pa 1976）. 2009, 34（11）: 1148-1152.

［88］ Koyanagi I, Iwasaki Y, Hida K, et al.Acute cervical cord injury associated with ossification of the posterior longitudinal ligament［J］. Neurosurgery. 2003, 53（4）: 887-891.

［89］ Chen Y, Guo YF, Chen DY, et al. Surgical strategy for multilevel severe ossification of posterior longitudinal ligament in the cervical spine［J］. J Spinal Disord Tech, 2011, 224（1）: 24-30.

［90］ 张绪华, 廖秉州, 赵新建.颈椎后纵韧带骨化外伤后不全瘫的手术治疗［J］. 临床骨科杂志, 2002, 5（3）: 233.

［91］ 廖秉州, 赵新建.颈椎后路单开门治疗后纵韧带骨化外伤后不全瘫［J］.中国现代手术学杂志, 2007, 11（2）: 117-118.

［92］ 王新伟, 陈德玉, 袁文, 等.后纵韧带切除在颈前路减压中的作用［J］.第二军医大学学报, 2004, 25: 311-313.

［93］ 陈德玉, 陈宇, 王新伟, 等. 后纵韧带钩辅助下颈椎后纵韧带骨化物切除术［J］. 中华骨科杂志, 2007, 27: 434-437.

［94］ 陈宇, 陈德玉, 王新伟, 等.后路椎板切除联合钉棒系统固定治疗颈椎后纵韧带骨化症的疗效分析［J］.脊柱外科杂志, 2009, 7: 4-8.

［95］ Chen Y, Chen DY, Wang XY, et al. Surgical treatment and results of ossification of posterior longitudinal ligament of cervical spine［J］. Orthopedic Journal of China. 2006, 1: 34-37.

［96］ Xing D, Wang J, Ma JX, et al. Qualitative evidence from a systematic review of prognostic predictors for surgical outcomes following cervical ossification of the posterior longitudinal ligament［J］. J Clin Neurosci. 2013, 20（5）: 625-633.

［97］ Li H, Dai LY. A systematic review of complications in cervical spine surgery for ossification of the posterior longitudinal ligament［J］. Spine J. 2011, 11（11）: 1049-1057.

［98］ Fujimori T, Iwasaki M, Okuda S, et al.Patient satisfaction with surgery for cervical myelopathy due to ossification of the posterior longitudinal ligament［J］. J Neurosurg Spine, 2011, 14（6）: 726-733.

［99］ Cardoso MJ, Koski TR, Ganju A, et al.Approach-related complications after decompression for cervical ossification of the posterior longitudinal ligament［J］. Neurosurg Focus, 2011, 30（3）: E12.

［100］ 申勇, 王林峰, 张英泽, 等.MRI信号强度及临床表现对判断颈椎后纵韧带骨化症预后的作用［J］.中华骨科杂志, 2009, 29（3）: 212-215.

［101］ 田纪伟, 王雷, 董双海, 等.颈椎后纵韧带骨化症手术并发症探讨［J］.中国矫形外科杂志, 2007, 15（15）: 1139-1142.

［102］ 陈宇, 陈德玉, 王新伟, 等.颈椎后纵韧带骨化术后C5神经根麻痹［J］.中华骨科杂志, 2007, 27（8）: 572-575.

［103］ 余可谊, 田野, 王以朋, 等.颈椎术后并发脑脊液漏的原因和处理［J］.中国脊柱脊髓杂志, 2005, 15（12）: 740-743.

［104］ 陈宇, 陈德玉, 王新伟, 等.颈椎后纵韧带骨化症后路术后C5神经根麻痹［J］.中国脊柱脊髓杂志, 2006, 16: 833-835.

［105］ 陈宇, 陈德玉, 郭永飞, 等.颈前路椎体切除植骨融合术后钛网沉陷的临床研究［J］.脊柱外科杂志, 2010, 4: 198-202.

第五章

颈椎黄韧带骨化症

临床医生对黄韧带骨化的现象认识并不晚，最早于1912年Le Double首次报道了黄韧带骨化现象（Ossification of Ligamentum Flavum，OLF，又称Ossification of Yellow Ligament，OYL），1920年Polgar描述了黄韧带骨化的X线表现，此后陆续有多位学者报道。随着脊髓造影、CT扫描及MRI检查的快速发展，黄韧带骨化症的发现率越来越高，已被公认为是一种独立的临床疾病，并日益引起临床医生的关注。

黄韧带骨化症系指由于脊柱黄韧带的骨化，压迫相应脊髓和（或）神经根，从而产生系列神经症状者。黄韧带骨化症多见于老年人，发病以50~60岁较高，且随着年龄的增加有增高的趋势，男女发病率之比约为2：1。黄韧带骨化的发病率各家报告差别较大，据一项1 048例的流行病学调查资料显示，黄韧带骨化的发生率为4.8%。

黄韧带骨化以胸椎和腰椎居多，颈椎黄韧带骨化症则较少见。而颈椎黄韧带骨化的患者多伴有脊柱其他韧带如前纵韧带、后纵韧带或棘上韧带骨化等。

一、颈椎黄韧带骨化症的病因及病理特点

颈椎黄韧带骨化中以C5-C6最为多见，C4-C5与C6-C7次之，病变范围多为1~2个椎节，与后纵韧带骨化症不同的是，多节段黄韧带骨化十分少见。在同一节段内，两侧黄韧带均骨化与单侧骨化的发生率相近。

（一）颈椎黄韧带骨化的可能病因

黄韧带骨化的发病原因及机制尚不清楚。但临床发现黄韧带骨化最初多发现于韧带的椎板附丽处，手术中亦发现骨化灶多见于椎板间。基于这一现象，推测其可能与局部的力学环境有关，因为该处是黄韧带最易受损伤之处。各种使黄韧带椎板附丽部位负荷异常增强的因素都有可能造成韧带的损伤，从而使韧带附丽处出血、炎性反应、纤维化等，反复的损伤和反应性修复过程导致韧带的增生、肥厚以致骨化。但黄韧带骨化中的运动性损伤因素绝

非唯一性因素,因为在人体脊柱活动度最大的颈段,黄韧带骨化发生的概率并不高。黄韧带骨化症在日本、东南亚等以稻谷这些含糖量较高食物为主的地区人群中多发,同时发现在韧带骨化症患者中合并糖尿病的比例较高,推测黄韧带骨化与糖代谢等因素有关。另外,黄韧带骨化可能还与钙代谢异常以及家族性遗传等众多因素关系密切。也有学者提出该病与遗传因素如HLA抗原系统、种族差异等有关。

(二)颈椎黄韧带骨化的病理

黄韧带骨化多起始于椎板上缘韧带附着处以及上关节突的内侧,并逐渐向上方、前方和中线方向发展,引起椎板增厚,继而形成对硬膜囊、神经根的压迫。其病理变化主要表现在以下方面:

1. 黄韧带增宽增厚　黄韧带骨化时韧带增厚并增宽,同时其脆性增大,弹性下降,并可与周围组织形成粘连。

2. 骨化形成　病理组织学研究表明,黄韧带骨化方式主要是软骨内成骨。在病变早期,纤维结构排列紊乱,胶原纤维显著增生,弹力纤维极度减少。在肿胀的胶原纤维中,有许多纤维软骨细胞及大量岛状骨化灶,骨化灶中有骨小梁及骨髓腔及哈佛管。正常情况下黄韧带的营养血管存在于椎板边缘的中线部及上关节突的前部,而当骨化灶形成时,在骨化灶边缘亦可发现大量的新生血管组织。

3. 钙化与骨化　曾有学者发现黄韧带钙化灶中亦有软骨化生及软骨内骨化,因而考虑黄韧带的钙化和骨化属同一病理过程中的不同阶段;但更多的学者认为,黄韧带钙化和骨化是两个截然不同的病理过程。钙化灶内为骨砂样或石灰乳样结节,光学显微镜下观察为纤维或软骨基质中的钙盐沉积(图5-1);钙化灶周围有较多巨噬细胞、淋巴细胞浸润,其表现呈肉芽肿样异物反应;对钙化灶进行X射线衍射分析发现,其成分为羟基磷灰石、焦磷酸钙、磷酸钙等矿物质组成的结晶体。而骨化灶在镜下则发现以骨小梁、骨髓结构为特征(图5-2)。

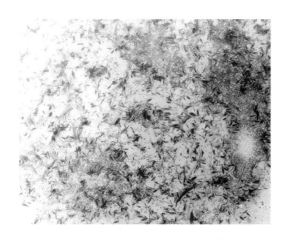

图5-1　黄韧带钙化电镜下钙盐沉积

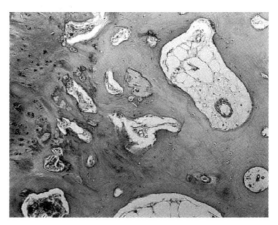

图5-2　黄韧带骨化HE染色可见骨小梁及骨髓结构

4. 周围组织的病理改变　颈椎黄韧带骨化后厚度的增加以及形成的结节突起可引起骨性椎管狭窄。黄韧带椎板间部位增厚为主者，造成椎管中央部狭窄，而靠近关节囊部位的黄韧带骨化为主者，多形成靠近两侧的神经根管部狭窄；骨化明显或骨化部位介于椎板间与两侧神经根管之间者，则形成椎管中央部及神经根管部同时狭窄，骨化增厚的黄韧带压迫局部颈髓及神经根，出现充血、水肿、直径变细、脱髓鞘等病理改变。神经系统的损害，除局部受到的机械压迫之外，还与血管性改变引起的长期轻度微循环障碍有关。

二、颈椎黄韧带骨化症的临床表现

（一）颈椎黄韧带骨化的临床特点

1. 局部症状　可出现颈部肿胀、乏力、僵硬，并伴有颈部疼痛、僵直、活动受限、酸胀等症状。

2. 脊髓压迫症状　颈椎黄韧带骨化症在临床上主要表现为颈椎管狭窄引起的脊髓压迫症状。脊髓压迫症状的程度及范围与病变程度及病程成正比。

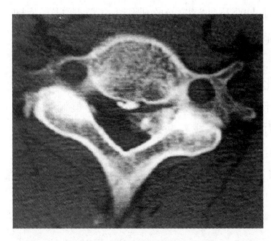

图5-3　CT扫描显示左侧巨大的黄韧带骨化，患者表现为典型的神经根放射性疼痛和脊髓半切综合征

（1）感觉障碍　由于致压物主要来自椎管后方，故感觉障碍出现最早且为最主要的表现。患者大多以肢体疼痛、麻木起病，尤以上肢及手指麻木多见。随病变范围的不同，感觉障碍可出现脊髓受损平面节段性感觉障碍，神经根分布的区域性感觉障碍和脊髓半切损伤（Brown-Sequard）综合征等多种表现（图5-3）。部分患者可有胸部束带感。

（2）运动障碍　运动障碍多在感觉障碍等出现后2~3个月出现，下肢肌力有不同程度减退，患者出现行走不稳，行走踩棉花样感觉。

（3）其他　病变严重者可出现大小便功能障碍和性功能障碍。

3. 锥体束征　脊髓受压明显时，患者出现锥体束征阳性，表现为四肢腱反射亢进，肌张力增高，膝踝阵挛阳性，病理反射阳性等。

（二）颈椎黄韧带骨化的影像学表现

由于本病临床表现常与颈椎病、颈椎管狭窄症等相似，临床特征不明显，因而影像学检查是诊断该病的一个重要手段。

1. X线检查　X线平片正位片上黄韧带骨化阴影常与椎体影像重叠而难以辨别。侧位片上,有时可见椎板腹侧或椎板之间有高密度骨化块影,下缘在下位椎板上缘,上缘终止于该椎板中部,其形状常为三角形。颈椎侧位片上,OLF可分为分离型、融合型及孤立型。骨化灶较小或辨认困难时,可摄侧位断层片以进一步明确诊断。

值得注意的是,X线片上还常可观察到其他不同部位、不同韧带的骨化现象,如胸椎黄韧带骨化,颈椎后纵韧带骨化等(图5-4)。除此之外,尚可观察到颈椎退行性改变、发育性椎管狭窄等的异常表现。

脊髓造影表现为与骨化水平相一致的不完全性梗阻或完全性梗阻,压迫源自硬膜囊后方。

2. CT扫描 CT扫描可清晰地显示位于颈椎椎板腹侧的团块状高密度骨化灶,可呈双侧或单侧,边界清楚,并向椎管内突出,压迫硬膜囊及颈髓(图5-5);骨化影CT值与骨相近,如作脊髓CT造影检查,则可见颈髓硬膜囊受压移位情况,进一步判定其受压程度。

3. MRI检查 增厚、骨化之黄韧带在MRI矢状面的T_1及T_2加权上均呈凸向椎管的低信号影,造成颈椎椎管背侧硬膜囊的压迫。颈椎黄韧带肥厚增生时,在T_1、T_2加权时也呈等信号或低信号影突向椎管,但两者在形态上常不尽相同,黄韧带退变时常为多节段、半圆形阴影,而骨化灶则多为单节段三角形影,而且压迫程度更为严重(图5-6)。有人认为GD-DTPA造影MRI检查有助于区分黄韧带肥厚与骨化。

有学者指出,黄韧带的骨化灶与其他骨组织一样含有骨髓及脂肪组织,故在T1加权上也可呈高信号影。尽管在横断面上,MRI显示颈椎黄韧带骨化不及CT扫描清晰,但其可直接显示硬膜囊及脊髓受压的程度,并可同时进行矢状面成像,还可反映出脊髓受压后的信号变化情况,判断疾病预后。

三、颈椎黄韧带骨化症的诊断与鉴别诊断

(一)颈椎黄韧带骨化症的诊断
主要依据影像学所见,并结合临床症状做出诊断。

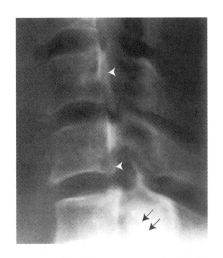

图5-4 X线侧位片显示C6–C7水平黄韧带骨化,同时C4–C6椎体后缘后纵韧带骨化

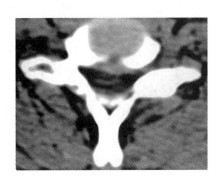

图5-5 CT扫描显示双侧黄韧带骨化

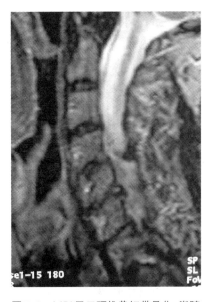

图5-6 MRI显示颈椎黄韧带骨化,脊髓后方压迫严重

1. **临床表现**　除局部症状外，主要为脊髓受压引起的感觉及运动功能障碍，且感觉障碍常早于运动障碍而出现。

2. **影像学表现**　X线片、脊髓造影、CT及MRI可发现来自椎管后方的骨性压迫，多数颈椎黄韧带骨化范围较局限，1至2个椎节，一般不超过3个椎节，但也有少数病例可呈现长节段的病灶，甚至延伸至胸椎（图5-7）。

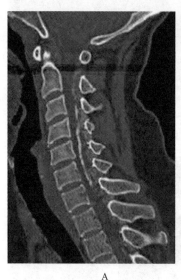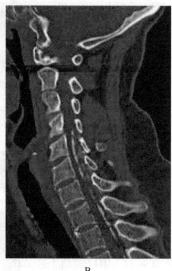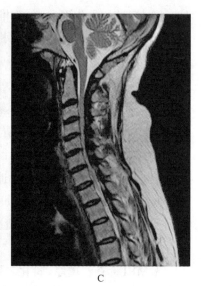

| A | B | C |

图5-7　长节段颈胸椎黄韧带骨化（A、B. CT三维重建；C. MRI）

（二）鉴别诊断

颈椎黄韧带骨化与钙化两者在临床与影像学上表现较为相似，应注意鉴别，鉴别要点见表5-1；此外，黄韧带骨化应与黄韧带肥厚皱缩相鉴别，两者在MRI影像上相似，鉴别主要依赖CT检查（图5-8）。

表5-1　黄韧带骨化症与黄韧带钙化症鉴别要点

鉴别项目	黄韧带骨化症	黄韧带钙化症
性别	男性多见	女性多见
病变节段	全脊椎均有，下胸椎多见	仅见于下颈段
病变部位	椎板附着部	椎板间
病变形态	棘状、板状或结节状	圆或椭圆形
与椎板关系	连续，不随姿势变化移动	不连续
与硬膜关系	常粘连或融合	不粘连
合并其他部位钙化	无	多见

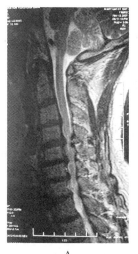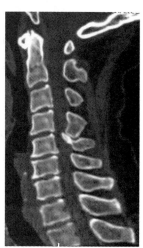

A　　　　　　　　B

图5-8　患者MRI表现为广泛的颈椎退变,前方C3-C4、C4-C5、C5-C6、C6-C7椎间盘突出压迫硬膜囊及脊髓,后方C4-C5水平脊髓受压(A),CT三维重建明确诊断为黄韧带骨化(B)

四、颈椎黄韧带骨化症的治疗

颈椎黄韧带骨化的治疗主要分为非手术治疗及手术治疗两种。

（一）非手术治疗

1. 适应证　对症状较轻以及骨化早期(增生肥厚为主)的非症状性患者,可采用非手术治疗。

2. 非手术治疗的方法　包括颈部制动、颈托固定、理疗以及以缓解局部症状及营养神经等为主的药物治疗等。但该类患者如已引起明显的临床症状,则非手术治疗往往效果不佳。

（二）手术治疗

1. 适应证　经保守治疗无效,或病情进展迅速者,在无明确手术禁忌证的情况下,均应考虑手术治疗。

2. 手术方式选择　由于黄韧带骨化的致压物来自后方,因而通常认为,当脊髓或神经根受压症状明显时,均应行颈椎后路手术,彻底切除增厚骨化的黄韧带,解除压迫、恢复脊髓功能,因此对于范围较小、孤立的黄韧带骨化可选择单纯的后路单侧或双侧椎板切除术,切除骨化病灶、解除脊髓压迫即可。然而,颈椎黄韧带骨化患者往往同时合并颈椎病或者OPLL,脊髓前方同时存在压迫,因此手术方式及减压范围的选择应同时考虑解除脊髓前方压迫,必要时可选择前、后路联合减压。单纯黄韧带骨化患者的预后一般均较好,但对于同时合并颈椎病、OPLL的患者其手术疗效与其合并疾病、骨化范围、病程长短等多方面因素相关。作者曾报道一组15个OLF患者的病例,其中6例患者为单纯OLF,5例患者合并颈椎病,另有4例患者合并OPLL,所有患者选择后路椎板切除内固定融合术,随访3至70个月,患者JOA评分平均改善率为71.5%。

3.典型病例介绍

（1）OLF合并颈椎病：女性患者，65岁，四肢麻木无力，伴行走不稳进行性加重2年。术前X线检查显示颈椎退变，MRI检查显示颈脊髓在C4-C6水平前后方均明显受压，CT检查明确脊髓前方致压物为椎间盘突出及椎体后缘骨赘增生，脊髓后方致压物为黄韧带骨化，因此该患者诊断为颈椎病合并OLF。手术方式选择后路椎板切除减压联合侧块螺钉固定融合术，术后患者神经症状改善明显（图5-9）。

（2）OLF合并OPLL：男性患者，33岁，颈部疼痛，四肢麻木无力伴行走不稳1年。术前X线检查显示颈椎曲度变直，后纵韧带骨化；MRI检查显示患者C2-C7水平椎管广泛狭窄，其中以C3-C4水平狭窄最为明显，脊髓受压严重致高信号改变；CT检查显示椎管前方C3-C7

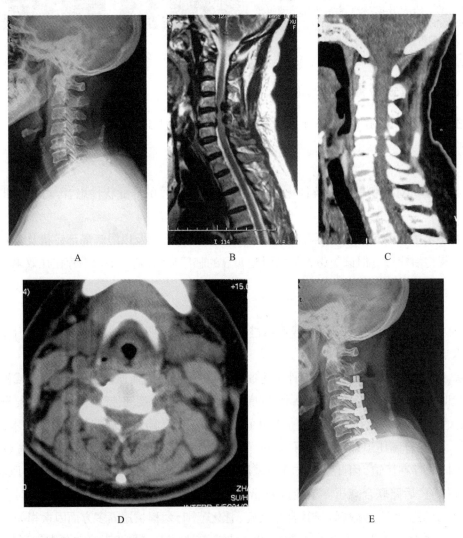

A   B   C

D   E

图5-9 采用全椎板切除减压联合侧块螺钉固定术治疗颈椎黄韧带骨化合并颈椎病患者（A.术前X线显示颈椎退变；B.术前MRI显示C4-C6水平脊髓前后方均明显受压；C、D.术前CT平扫及三位重建检查显示脊髓前方致压物为椎间盘突出及椎体后缘骨赘增生，脊髓后方致压物为黄韧带骨化；E.术后X线侧位片）

连续型后纵韧带骨化,同时椎管后方C3椎板下黄韧带骨化,因此该患者诊断为OPLL合并OLF。手术方式选择后路椎板切除减压联合侧块螺钉固定融合术,术后MRI显示脊髓压迫解除,形态恢复良好,患者神经症状改善明显(图5-10)。

4. 并发症　由于黄韧带骨化灶常与椎板缘连续且与硬膜囊粘连,甚至椎板间隙常消失,故在手术操作时要十分仔细,应先从邻近正常椎板间隙进入,以神经剥离子小心将硬膜与粗糙的骨化物分离或一侧椎板开槽,另侧切开,向开槽侧将椎板翻开切除,或将椎板磨薄后,以超薄型咬骨钳逐渐将骨化黄韧带切除。防止脊髓损伤及脑脊液漏的发生,有硬膜囊破损时,应进行手术修补,否则可形成脊髓疝,甚至需要再次手术(图5-11)。

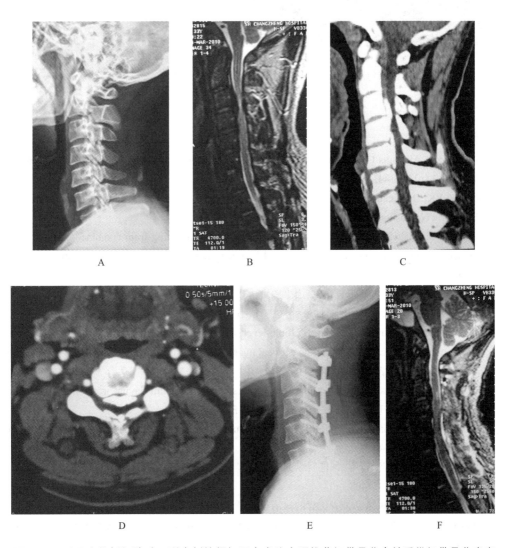

图5-10　采用全椎板切除减压联合侧块螺钉固定术治疗颈椎黄韧带骨化合并后纵韧带骨化患者(A. 术前X线显示颈椎退变,C2-C7椎体后缘可见高密度骨化影;B. 术前MRI显示C2-C7水平椎管广泛狭窄,其中以C3-C4水平狭窄最为明显,脊髓前后方受压严重致高信号改变;C、D. 术前CT平扫及三位重建检查显示椎管前方C3-C7连续型后纵韧带骨化,同时椎管后方C3椎板下黄韧带骨化;E. 术后X线侧位片;F. 术后MRI显示减压效果满意,脊髓形态恢复)

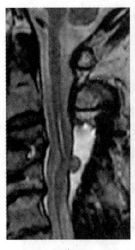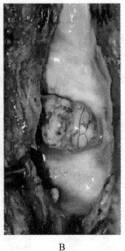

A   B

图5-11 OLF术中硬膜囊破损造成硬膜囊疝出，该患者需再次手术将脊髓复位，修补硬膜囊（A. 术后MRI；B. 再次手术术中照片）

（陈德玉、陈宇、王占超）

参考文献

［1］ Miyazawa N, Akiyama I.Ossification of the ligamentum flavum of the cervical spine［J］. J Neurosurg Sci, 2007, 51(3): 139−144.

［2］ Sonntag VK. Ossification of the ligamentum flavum（OLF）: an increasing cause of cervical myelopathy ［J］. World Neurosurg, 2011, 75(3−4): 445−446.

［3］ Kotani Y, Takahata M, Abumi K, et al. Cervical myelopathy resulting from combined ossification of the ligamentum flavum and posterior longitudinal ligament: report of two cases and literature review［J］. Spine J, 2013, 13(1): e1−6.

［4］ 张同华,肖尚岭.颈椎黄韧带骨化8例病例探讨［J］.中国医学创新,2011,8(32): 129−130.

［5］ 兰树华,刑鑫,魏尧森,等.颈椎黄韧带骨化症31例诊治体会［J］.中国临床康复,2003,7(2),249−250.

［6］ Inoue H, Seichi A, Kimura A, et al. Multiple-level ossification of the ligamentum flavum in the cervical spine combined with calcification of the cervical ligamentum flavum and posterior atlanto-axial membrane ［J］. Eur Spine J, 2013, 22 Suppl 3: S416−20.

［7］ Singhal U, Jain M, Jaiswal AK, et al. Unilateral ossified ligamentum flavum in the high cervical spine causing myelopathy［J］. Indian J Orthop, 2009, 43(3): 305−308.

［8］ Miyazawa N, Akiyama I.Ossification of the ligamentum flavum of the cervical spine［J］. J Neurosurg Sci, 2007, 51(3): 139−144.

［9］ 刘永胜,樊长安,刘忠军,等.颈椎后纵韧带骨化症合并黄韧带骨化的诊断和治疗［J］.骨与关节损伤杂志,2000,15(6): 407−408.

［10］ 李会清,邢峰,等.颈椎黄韧带骨化症的诊治［J］.上海预防医学,2011,23(3): 138−139.

［11］ Yang J, Ni B, et al.Surgical treatments of myelopathy caused by cervical ligamentum flavum ossification. World Neurosurg. 2011 Mar-Apr; 75(3−4): 546−550.

［12］ 付春江,毕郑钢,邵国军.青年重度颈椎黄韧带骨化1例［J］.中华矫形外科杂志,2008,16(1): 38.

第六章

胸椎后纵韧带骨化症

胸椎后纵韧带骨化症(Ossification of posterior longitudinal ligament of the thoracic disease，T-OPLL)即为胸段后纵韧带异位骨化产生后方脊髓受压从而导致相应临床症状与体征的一种疾病。该病由 Tsukimoto 于1960年首次报道，多见于日本等东亚地区，但近年来北美等地区的文献报道发病率亦呈一定上升趋势。该病多见于中、下段胸椎，常合并黄韧带骨化造成脊髓前后压迫，加之胸段脊柱相对稳定，致压因素以静态因素为主，一旦出现神经压迫症状后保守治疗往往无效，常需借助手术方法进行临床干预。该病起病隐匿，发病机制不明，且保守疗效差、手术风险大，长期以来一直是脊柱外科领域富有挑战性的临床难题之一。

一、胸椎后纵韧带骨化症的流行病学、发病机制及病理特点

(一)流行病学

目前尚缺乏胸椎后纵韧带骨化症系统的流行病学资料，就脊柱后纵韧带骨化症笼统而言一般起病大于40岁，30岁之前发病罕见，一项韩国流行病学调查结果显示其发病高峰年龄在50~59岁。男性多见于女性，日本人群中的发病率之比约为2∶1，韩国约为1.45∶1。发病率以日本及东南亚地区较高，故也有"日本人病"之称，白种人较低。以日本为例，相比于颈椎后纵韧带骨化3.2%的发病率，胸椎的发病率报道为0.8%，同时有症状的胸椎后纵韧带骨化症也少于颈椎。据 Epstein 报道，70%的后纵韧带骨化发生于颈椎，15%发生于上段胸椎，其余15%分布于下段胸椎及上腰段脊椎。

(二)发病机制

目前尚缺少针对胸椎后纵韧带骨化症发病机制的系统研究。近年来，随着国内外对该病报道的不断积累，针对OPLL的病因学及发病机制的探索也正不断深入，但现有研究多以颈椎后纵韧带骨化症或以脊柱后纵韧带骨化症为主要研究对象，目前尚缺少单纯针对胸段后纵韧带骨化的机制研究报道。随着相关研究的不断深入，目前认为基因、代谢、应力、环

境、外伤等多个因素均与OPLL的发病有关,但其具体的发病机制尚不完全明确。

1. **遗传因素** 大量研究结果显示OPLL的致病基因在靠近HLA复合体第6号染色体上。Okawa等研究也证实ttw大鼠的OPLL表型是由于*NPPS*基因无意义突变造成的,这个基因编码焦磷酸酶合成,此酶是一种膜结合蛋白,调节软组织的钙化和软骨及骨的代谢,分解抑制矿化无机焦磷酸盐的焦磷酸酶,加速了后纵韧带处骨的形成,从而导致OPLL。2008年学者们利用DNA微阵列芯片技术对6号染色体上的*Runx2*在骨化韧带细胞内的基因表达进行了检测,检测结果发现骨化的韧带细胞内*Runx2*基因表达增强,同时发现在韧带骨化细胞中*Runx2*基因对结缔组织生长因子和血管生成素-1等的合成有重要的调节作用,但具体功能还未完全明了。

2. **代谢因素** 与普通人群相比,患有甲状旁腺功能减退性疾病、低磷性佝偻病和非胰岛素依赖型糖尿病等系统代谢性疾病的患者其OPLL发病率相对较高,由此推测OPLL的发生可能与代谢性因素有关。近年来,在中年人群中常见的肥胖症和非胰岛素依赖型糖尿病作为OPLL发病的独立危险因素也逐渐引起重视。在动物实验中,高糖可通过内源性TGF-β1促进细胞Ⅰ型、Ⅲ型胶原的合成,并诱导产生细胞内活性氧(ROS)激活蛋白激酶C(PKC)途径,促进Ⅰ型胶原α1的表达和Ⅰ型原胶原N端前肽(PINP)的合成从而提高韧带细胞对BMP-2骨诱导的反应性,导致韧带肥厚。胰岛素则通过激活磷脂酰肌醇3-激酶(PI3k)丝氨酸苏氨酸蛋白激酶(Akt)信号转导通路、并抑制细胞外信号调节激酶(ERK)通路来刺激韧带细胞增殖、提高对BMP-2的骨诱导反应性促进了OPLL的进展。同时在临床研究中糖尿病也被证实与不良预后相关。

3. **生物应力因素** 研究显示,机械应力在OPLL的形成与进展中发挥了一定的作用。骨形成发生蛋白(BMP)在机械刺激下可能以旁分泌或自分泌途径刺激成骨基因表达、诱导成纤维细胞向成骨细胞分化,另外转化生长因子-β(TGF-β)和P2Y1嘌呤受体亚型等也都参与了OPLL的成骨过程。另一种观点认为椎间盘退变及继发性机械应力刺激也可能是诱导胸椎韧带骨化发生的起因之一。

4. **全身特发性骨肥厚** 全身特发性骨肥厚(DISH)是一种好发于颈胸椎矢状面软组织及韧带骨化的综合征。与OPLL不同,DISH在北美与高加索人群中多见,且多因骨化的前纵韧带压迫食管而引起症状。近年来,相关报道证实DISH与OPLL常伴发存在(25%),进而推测两者有一定相关性。

(三)病理特点

骨化的后纵韧带较正常状态明显增厚,常与后方的硬膜囊粘连,甚至一并发生骨化、难以分离,但在椎间盘水平骨化程度则可相对减轻。后纵韧带骨化作为软骨内骨化的一种形式,McAfee等将其组织学形态描述为大量板层骨质内的哈佛管变异。在黄韧带骨化合并OPLL患者的超微结构研究中发现,原有的双层纤维结构萎缩、微纤维消失,骨化物由非正常的胶原纤维增生与大量的细胞外膜层叠包埋于基质内组成。

二、胸椎后纵韧带骨化症的诊断与分型

（一）临床表现

胸椎后纵韧带骨化的临床表现与骨化物的大小、椎管的直径和脊柱本身的活动度相关。一些患者可没有症状,也有报道患者可因创伤引发脊髓病症状。

1. 症状

（1）局部症状:有患者到医院就诊时仅主诉有持续性背部模糊痛,其病史可持续数月至数年,因无特异性往往容易被忽略。若病变累及肋间神经根,部分患者可出现肋间神经刺激性疼痛,同时伴发胸腹部感觉异常等症状。

（2）锥体束症状:起病隐匿呈进行性发展,早期仅感觉行走一段距离后下肢无力,休息后可继续,呈脊髓圆形间歇性跛行表现。病情进展后出现下肢无力、踩棉花感、行走困难、躯干及下肢麻木与束带感,甚至大小便困难、性功能障碍等。

2. 体征

（1）上运动神经元性损害为主的表现:躯干、下肢感觉障碍,下肢肌力减弱,肌张力升高,髌腱、跟腱反射亢进,病理征阳性等,占绝大多数。

（2）下运动神经元性损害为主的表现:广泛下肢肌肉萎缩,肌张力下降,髌腱、跟腱反射减弱或消失,病理征不能引出。

（3）上、下运动神经元性损害:严重的T-OPLL导致胸椎管狭窄症常合并上、下运动神经元性损害和神经根性损害,相对少见。

（二）影像学检查

对于临床怀疑胸段后纵韧带骨化者,在系统而全面的临床体检的基础上,针对性地选择影像学检查技术对于进一步明确临床诊断至关重要。临床常用的影像学检查技术包括:X线片、CT及MRI等。

（1）X线片:由于胸廓等结构组织的遮挡,X线片对于胸椎后纵韧带骨化症的临床诊断价值相对有限。但对于严重的胸椎后纵韧带骨化症胸椎正侧位X线片可显示椎管后方局限或广泛的高密度影。而且X线片对了解胸椎的整体矢向排列以及病变累及节段的后凸角度具有一定的临床价值(图6-1)。

（2）CT:CT平扫及二维重建对胸椎后纵韧带骨化症的临床诊断必不可少。CT不仅可以明确临床诊断,而且对后纵韧带骨化的类型、累及节段数量、椎管侵占率、骨化灶与硬膜囊之间的关系等均具有较好的显示,对手术入路及手术方式的选择具有重要意义(图6-2)。

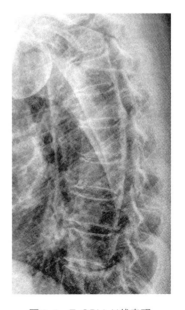

图6-1　T-OPLL X线表现

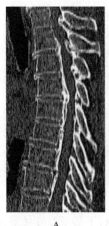
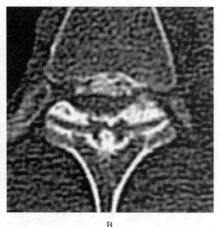

A   B

图6-2 T-OPLL合并黄韧带骨化CT表现
（A. CT矢状位重建；B. CT平扫）

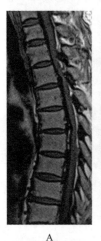
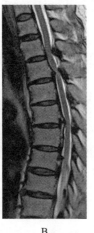

A   B

图6-3 T-OPLL合并黄韧带骨化 MRI
表现（A. T1加权像；B. T2加权像）

（3）MRI：对于临床怀疑胸段脊髓受压的患者，MRI是临床进一步检查、评估的首要选择，对明确脊髓受压程度与受压范围具有良好的临床意义。对于胸椎后纵韧带骨化症，MRI可表现为单节段或多节段、连续性或跳跃性的来自椎管前方的脊髓致压灶，且T1与T2加权像均表现为低信号（图6-3）。

（三）诊断与鉴别诊断

对于临床怀疑胸段脊髓受压的患者，在全面而系统的进行临床体格检查的基础上，结合CT、MRI等影像学检查结果，对胸椎后纵韧带骨化症的临床诊断并不困难。有报道显示我国胸椎管狭窄症的病因中，黄韧带骨化占80%以上，胸椎间盘突出占15%，T-OPLL不足5%。当缺少足够影像学资料时，需与以下常见胸椎疾病进行鉴别诊断：

（1）胸椎黄韧带骨化症：是导致临床胸椎管狭窄症的常见原因之一，致压物主要来自脊髓后方的黄韧带骨化，临床表现亦缺少特异性。需要注意的是，胸椎后纵韧带骨化症患者常合并存在黄韧带骨化，借助MRI或CT检查临床不难鉴别或明确。

（2）胸椎间盘突出症：多见于中下胸椎，病程相对较短，少数病例可急性起病。既可表现为脊髓压迫症状，也可表现为肋间神经受损症状。MRI多表现为位于椎间隙水平的前方致压物，当突出之椎间盘发生钙化时，T1与T2也可均为低信号，此时鉴别需根据压迫位置、椎间盘退变情况等进行综合判断。

（3）胸椎管内肿瘤：以神经源性良性肿瘤多见，可见于胸椎任一节段。根据肿瘤位置及累及神经结构的不同，临床表现多样。MRI检查具有较好的鉴别诊断价值。

（四）分型

日本学者Mizuno等根据发病模式将OPLL分为：①早期型：病灶局限于对应椎体的后缘呈线形分布；②片段型：病灶增厚、扩展未跨越邻近椎间盘；③连续型：骨化物累及多节段；④混合型。根据骨化物的形态学表现，OPLL又可更直观地分为线形、鸟嘴形、连续波形、连续柱形及混合型（图6-4）。Matsumoto等在一项多中心调查中对154名T-OPLL患者统计得出：直线型为5.2%，鸟嘴型为29.2%，连续波浪型为29.9%，连续柱状型为16.9%，混合型为8.8%，就累及节段的统计结果为：T1-T4为44.8%，T5-T8为40.3%，T9-T12为14.9%（图6-5）。

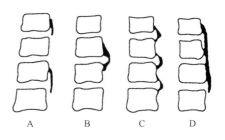

图6-4 T-OPLL 形态学分型（A. 线形；B. 鸟嘴形；C. 连续波形；D. 连续柱形）

三、胸椎后纵韧带骨化症的手术治疗

不同于颈椎后纵韧带骨化症，胸椎后纵韧带骨化症可长期无症状，临床上容易漏诊、误诊，但一经发现常呈进行性加重，导致严重的脊髓损伤，甚至瘫痪。由于胸椎活动度较小，动态因素并不是胸椎脊髓病变中的关键。一旦出现神经压迫症状加重，静卧制动等保守疗法往往无效，或者合并其他胸椎疾病，如黄韧带骨化、椎间盘突出等，手术治疗将成为唯一解决办法。目前临床上用于治疗T-OPLL大致有3种手术思路：直接切除脊髓前方骨化物、打开后方结构间接减压，或者前后联合以达到解除脊髓压迫的目的。在这三种思路下催生的各种术式都能取得一定的临床疗效，但也各自存在利弊，对于手术方案的选择，学术界目前并没有形成统一标准（表6-1）。

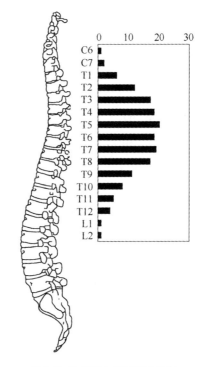

图6-5 T-OPLL受累节段分布

表6-1 胸椎后纵韧带骨化不同手术方式优缺点比较

手术方式	优 点	缺 点
后路单纯减压	手术简单、时间短、失血量少	术后麻痹、神经功能恶化风险高，不建议单独使用
后路减压并融合	手术时间短、失血少，术后麻痹发生率相对低	不能解除脊髓前方压迫
前路减压	直接去除骨化物	术后麻痹、脑脊液漏、神经功能恶化风险高，技术要求高，手术时间较长
后路环形减压	单一入路完成前方减压与后方固定	技术要求高，操作风险大，手术时程长、学习曲线长
一期前后联合减压	完全前方及后方减压	手术创伤大，手术时程长、失血量大

（一）前路减压

1.概述　通过前方减压手术直接暴露、切除骨化的后纵韧带,可从根本上解除对脊髓的压迫,改善脊髓病症状。对于上段胸椎(T1-T3)主要采用劈开胸骨柄入路,中下段胸椎(T4-T11)多采用经胸膜外或腹膜外入路的椎体次全切除术,若联合腹膜外入路显露可达到L3水平。

然而传统的前路减压手术由于操作区域深、手术视野狭小,加之胸椎前众多重要的血管、神经、淋巴管等结构以及骨化韧带与硬脊膜形成的粘连,都给术者带来了相当大的挑战。因而,尽管文献报道前路手术可达到较好的术后恢复效果,但是包括术后神经功能恶化、脑脊液漏、硬膜囊外血肿等在内的术后并发症高达20.0%~42.1%外,多节段OPLL去除后植骨内固定影响脊柱生理曲度、创伤大、愈合时间长等缺点也限制了该种术式的应用。

侧方入路也是目前临床上使用较多的胸椎减压手术入路,Kenji Hanai等提出的经肩胛骨下侧方入路:切断背阔肌、前锯肌和大圆肌,提起肩胛骨,暴露胸廓,去除第三肋进入胸腔,可以为上胸椎手术提供良好的手术视野,并认为完全切除骨化物能得到更好的疗效,但对于累及多节段的T-OPLL却存在着切除不彻底的局限。

在Min JH等对19名患者进行的回顾性分析中,术前较高JOA评分的患者预后更佳。Masashi Yamazaki等在对51例患者进行分组施行不同术式的比较研究中指出:尽管前路减压对术者要求较高,但在手术成功进行的前提下,基于前方直接减压的良好效果,可认为是治疗T-OPLL的第一选择。不过对于术前已有明显脊髓病症状、不能行走的患者,考虑到术后并发症的风险,建议改行后方减压并融合术。所以,综合手术本身的操作难度、创伤与术后较高的并发症发生率,前路手术多用于较少节段的中下段胸椎OPLL更为安全,疗效较为确切。

2.胸骨间入路前减压(正前方入路)　胸骨间入路前减压适用于T3节段以上的骨化,是T1-T3水平脊髓腹侧的压迫性病变切除的首选入路。采用该入路通过椎体切除尽可能对脊髓腹侧做充分暴露和减压,但由于颈椎的前突至胸椎时迅速后突,这一改变增加了手术视野的深度,而且在其前方还聚集着粗大的血管和神经,使脊柱植骨块的放置、内固定常常较为困难。具体手术方法如下:

（1）做一从胸骨上切迹沿胸骨中部至剑突下缘的直切口。显露胸骨远端时注意保持骨膜下分离,以免进入腹腔。在胸骨切迹近端注意避免损伤甲状腺下静脉。

（2）从胸骨和肋软骨后面通过钝性分离将胸膜壁层向下反转剥离,形成一个间隙,通过胸骨上间隙的上下端,导入线锯,锯开胸骨。撑开胸骨,显露胸腔中部。钝性分离该区左侧。局部X线透视确定手术节段。

（3）切除前方骨赘,用四棱骨刀、反向刮勺、反向骨刀刮除目标节段的椎间盘组织,切除后侧纤维环后确认骨化后纵韧带。

（4）用咬骨钳进行椎体次全切除,深度至后纵韧带,术中以骨蜡止血。

（5）用磨钻磨薄骨化的后纵韧带,辨别骨化后纵韧带,用刮匙、锐刀片、神经拉钩分离骨化后纵韧带,与硬膜分离,取出骨化韧带。

（6）仔细修整终板和骨移植床,将螺钉直接钉入椎体进行前路融合,X线确定钢板与植骨块位置。

3. **经胸腔前外侧入路前减压**　该入路适用于中段和下段胸椎（T4-T12）。经胸腔前外侧入路可暴露 T2-T12 椎体，若联合腹膜外显露可达到 L3 水平。作为对致压骨化部分最直接的处理手段，对于相当一部分患者可以达到治疗目的。该入路提供椎管内结构的外侧视角，手术切除肋横关节和肋椎关节，将胸膜剥离，肋骨牵向前外方。沿神经根找到椎间孔，切除相应椎弓根和关节面，切除部分椎板，椎体后缘1/3。逐步切除病变，充分暴露硬膜囊腹侧面。病灶切除后，酌情作椎间植骨内固定重建稳定性。该入路主要利用解剖间隙深入，技术性强，出血较多，手术费时。操作熟练者并发症并不多，对脊髓腹侧暴露优于其他外侧和后外侧入路。具体手术方法如下：

（1）术者直接在目标肋骨上作一切口，沿肋骨走行从背阔肌前缘到前方肋骨肋软骨交界处作一弧形切口。切开皮肤和皮下脂肪组织，暴露斜方肌和背阔肌，使用电刀沿切开方向切断斜方肌和背阔肌，劈开菱形肌以获得更大范围的暴露。

（2）术者确定好需要切除的肋骨，在它的上缘切开骨膜，以免损伤肋间神经和血管。于前方的肋软骨角处切开骨膜，尽可能向后方切开。

（3）用肋骨剪将肋骨剪除，切开肋骨骨膜和壁层胸膜进入胸腔，放置肋骨撑开器撑开肋骨。

（4）切开脊柱上方的壁层胸膜，尽可能少的结扎节段血管，而又可以获得充分的显露。

（5）显露胸腔内的椎体和椎间盘。切除横突、椎弓根和椎体上附着的软组织，确认椎弓根上缘，其前方即为椎间隙，磨钻处理椎弓根的上缘，暴露后方的椎间盘和硬膜的外侧缘。

（6）切除相应节段椎间盘组织，后进行椎体次全切，使用磨钻、刮匙、骨刀和咬骨钳在椎体中部切出一个大的腔隙，直到腔隙的背侧抵达椎体后缘骨皮质。然后用刮匙和椎板咬骨钳将后侧骨皮质与骨化后纵韧带一起除去，要小心分离骨化韧带与硬膜的粘连。

（7）在腔隙中放入内植物，人工椎体，使用前路支撑钢板进行螺钉内固定。

（8）彻底冲洗胸腔，缝合伤口，放入胸腔引流管。

4. **肋横突切除术（胸膜或胸腹膜外后外侧入路）**　该术式主要应用于脊髓腹侧的软性病灶，对于胸椎OPLL由于对侧显露不充分，风险较大。该入路较偏外侧，若切肋长度达10~15 cm，则视角可与胸外侧方入路相似，只是椎管内操作空间仍较小。由于保留了椎间关节，对脊柱的稳定性影响较小。该种术式尽可能采用右侧入路，防止损伤自左侧T9-T11段入脊髓的Adamkiewicz动脉。这种手术方式的手术方式和经胸腔前外侧入路前减压手术方式基本相同。

5. **注意事项**

（1）对于上、中部胸椎病变，由于脊髓位于奇静脉与主动脉的背侧，而奇静脉位置偏右，故选择右侧入路可以获得更大的手术操作空间。由于肝脏可能会导致右侧膈肌上升影响手术视野，所以对于位置较低的胸部病变，一般选择左侧入路。

（2）在进行T8-T12节段的左侧入路时，术前应考虑进行血管造影术检查，确定Adamkiewicz动脉，以防止脊髓缺血性梗死。

（3）胸椎的脊髓血供很薄弱，尤其是在T4-T9的"临界区域"，因此在结扎节段血管之前，术者应暂时钳夹并评估诱发电位的变化，以免发生灾难性后果。

（4）术前要根据影像学检查对肋骨进行计数。第1肋通常很难摸到，但第2肋往往是最大的。

（5）右侧入路时，术者应使用薄纱布或手指钝性分离，尽可能将脊柱骨质上的软组织分开，以免损伤胸导管。

（6）前路手术方式复杂，对术者的技术要求很高，尤其对于椎管严重狭窄的病例。为了更好地显露硬膜腹侧，对于椎体后缘切除较多，破坏了脊柱的稳定性，需要植骨融合及内固定。

（7）胸骨柄入路须正中劈开胸骨，而经胸腔入路常需要切除肋骨，这就导致手术位置较深，给手术带来一定困难，在术中使用器械时可能伤及脊髓。

（8）骨化的韧带常常与硬膜粘连，甚至成为一体，切除时造成硬膜破损，尤其脑脊液漏至胸腔时处理非常困难。

（9）由于后纵韧带骨化常常连续分布，对于超过3个节段的病变由于手术切除的范围广、需要结扎较多的节段血管，这就严重影响了本来血运就差的胸椎的血运循环。

（10）由于植骨块长、融合节段多、内固定放置困难，对脊柱的生理曲度影响大，术后骨愈合的时间长，手术的应用受到很大限制。

6.典型病例介绍　女性患者，59岁，双下肢无力10年余，伴大小便困难。入院体检，患者双下肢肌力Ⅱ级，麻木。术前CT检查示椎管前方巨大骨化物占位，椎管狭窄严重。手术行前路减压，彻底清除骨化的后纵韧带，髂骨自体植骨后内固定。术后患者情况平稳，1年后随访双下肢肌力恢复至Ⅳ级，仍有麻木感（图6-6）。

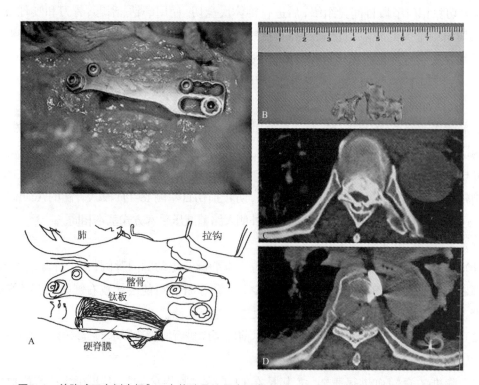

图6-6　前路减压病例介绍［A. 自体髂骨植骨内固定术（Z-plate）示意图；B. 术中去除的OPLL骨化物；C. 术前CT横断面图像；D. 术后CT复查：骨化物完全去除。图引自Hanai K, Oqikubo O, Miyashita T. anterior decompression for myelopathy resulting from thoracic ossification of the posterior longitudinal ligament. Spine（Phila Pa 1976），2002,27(10): 1070-1076.］

（二）后路减压

1. 概述　考虑到后方减压手术操作相对简单，因而在临床上得到了广泛应用。Masashi Yamazaki 等在一项分组比较研究中得出，单纯的椎板切除术后改善率为41.9%，远小于合并施行融合内固定的改善率（59.3%）。由于以下因素：① 胸椎本身存在的生理性后凸，单纯后方减压幅度有限；② 手术破坏了后柱结构，前方骨化物及胸椎本身在术后进一步受到后凸影响；③ 受压脊髓对微小创伤和缺血的敏感反应，致使术后神经功能无法达到预期效果；因此单纯椎板切除术临床上并不建议单独使用（图6-7）。

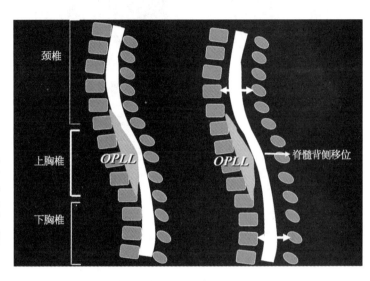

图6-7　后路减压脊髓漂浮示意图［图引自Tokuhashi Y, Matsuzaki H, Oda H, et al. effectiveness of posterior decompression for patients with ossification of the posterior longitudinal ligament in the thoracic spine: usefulness of the ossification-kyphosis angle on MRI. Spine（Phila Pa 1976），2006,31（1）: E26-E30.］

随着近年来内固定器械的广泛使用，以及相关研究的不断进展，后方手术的稳定性得到了明显提高。不少学者将关注投向了骨化后凸角（the ossification-kyphosis angle）与神经功能预后的联系，骨化后凸角是指在MRI矢状面片中骨化物后凸最显著处与头端胸椎椎体背侧面上缘和尾端胸椎椎体背侧面下缘两点连线所成角的补角（图6-8）。Norihiro Nishida 等通过3D技术进行生物力学建模得出当骨化后凸角大于20°，持续增加的应力将加剧后凸畸形与明显的压迫症状，从而导致术后神经功能的恶化。类似结论也在实际患者的影像学分析中得到证实：Yasuaki Tokuhashi 等认为当骨化后凸角大于23°时，单纯的椎板切除已不能达到充分减压的目的，因此可将骨化后凸角视为一项T-OPLL手术治疗方式的术前评估指标。同时，他们还提到结合超声影像在13例患者术中进行探测，认为得到脊髓与骨化物之间恢复硬膜囊内液性无回声区的患者应视为已获得充分减压，并且在术后无神经功能恶化发生。Masashi Yamazaki 等也将术中超声应用于后方减压，尽管24位患者术后证实仍有来自前方的骨化物接触脊髓，但是全部患者均获得了功能的恢复，使得术者进一步认为术后神经功能恶化与减压节段的高活动度有关。为了恢复良好的神经功能，使用后方减压合并内固定融合术限制脊柱活动度比矫正后凸更为重要。

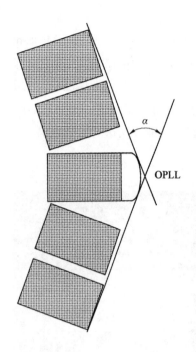

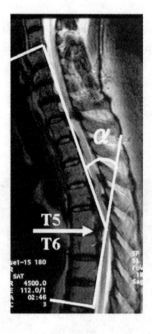

图6-8　骨化后凸角示意图：在MRI矢状面片中骨化物后凸最显著处与头端胸椎椎体背侧面上缘和尾端胸椎椎体背侧面下缘两点连线所成角的补角，即为 α 角［图 引 自 Tokuhashi Y, Matsuzaki H, Oda H, et al. effectiveness of posterior decompression for patients with ossification of the posterior longitudinal ligament in the thoracic spine-usefulness of the ossification-kyphosis angle on MRI. Spine（Phila Pa 1976），2006,31（1）: E26–E30.］

　　处于颈胸交界区的上胸椎曲度常为前凸或轻度后凸，为后方减压的脊髓提供了充分的后移空间，在减压效果同样显著的基础上，椎板成形术因其最大限度保留了后柱结构而被推荐应用于T1-T4的T-OPLL；对于存在明显后凸的中下段胸椎，文献则更倾向于使用椎板切除附加内固定术。减压后脊髓后移幅度小是制约胸椎后方减压手术疗效的重要因素，临床随访的结果显示后方减压术后神经功能恢复情况在9个月后趋于稳定，故而建议如一期后方减压效果不理想者可于术后9个月至1年后考虑行二次手术。

　　2. 手术技术

　　（1）大多数的脊柱手术采用后正中入路，这样可以直接进入椎管，也可采用椎旁入路，但现在常被用在极外侧的椎间盘切除术中。

　　（2）术前进行定位，根据体表解剖标志来确定合适的手术切口，在棘突上做正中切口，向下至筋膜层。

　　（3）再次确定棘突位置，使用电刀在棘突尖部切开筋膜，并逐层分离。使用电刀将椎旁肌从横突上分离。

　　（4）用骨膜剥离子从远端向近端做骨膜下剥离，显露后部结构。重复上述操作直至要求的胸椎数目均被暴露，同法显露对侧。立即用有标记线的纱布填塞每一段刚显露的术野，以减少出血，当后方结构达到满意显露后，术中定位。

　　（5）用磨钻磨薄相应节段椎板，利用椎板钳、神经剥离子等小心将椎板掀起，注意黄韧带的骨化及与硬脊膜的粘连。

　　（6）彻底后路减压后冲洗，部分病例可在充分减压的基础上，放入胸椎成型钢板或椎弓根螺钉进行固定。

3. 注意事项

（1）术中要小心剥离椎板，如若黄韧带骨化且与硬脊膜粘连时，强力剥除椎板，会造成脑脊液漏，采用锐性钝性交替剥离，对于硬脊膜粘连紧密的可行硬膜切除后脂肪垫修补。

（2）术中要正确定位，明确责任阶段。

（3）术中要密切注意患者出血情况，要合理利用纱布等进行止血。

4. 典型病例介绍

（1）女性患者，60岁，双下肢无力、行动困难5年余，有脑卒中病史、糖尿病、高血压。入院体检：患者行走困难，双下肢肌力Ⅲ级、足趾背伸无力，诉轻微背痛、无放射痛。术前核磁共振检查示胸段椎管多处狭窄伴脊髓信号改变，CT示胸椎多节段后纵韧带骨化。手术行T3-T9椎板切除术并T2-T10融合，术后患者肌力缓慢恢复（图6-9）。

（2）女性患者，43岁，行动困难3年余，伴背痛、下肢麻木、尿潴留。入院体检，患者T11-L1神经支配区域感觉减退，下肢无力。术前核磁共振示胸段脊髓多处骨化物压迫脊髓，脊髓信号改变，CT示椎管多处狭窄。介于患者发病后症状逐年加重，故行T2-T10椎板切除术并T2-T11融合。术后患者情况稳定，三月后返回工作岗位（图6-10）。

（三）前后路联合减压

1. 概述　胸椎椎管大致呈圆形，其矢状径除第12胸椎外，其余为14~15 mm（X线下平均为18 mm）。横径除第1、3、11、12胸椎稍大外，第4~10胸椎基本与矢状径相同，在整个椎管中也是最小的。累及多节段且后凸明显的T-OPLL或伴有黄韧带骨化的T-OPLL容易导致脊髓受前后方双重压迫，单纯前路减压手术操作过程中的磨钻、牵拉对本已处于病理状态的脊髓可能造成危险，而单纯后路的减压效果又十分有限，此时就需要考虑前后路联合入路进行更为彻底的减压。因此Norio Kawahara等首先通过后方椎板切除术减轻脊髓压迫，并以高速磨钻在椎体两侧打磨出一条沟槽，以此作为后续手术切除骨化物边缘的标志，于一期术后3周复查MRI，只要脊髓仍受到前方骨化物压迫即可行二期前方减压手术，在直视下将椎体次全切除，剥离骨化物后自体植骨内固定，且在术后跟踪随访中联合减压病例的改善率优于单纯后路减压。不过关于二期前路手术的时机仍存在争议，Yukihiro Matsuyama等认为一期术后半年恢复不佳者才考虑行二期手术，也有学者主张一期手术完成联合减压，认为此法减压彻底，但手术难度较大、并发症发生率高。

2. 典型病例介绍　女性，58岁，背部不适伴双下肢不适4年余。入院体检，双下肢肌力Ⅲ级，皮肤感觉减退。术前磁共振检查示：T4-T5后纵韧带喙状向椎管内突出致椎管狭窄。一期手术行前路骨化物去除术，术后半年行二期椎板切除并融合内固定术。术后1年半随访，影像学检查示减压充分，患者可自行活动（图6-11）。

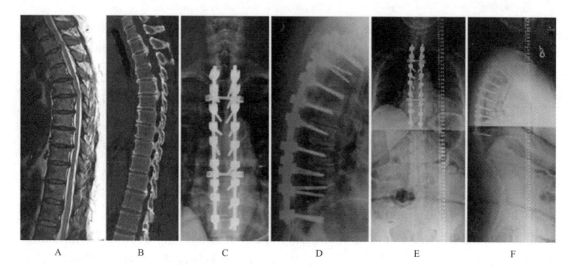

图6-9　后路减压病例介绍1［A. 术前磁共振T2加权像显示胸椎管狭窄，脊髓受压；B. 术前矢状位CT扫描：脊髓前方巨大的钙化即为OPLL；C. 术后前后位平片复查后方融合内固定效果；D. 术后侧位片复查后方融合内固定及OPLL去除效果；E. 术后前—后位脊柱全长片；F. 术后侧位脊柱全长片；图引自McClendon J，Sugrue PA，Ganju A, et al. Management of ossification of the posterior longitudinal ligament of the thoracic spine. Neurosurgical FOCUS，2011,30（3）: E16.］

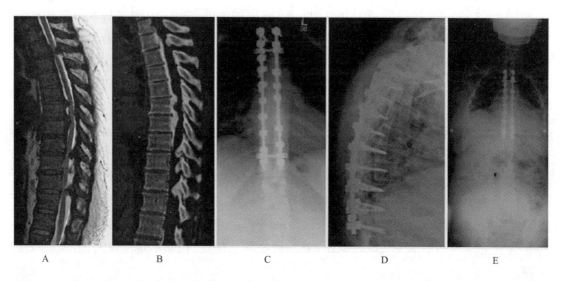

图6-10　后路减压病例介绍2［A. 术前磁共振T2加权像显示脊髓多节段受压；B. 术前矢状位CT扫描：脊髓前方广泛的OPLL；C. 术后前后位平片复查后方融合内固定效果；D. 术后侧位片复查后方融合内固定及OPLL去除情况；E. 术后前后位平片展示颈、胸、腰各段脊柱；图引自McClendon J，Sugure PA，Ganju A, et al. Management of ossification of the posterior longitudinal ligament of the thoracic spine. Neurosurgical FOCUS，2011，30（3）: E16.］

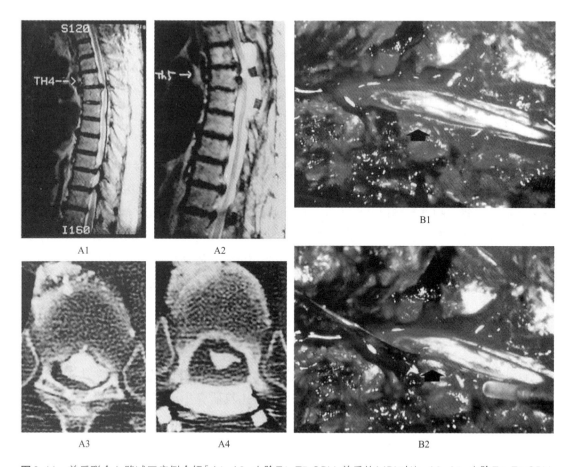

图6-11　前后联合入路减压病例介绍［A1、A2. 去除T4~T5 OPLL前后的MRI对比；A3、A4. 去除T4~T5 OPLL前后的CT对比；B1、B2. 术中操作，箭头指示为侧方暴露的OPLL病灶；图引自Tsuzuki N，Hirabayashi S，Abe R，et al. Staged spinal cord decompression through posterior approach for thoracic myelopathy caused by ossification of posterior longitudinal ligament. Spine，2001,26（14）: 1623-1630. ］

（四）胸椎后纵韧带骨化症手术治疗的并发症及处理

综合各种手术方式，术后神经功能恶化的发生率高达11.7%，但其发生机制却尚未定论，其中单纯后路减压由于手术范围较小发生率较低，前路或环形减压发生率较高。对于术后立即出现的神经功能恶化，需即刻进行MRI检查寻找原因，静脉丛止血不彻底引起的硬膜外血肿或胸椎后凸纠正不当导致的脊髓压迫，一旦明确应立刻手术补救。术中剥离骨化物对脊髓的直接损伤、大范围剥离椎旁肌并去除后柱结构引起的术后椎旁肌水肿、缓慢的硬膜外血肿、修补硬脊膜时引起的局部缩窄及术后脊柱后凸畸形的影响均须在术后住院或出院随访期间出现脊髓功能损害加重时纳入考虑。尽管非压迫性的神经功能恶化的发展有一定程度的自限性，通过保守对症治疗常常能使患者缓慢恢复，但术者仍需关注其发展成为Frankel A瘫痪的可能。术中的精细操作、电生理实时监控、合理纠正脊柱后凸并稳定胸椎结构等一系列措施能一定程度上减少脊髓功能恶化的发生。

另外，术中硬膜囊撕裂造成的脑脊液漏也是剥离骨化物时的常见并发症。较小的破口通过及时的压迫应能解决，在破口较大需要修补时，选用缝合或辅以垫片覆盖应注意避免发生局部缩窄或堵塞影响脑脊液循环，必要时可置引流。Ji Young Cho等以一组先行硬脊膜切开后仅置胸管并控制每日引流量的T-OPLL前方减压术后脑脊液漏患者与单纯施以胸管及腰大池引流的对照组比较，虽未得出统计学差异，但前组患者获得了更高的术后恢复率，提示传统腰大池引流在T-OPLL术后并发脑脊液漏的应用并不一定具有促进作用，简单的胸管引流也能获得良好效果。

T-OPLL的发病可能与基因、代谢、应力、环境等多个因素相关，一经确诊应及时手术治疗以避免神经功能恢复困难甚至造成终身残疾。目前治疗手术方案很多，且都在临床上取得过一定的疗效。胸椎和胸段脊髓本身的解剖特点容易发生脊髓损伤与术后并发症，这些都需要术者根据患者的实际情况、自身的手术经验和手术器械的条件来确定具体的手术方案。前方、后方或者环形减压的减压效果在不断的病例累积后都是肯定的，无论选择哪种术式，手术安全性都应放在第一位，术中操作应谨慎操作防止加重脊髓损伤。

四、360°环形减压治疗胸椎后纵韧带骨化症

（一）概述

除了传统前后联合入路实行的环形减压，学者也在不断尝试以单一后路达到环形减压的手术新方法。Masashi Yamazaki等在一项分组比较研究中以经椎弓根的后入路为12例患者实行环形减压取得了平均62.1%的改善率，但此法难以去除较大的骨化后纵韧带。Masahiko Takahata等回顾分析了一组后路环形减压病例，术者切除广泛椎板、骨化物及椎体后缘，植骨后以椎弓根螺钉结合钉—棒系统向上向下各扩大两个节段行内固定术，尽管减压效果好，但此法并发症较多（40%），文献报道主要有术后神经功能恶化、硬膜囊撕裂和深部感染等。术者分析指出受累节段越少的手术病例预后良好，而受累节段≥5个、多节段减压损伤过多血管、术后脊柱后凸、椎体间结构不稳都与不良预后相关，建议此法应用于4个节段及以下的T-OPLL病例中。

近年来，新兴的技术被引入到后路环形减压的手术中，Atsushi Seichi等利用CT3D图像重建技术与可调节的外固定支具，在术中对骨化物边界进行精确定位，对于较大或粘连严重的T-OPLL，采用"漂浮法"规避了静脉丛破裂出血及硬脊膜撕裂导致硬膜外血肿与脑脊液漏的风险，获得了良好的减压效果。国内刘晓光等以"涵洞塌陷法"治疗T-OPLL，术后脊髓功能明显改善，并发症少，显示了此法的安全与有效性（图6-12）。Satoshi Kato等报道了3例后入路去除椎体后所有附件、部分椎体与椎间盘，保留肋骨及肋横突关节，悬吊硬膜囊，切除骨化物的新术式。这种方法在理论上以单一切口完成了前后联合减压，提供了较传统前方减压入路更好的手术视野与操作空间，并以后外侧植骨内固定纠正了脊柱不稳结构。报道有1例出现术中硬脊膜撕裂但并未造成脑脊液漏，另外术中切断的两侧神经根可能导致脊髓相应节段的缺血，故而建议手术不宜切断3个节段以上的神经根。这项新方法有待更大规模病例的实践积累与检验（图6-13）。

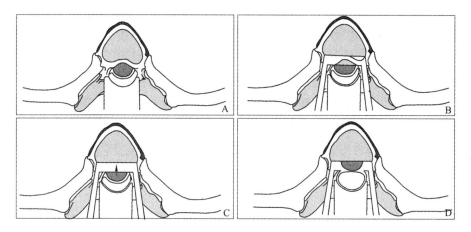

图6-12　"涵洞塌陷法" 示意图［图引自刘晓光，刘忠军，陈仲强，等."涵洞塌陷法" 360°
脊髓环形减压术治疗胸椎管狭窄症.中华骨科杂志，2010,30(11): 1059-1062.］

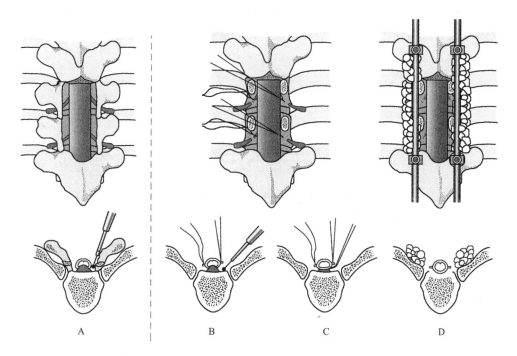

图6-13　Satoshi Kato 报道的单一后路环形减压示意图［A. 传统方法（Ohtsuka 方法）；B. 此法较之
前提供了更大的操作空间；C. 提起结扎后的神经根方便术者更好的去除骨化物；D. 自体骨回植附加
内固定，图引自Kato S，Murakami H，Demura S，et al. Novel surgical technique for ossification of
posterior longitudinal ligament in the thoracic spine. J Neuro Spine，2012,17(6): 525-529.］

（二）手术技术

（1）手术入路仍采取后正中入路，术前进行定位，根据体表解剖标志来确定合适的手术切口，在棘突上做正中切口，向下至筋膜层。

（2）再次确定棘突位置，使用电刀在棘突尖部切开筋膜，并逐层分离。使用电刀将椎旁肌从横突上分离。

（3）用骨膜剥离子从远端向近端做骨膜下剥离，显露后部结构。重复上述操作直至要求的胸椎数目均被暴露，同法显露对侧。立即用有标记线的纱布填塞每一段刚显露的术野，以减少出血，当后方结构达到满意显露后，术中定位。

（4）用磨钻磨薄相应节段椎板，利用椎板钳、神经剥离子等小心将椎板及黄韧带掀起，注意黄韧带的骨化及与硬脊膜的粘连。

（5）彻底后路减压后，用神经剥离子保护脊髓及神经根，经横突、肋横关节处，沿椎弓根至椎体用磨钻进行削切，探查责任阶段椎间后方有向椎管内突出的巨大鸟嘴样骨化后纵韧带，骨赘压迫脊髓、两者间无空隙，后外侧摘除责任阶段椎间盘髓核，打磨掏空骨赘下方至仅残留为薄壳，用反向骨刀、反向刮匙及髓核钳，分离硬膜前方粘连，压塌，取出OPLL块，大部分均能切除干净，个别粘连严重的行漂浮旷置完成脊髓前方的减压（图6-14）。

（6）在要减压的上下两个节段，于椎弓根处开孔扩孔，拧入椎弓根螺钉，安装连接杆，C臂透视螺钉位置。彻底止血，放置负压引流，依次缝合包扎。对有脑脊液渗漏者常规常压引流。

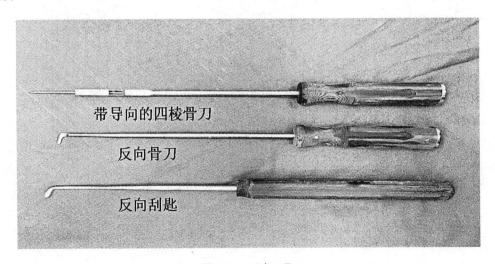

带导向的四棱骨刀

反向骨刀

反向刮匙

图6-14　手术工具

（三）注意事项

（1）椎板两侧开槽，整块或分块游离连同黄韧带一起掀起显露脊髓。

（2）切除胸椎OPLL节段双侧横突，并磨除部分椎弓根，于后方极外侧显露椎间隙，首先摘除胸椎间盘，磨空骨赘下方骨质至仅残留薄壳，用反向骨刀及反向刮匙将薄壳样骨赘敲落后清除。

（3）骨化块于硬脊膜粘连，术中分离硬膜前方粘连时要用神经剥离子及小刀钝性分离，以防脊髓的牵拉，亦防止硬膜破裂，造成脑脊液漏。

（4）完成椎间植骨，椎弓根钉固定。

（5）手术的节段数一般为1至2个孤立性OPLL，不可超过4个节段，防止脊髓缺血。

（6）术中最好采用运动电生理监护装置。

（四）典型病例介绍

（1）病例一：男性患者，55岁，背痛伴下肢不适三年余。入院体检，JOA评分1.5，术前磁共振检查示T2-T8后纵韧带骨化并T3-T6黄韧带骨化压迫脊髓。手术行后入路环形减压，T3-T6前方骨化物并部分椎体去除，T2-T7后方椎板切除，置入钉棒系统稳定胸椎结构。术后患者情况稳定，复查X线片示脊髓减压彻底、内固定稳定，一年后随访JOA评分7.5，患者表示满意（图6-15）。

（2）病例二：女性患者，42岁，主诉：胸以下感觉麻木1年，加重伴二便失禁20余天。既往体健。查体：胸骨角以下至双足感觉迟钝，鞍区感觉减退，双下肢肌力Ⅲ级，肌张力高，膝、跟腱反射亢进，踝阵挛阳性。CT及MRI示"T2-T3后纵韧带骨化，胸椎管狭窄，脊髓髓内信号异常"。诊断为胸椎管狭窄，后纵韧带骨化。手术行后入路环形减压，T2-T3前方骨化物并部分椎体切除。患者术后1周，患者双下肢肌力恢复到Ⅳ级，可独立行走（图6-16）。

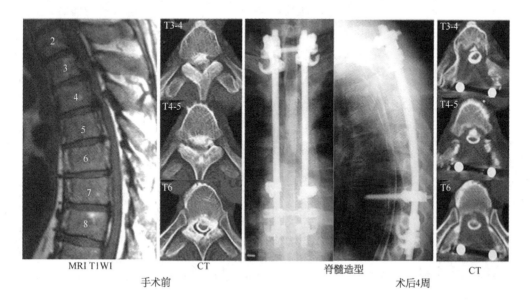

MRI T1WI　　　CT　　　　　脊髓造型　　　　　CT

手术前　　　　　　　　　　　术后4周

图6-15　单一后路环形减压病例介绍：左侧两张为术前磁共振T1加权矢状位图像及CT横断面图像，中间及右侧术后4周复查正侧位平片及CT横断面图像［图引自Takahata M, Ito M, Abumi K, et al. circumferential decompression of circumferential spinal cord decompression through a single posterior approach for thoracic myelopathy caused by ossification of posterior longitudinal ligament. Spine（Phila Pa 1976），2008,33（11）：1199-1208.］

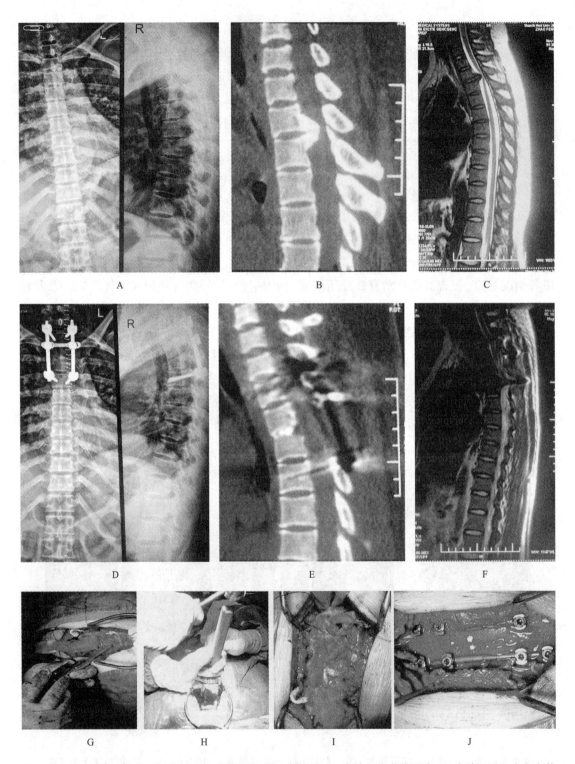

图6-16 单一后路环形减压病例介绍(A. 术前胸椎X线正侧位片；B. 术前CT矢状位重建；C. 术前MRI T2加权矢状位图像；D. 术后胸椎X线正侧位片；E. 术后CT矢状位重建；F. 术后MRI T2加权矢状位图像；G~J. 术中操作过程)

（王洪立、陈文杰、姜建元、赵斌）

参考文献

［1］ Stapleton CJ, Pham MH, Attenello FJ, et al. Ossification of the posterior longitudinal ligament: genetics and pathophysiology［J］. Neurosurgical FOCUS, 2011. 30（3）: E6.

［2］ Stetler WR, La Marca F, Park P. The genetics of ossification of the posterior longitudinal ligament［J］. Neurosurgical FOCUS, 2011. 30（3）: E7.

［3］ Kobashi G, Ohta K, Washio M, et al. FokI variant of vitamin D receptor gene and factors related to atherosclerosis associated with ossification of the posterior longitudinal ligament of the spine a multi-hospital case-control study［J］. Spine, 2008, 33（16）: E553−E558.

［4］ Kishiya M, Sawada T, Kanemara K, et al. A functional RNAi screen for Runx2-regulated genes associated with ectopic bone formation in human spinal ligaments［J］. J Pharmacol Sci, 2008, 106（3）: 404−414.

［5］ Li H, Liu D, Zhao CQ, et al. High glucose promotes collagen synthesis by cultured cells from rat cervical posterior longitudinal ligament via transforming growth factor-betaI［J］. Eur Spine J, 2008. 17: 873−881.

［6］ Li H, Liu D, Zhao CQ, et al. Insulin potentiates the proliferation and bone morphogenetic protein-2-induced osteogenic differentiation of rat spinal ligament cells via extracellular signal-regulated kinase and phosphatidylinositol 3-kinase［J］. Spine（Phila Pa 1976）, 2008, 33（22）: 2394−2402.

［7］ Nishida N, Kato Y, Imajo Y, et al.Biomechanical study of the spinal cord in thoracic ossification of the posterior longitudinal ligament［J］. J Spinal Cord Med, 2011, 34（5）: 518−522.

［8］ Kalb S, Martirosyan NL, Perez-Orribo L, et al. Analysis of demographics, risk factors, clinical presentation, and surgical treatment modalities for the ossified posterior longitudinal ligament［J］. Neurosurg Focus. 2011, 30（3）: E11.

［9］ Guo Q, Ni B, Yang J, et al.Simultaneous ossification of the posterior longitudinal ligament and ossification of the ligamentum flavum causing upper thoracic myelopathy in DISH: case report and literature review ［J］. Eur Spine J. 2011, 20 Suppl 2: S195−S201.

［10］ Park JY, Chin DK, Kim KS, et al.Thoracic ligament ossification in patients with cervical ossification of the posterior longitudinal ligaments: tandem ossification in the cervical and thoracic spine［J］. Spine（Phila Pa 1976）. 2008, 33（13）: E407−E410.

［11］ Matsumoto M, Chiba K, Toyama Y, et al.Surgical results and related factors for ossification of posterior longitudinal ligament of the thoracic spine: a multi-institutional retrospective study［J］. Spine（Phila Pa 1976）. 2008, 33（9）: 1034−1041.

［12］ Min JH, Jang JS, Lee SH.Significance of the double- and single-layer signs in the ossification of the posterior longitudinal ligament of thethoracic spine［J］. Neurosurgery, 2007, 61（1）: 118−121.

［13］ Tanno M, Furukawa KI, Veyama K, et al. Uniaxial cyclic stretch induces osteogenic differentiation and synthesis of bone morphogenetic proteins of spinal ligament cells derived from patients with ossification of the posterior longitudinal ligaments［J］. Bone, 2003. 33: 475−484.

［14］ Wang H, Liu D, Yang Z, et al. Association of bone morphogenetic protein-2 gene polymorphisms with susceptibility to ossification of the posterior longitudinal ligament of the spine and its severity in Chinese patients［J］. Eur Spine J, 2008, 17: 956−964.

［15］ 李君,王新伟,袁文.胸椎后纵韧带骨化症手术治疗进展［J］.中华外科杂志,2012,50（10）: 948−950.

［16］ 李危石,陈忠强,曾岩.胸椎后纵韧带骨化的临床特点及治疗策略［J］.中华骨科杂志,2007,27（1）: 15−18.

［17］ 贾连顺.胸椎后纵韧带骨化与椎管狭窄症的认识［J］.实用骨科杂志,2010,16（5）: 321−322.

［18］ Clin Calcium. Updates on ossification of posterior longitudinal ligament. Image diagnosis of ossification of posterior longitudinal ligament and associated diseases［J］. 2009, 19（10）: 1426-1434.

［19］ Tokuhashi Y, Matsuzaki H, Oda H, et al.Effectiveness of posterior decompression for patients with ossification of the posterior longitudinal ligament in the thoracic spine: usefulness of the ossification-kyphosis angle on MRI［J］. Spine（Phila Pa 1976）. 2006, 31（1）: E26-E30.

［20］ 何志敏,陈德玉,陈宇,等.脊柱后纵韧带骨化相关临床因素及其相关性分析［J］.脊柱外科杂志,2011,09（5）: 307-311.

［21］ 王建华,李野,刘波,等.脊柱后纵韧带骨化的病因学研究［J］.中国实验诊断学,2011,15（11）: 1981-1984.

［22］ Mizuno J, Nakagawa H. Ossified posterior longitudinal ligament: management strategies and outcomes ［J］. Spine J, 2006.6: 282S-288S.

［23］ Min JH, Jang JS, Lee SH. Clinical results of ossification of the posterior longitudinal ligament（OPLL）of the thoracic spine treated by anterior decompression［J］. J Spinal Disord Tech, 2008, 21(2): 116-119.

［24］ Matsuyama Y, Yoshihara H, Tsuji T, et al. Surgical outcome of ossification of the posterior longitudinal ligament（OPLL）of the thoracic spine implication of the type of ossification and surgical options［J］. J Spinal Disord Tech, 2005, 18(6): 492-497.

［25］ Hanai K, Ogikubo O, Miyashita T. Anterior Decompression for Myelopathy Resulting From Thoracic Ossification of the Posterior Longitudinal Ligament［J］. Spine（Phila Pa 1976）, 2002, 27: 1070-1076.

［26］ Yamazaki M, Mochizuki M, Ikeda Y, et al. Clinical Results of Surgery for Thoracic Myelopathy Caused by Ossification of the Posterior Longitudinal Ligament: Operative Indication of Posterior Decompression With Instrumented Fusion［J］. Spine（Phila Pa 1976）, 2006, 31（3）: 1452-1460.

［27］ Kato S, Murakami H, Demura S, et al. Novel surgical technique for ossification of posterior longitudinal ligament in the thoracic spine［J］. J Neurosurg Spine, 2012, 17（6）: 525-529.

［28］ Seichi A, Takeshitu K, Kawaguchi H, et al. Image-guided surgery for thoracic ossification of the posterior longitudinal ligament［J］. J Neurosurg Spine, 2005, 3（2）: 165-168.

［29］ Matsuyama Y, Sakai Y, Katayama Y, et al. Indirect posterior decompression with corrective fusion for ossification of the posterior longitudinal ligament of the thoracic spine: is it possible to predict the surgical results［J］? Eur Spine, 2009,18: 943-948.

［30］ Yamazaki M, Okawa A, Fujiyoshi T, et al. Posterior decompression with instrumented fusion for thoracic myelopathy caused by ossification of the posterior longitudinal ligament［J］. Eur Spine, 2010, 19（5）: 691-698.

［31］ Matsumoto M, Toyama Y, Chikuda H, et al. Outcomes of fusion surgery for ossification of the posterior longitudinal ligament of the thoracic spine: a multicenter retrospective survey［J］. J Neurosurgery Spine, 2011, 15（4）: 380-385.

［32］ Yamazaki M. Updates of ossification of posterior longitudinal ligament. Clinical results and complication of surgery for thoracicmyelopathy due to ossification of posterior longitudinal ligament［J］. Clin Calcium, 2009, 19（10）: 1499-1504.

［33］ McClendon J, Sugrue PA, Ganju A, et al.Management of ossification of the posterior longitudinal ligament of the thoracic spine［J］. Neurosurgical FOCUS, 2011. 30（3）: E16.

［34］ 赵建民,党耕町.前路减压植骨融合治疗胸椎后纵韧带骨化症［J］.中国脊柱脊髓杂志,2003,13（12）: 721-723.

［35］ 郝定均,贺宝容,吴起宁,等.胸椎管狭窄症术后并发症的防治［J］.中华骨科杂志,2007,27（1）: 30-34.

［36］ Kawahara N, Tomita K, Murakami, et al. Circumspinal decompression with dekyphosis stabilization for thoracic myelopathy due to ossification of the posterior longitudinal ligament［J］. Spine（Phila Pa 1976）, 2008, 33（1）: 39−46.

［37］ Tsuzuki N. Takahata M, Ito M, et al.Clinical results and complications of circumferential spinal cord decompression through a single posterior approach for thoracic myelopathy caused by ossification of posterior longitudinal ligament［J］. Spine（Phila Pa 1976）, 2008, 33（11）: 1199−1208.

［38］ Tsuzuki N, Hirabayashi S, Abe R, et al. Staged spinal cord decompression through posterior approach for thoracic myelopathy caused by ossification of posterior longitudinal ligament［J］. Spine, 2001. 26（14）: 1623−1630.

［39］ 孙景程, 冯世庆, 马信龙, 等.胸椎后纵韧带骨化致椎管狭窄症的临床特征和手术治疗方法［J］.中华骨科杂志,2010,30（11）: 1044−1047.

［40］ 刘晓光, 刘忠军, 陈仲强, 等.“涵洞塌陷法”360°脊髓环形减压术治疗胸椎管狭窄症［J］.中华骨科杂志, 2010,30（11）: 1059−1062.

第七章

胸椎黄韧带骨化症

一、胸椎黄韧带骨化症的发病机制

胸椎黄韧带骨化症（ossification of ligamenta flava，OLF）虽然早在1920年就有报道，但对胸椎黄韧带骨化症的病因和发病机制尚不清楚，大多数学者认为其可能与慢性损伤、退变、炎症及代谢等因素有关。OLF作为一种独立的临床疾病，概念上已不归属于脊柱退变性疾病，其病理变化属于软骨内骨化过程这一观点也基本统一。

（一）胸椎黄韧带的解剖学特点

脊柱有3条长韧带（棘上韧带、前纵韧带和后纵韧带）和2条短韧带（黄韧带和棘间韧带），主要用于维持脊柱稳定性和传递拉伸载荷。黄韧带是连接脊柱邻位椎板的韧带，由第2颈椎下缘起至第1骶椎上缘止，参与椎管后壁的组成。胸椎黄韧带在上附着于上位胸椎椎板前面的下半，在下附着于下位胸椎椎板后面及上缘；向外侧黄韧带附着部可延伸到椎间关节囊，向内侧则一直延伸到中线椎板形成棘突处。

由于弹力纤维构成了黄韧带的主要成分，致使其具有很高的弹性。在黄韧带骨化早期，弹力纤维极度减少，胶原纤维显著增生，并发生透明变性，从而导致黄韧带弹性的减低，当脊柱后伸时，黄韧带便会折叠或弯折而凸入椎管内，使脊髓受压。当骨化灶形成时，则黄韧带厚度明显增加，造成椎管狭窄。骨化的胸椎黄韧带仍位于其本来之解剖位置，厚度大约在4~20 mm之间不等，平均10 mm；骨化的黄韧带约半数与硬脊膜形成粘连。已骨化的黄韧带完全失去弹性，形成质地坚硬、可似象牙状坚硬的骨质。

（二）胸椎黄韧带骨化症的遗传和种族差异

黄韧带骨化在颈、胸、腰椎均可发生，但胸椎以下多见，是胸椎管狭窄症的主要原因，通常黄韧带在与上下椎板相互连接处先骨化，韧带中部后骨化。黄韧带骨化多发生亚洲人中，尤其是日本人及中国人，而白种人罕见。胸椎黄韧带骨化症的男女之比为2∶1；大多在中年以后发病。在年龄超过65岁的亚洲人中黄韧带骨化的发病率文献报道可高达20%。而对于欧美人群的发病情况的相关文献报道较少，发病率低。有研究表明韧带的骨化与Ⅺ型胶原的基因异常有关，也有研究提示韧带骨化与某些骨化相关的HLA单倍体基因有关。

在伴有全身性疾病患者中，胸椎黄韧带骨化率相应增高，如糖尿病、氟骨症、肥胖患者的韧带骨化发病率相对较高。中国、日本人高盐少肉的饮食习惯可导致血清中雌激素水平增高，从而刺激软骨细胞的生长，导致韧带骨化。

（三）胸椎黄韧带骨化症的病因学

1. **局部力学因素** 各种使黄韧带的骨附着部负荷异常增加的因素都有可能造成黄韧带的损伤，而反复的损伤和反应性修复过程增大导致黄韧带骨化的概率。

不同节段黄韧带所受张力不同，脊柱胸段黄韧带与颈腰段相比，处于更高张力状态，按照张应力牵拉成骨的理论，更易发生OLF，这与实际相符。而颈椎黄韧带承受的应力最小，因此颈椎很少有黄韧带骨化，多为肥厚皱褶或钙化，腰椎黄韧带骨化也少见，多为肥厚。而胸椎部分黄韧带力矩最大，所受张应力最大，反复的"牵拉—损伤—修复"可导致黄韧带中未分化的间充质细胞增殖分化为软骨细胞，进而发生骨化。

通过对尸体脊柱骨化的黄韧带附着部位的解剖研究发现，骨化的发生率及骨化的大小均与小关节的旋转活动范围有关，在旋转活动范围最大的T10-T11水平骨化的发生率最高，骨化的体积也最大。胸椎脊柱后凸的患者其黄韧带骨化的发生率据报道高达58.6%，说明局部机械因素可能是重要的致病原因之一。因此，胸椎黄韧带骨化症易在长期从事重体力工作者中发生，且主要发生于中下胸椎，此与中下胸椎的活动量大有关，以致黄韧带在这些部位所受的应力较大而易引起骨化现象。

2. **胸椎黄韧带骨化症的病理特点** 研究证明胸椎黄韧带骨化的形成基于韧带增生、胶原纤维变性的基础上，逐渐发展为成熟的骨化。它是一种脊柱韧带异位骨化的形式，其骨化的特点为软骨内成骨，胸椎黄韧带骨化的病理形态主要表现为两种类型：① 成熟型骨化：其特点为主要结构为板层骨，无编织骨结构，移行区无或仅有少量散在的软骨细胞。韧带区无纤维软骨细胞。② 不成熟型骨化：其特点为软骨钙化区有编织骨结构，移行区有大量增殖的软骨细胞，韧带区有增殖的纤维软骨细胞。

根据骨化灶位于关节囊部或椎板间部的不同，分别压迫神经根或脊髓，出现相应的临床症状。黄韧带附着处按其组织结构可分为四个区：即纤维韧带区、纤维软骨区、钙化软骨区和骨化区。由纤维区到骨区可理解为是一个逐渐骨化的过程，这是黄韧带骨化的病理解剖基础。

在胸椎黄韧带骨化过程中，纤维韧带区中弹力纤维减少、断裂、排列紊乱，而胶原纤维则大量增生且有不同程度的肿胀、增粗及局部融合，形成小片样均质结构；纤维软骨区又被称为骨化前沿,可见大量的纤维软骨细胞和软骨小灶呈片状或散在分布,软骨细胞在邻近软骨区处增生尤为活跃,可见大量增殖的软骨细胞柱,增生的软骨细胞周围有大量的异染物质。这种异染物质主要是硫酸软骨素,它与软骨基质钙化密切相关;钙化软骨区则可见软骨细胞肥大空泡样变性,有丰富的软骨样基质和不成熟的编织骨或成骨细胞骨化区则主要为致密的板层骨,这些现象提示骨化的过程是纤维及非纤维样组织增生分化,形成软骨、软骨钙化,随着血管的长入软骨吸收,最后成骨,形成成熟的骨结构,这种骨化的进程符合软骨内成骨的特点。

3. 生长因子在韧带骨化过程中的作用　近年来对韧带骨化的研究表明:在韧带骨化的过程中,一些生长因子起着重要作用,BMP是韧带骨化重要的局部因素,其中TGF-β所起的作用最明显。

BMP、TGF-β可在韧带骨化的移行区的骨基质以及软骨细胞中大量表达。BMP还可以在成纤维细胞样的间充质细胞中表达。该细胞可以增殖、分化为软骨细胞。但TGF-β在此细胞内则无表达,在钙化的软骨区中,成熟的软骨细胞内也无TGF-β表达。而在无骨化的韧带结构中,两者均无表达,或仅在末端部有少量的局限散在表达。研究中也证实TGF-β可以和骨诱导因子一起共同促进成骨,但TGF-β本身不能单独诱导异位骨化。这些研究提示了BMP是韧带骨化的启动因子,通过刺激间质母细胞分化启动骨化过程,而TGF-β可能通过特定的软骨母细胞,在骨化的后期刺激骨形成。

此外,也有研究表明IGF-Ⅰ在韧带骨化的软骨区内的圆形软骨样细胞内有表达,在接近骨化前缘处的圆形细胞内也有表达,其表达部位与TGF-β类似。体外培养的骨化韧带细胞的经IGF-Ⅰ处理后碱性磷酸酶活性明显高于对照组,提示IGF-Ⅰ通过促进细胞分化和基质合成,参与了韧带骨化的过程。由于各种因素的作用,最终使骨区向韧带区扩展,使黄韧带由于结构的改变失去弹性而增厚变硬。

二、胸椎黄韧带骨化症的影像学检查

胸椎黄韧带骨化症在临床上较少见,但由于其临床症状隐匿、复杂易因误诊而延误治疗时机,以致使长期、持续受压的脊髓出现不可逆性损害。但近年来随着MR、CT及CTM等检查手段在临床上广泛应用,胸椎黄韧带骨化症的早期诊断已变得较为容易,早诊早治,其后果将明显改观。影像学检查对于确定胸椎OLF的范围和程度至关重要,是指导手术治疗的重要临床指标。

1. X线检查　OLF患者骨化灶以中下胸椎为多见,病变范围以多节段为多(T4-T5节段),亦可单发或长达8个节段者。X线检查除可显示脊柱有不同程度的增生及退变外,于正位片上可发现椎板间隙消失或模糊不清,密度增高;侧位片显示基底位于椎板及关节突的骨化块突向椎管方向。普通X线平片以侧位片最容易发现OLF,主要位于椎间孔的后缘,因椎弓根的遮挡,仅在椎间孔投影处显示指向椎间隙的高密度阴影。可以根据X线侧位片所显示的形态不同分型为:① 棘状型:骨化从椎板的下缘或上缘生长,尖端指向椎间孔,发生率约为66%，包括上位型、下位型和上下位型；② 鸟嘴型：骨化从椎板的上、下缘同时生长，呈鸟嘴样，尖端指向椎间孔，发生率约为17%（图7-1）；③ 结节型：骨化占据椎间孔的后缘，呈团块样，发生率约为9%；④ 线样型：骨化较薄，位于椎板下缘或椎板上缘，发生率约为8%。

由于肩部的遮挡及普通X线影像的局限性，上胸椎的OLF及程度较轻的OLF不能通过侧位平片观察。为排除肋骨及椎管外骨组织重叠对黄韧带骨化影的影响，必要时可摄侧位断层片。

2. CT检查　CT扫描能最为直观地显示OLF。较多见的征象是：起自椎管后外侧壁（椎板上、下缘或关节突前内侧）的单侧或双侧板状或结节状高密度影突入椎管内，双侧骨化者可相互部分融合，还可与椎板和关节囊融合，形成"V"形骨化影，严重者椎管呈三叶草形或窄菱形。双侧骨化可以不对称，双侧骨化也可互相融合或与

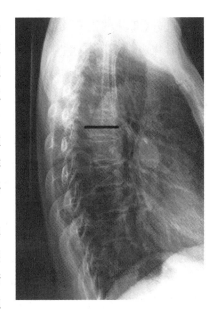

图7-1　X线侧位片上横线所指为鸟嘴型黄韧带骨化

椎板及后关节囊融合，严重时可使椎管呈三叶草状或窄菱形，也可以表现为单侧骨化，较大的单侧骨化可占据半侧椎板，骨化在椎间孔或间盘小关节平面较为明显。

Okada等根据CT影像特征将OLF分为侧方型、弥漫型、厚结节型3种类型。其中以侧方型及弥漫型较多见（图7-2），同一横断层面骨化物密度可不均匀，靠近椎管侧呈现皮质骨的征象，而靠近椎板侧呈低密度征象，并认为这一征象提示骨化发生于黄韧带的腹侧面，通过软组织窗和连续的切面显示骨化和椎管狭窄是节段性的，相应部位的脊髓变细、密度增高。

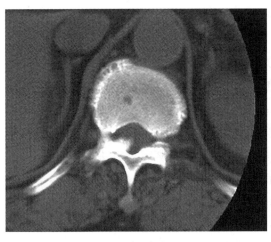

A

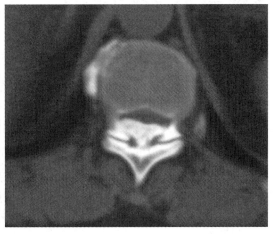

B

图7-2　胸椎黄韧带骨化CT（A. 为侧方型黄韧带骨化；B. 为弥漫型黄韧带骨化）

此外,骨化的密度及骨化表面的形态不同提示骨化的程度有可能不同。在骨窗显示上,一些骨化边缘不光滑,骨化组织内密度不均匀,呈低密度影像,为不均匀骨化,提示骨化可能不完全,另一些骨化则边缘光滑,骨化组织内密度均匀,呈高密度影像,为均匀骨化,提示骨化可能完全。

CT脊髓造影(CTM)更能够反映脊髓的形态变化及程度,但与造影剂影像重叠,有时难以反映致压物的部位、形态及大小,尤其对骨化程度及对神经组织的观察仍欠满意。

3. MR检查　MR检查比普通X线平片敏感,从矢状面观察骨化物与硬膜囊和脊髓的关系,对多节段骨化的观察连续性较好。MR矢状面成像能在勾画出黄韧带骨化灶范围的同时,能较理想地观察脊髓受压的形态以及脊髓本身的病理状况。并能除外其他原因如胸椎间盘突出、后纵韧带骨化等引起的脊髓压迫症,这对于胸椎黄韧带骨化的诊断、手术减压范围的确定和疗效的判定都是十分重要的。

在MR的T1及T2加权矢状面图像上OLF常为三角形或半圆形,呈低信号影突向椎管,使硬膜外脂肪移位、连续性中断、脊髓受压形成切迹,T1加权矢状面图像很难区分较小的OLF和脑脊液,T2加权矢状面图像观察OLF更为准确,MR还可以观察到OLF有不同的信号改变,可能与骨化的组织形态有一定的关系(图7-3)。无信号区为骨化的板层骨、皮质骨及钙化组织,低信号区为骨化的增生部位,等信号(与脊髓对比)区常为肥厚韧带中的小血管,MR还可以确定OLF的形状、范围及脊髓受压的程度,目前已作为对OLF的诊断和指导治疗的重要手段。

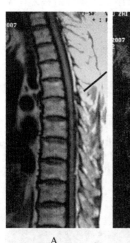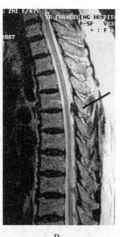

图7-3　MR片上横线所指为黄韧带骨化(A. T1加权矢状面图像为侧方型黄韧带骨化; B. T2加权矢状面图像)

临床上胸椎黄韧带骨化大致有两种形式: ① 静止型骨化:病理组织学上为成熟骨化,在CT表现为均匀骨化,MRI骨化信号为无信号表现,以后不再发展。② 进展型骨化:病理组织学上为不成熟骨化,CT表现为不均匀骨化,MR骨化信号为低信号表现,以后还会进一步发展,临床上可以将黄韧带骨化的CT及MR的影像表现作为判断黄韧带骨化程度及发展趋势的参考依据,在胸椎黄韧带骨化的手术治疗中,对已经压迫脊髓并且出现临床症状的骨化节段应立即切除减压,而对轻微压迫或尚未造成压迫的骨化节段可根据骨化的CT及MR类型选择处理方法,如为静止型骨化可以不做任何处理,如为进展型骨化可行手术切除或密切观察。

在MR的T1及T2加权矢状面图像上,增厚骨化的黄韧带常呈低信号影突向椎管,使硬膜外脂肪移位.连续性中断,脊髓受压形成切迹。MR还可确定黄韧带骨化的形状、范围以及脊髓受压程度,单节段OLF常表现为脊髓后方呈鸟嘴样凹陷,多节段OLF则可呈典型的串珠样改变。脊髓慢性受压及其局部反复的轻微创伤可造成神经组织水肿、脱髓鞘、脊髓软化、空洞、坏死等多种病理变化。T2加权像上的脊髓高信号影反映了这些病理变化。黄韧带骨化平面如出现脊髓高信号影，提示脊髓水肿或变性，临床上神经系统症状均较严重。

对于诊断胸椎OLF合并脊髓型颈椎病时MR比CT和X线片更具优势。因为胸椎OLF常为连续型或跳跃型，且下胸椎和胸腰段最多见，所以当颈椎MRI偶然发现上胸椎OLF时，必须进一步行全胸椎MRI检查，以免漏诊（图7-4）。胸椎MRI检查确定所有的骨化节段后，对这些节段再进行CT扫描，结合MRI轴位像和CT扫描（骨窗），即可判断骨化黄韧带的部位和形态、椎管的形状、硬膜囊及脊髓受压的程度、脊髓信号有无改变等。

4. 脊髓造影检查　脊髓造影检查能显示完全梗阻或部分梗阻（一般发生于骨化最低最严重的部位，压迫来自后方或后外方）。造影剂呈毛刷状或鸟嘴状中断，较小骨化块引起的充盈缺损可在斜位投照时清楚显示。但脊髓造影在完全梗阻时仅能显示病灶的远端，无法同时显示近端状况。

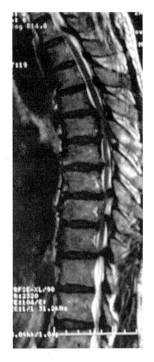

图7-4　全胸椎MRI片上多处黄韧带骨化

脊髓造影检查多表现为完全性或不完全性梗阻，当行上行性造影时，梗阻平面与黄韧带骨化节段的下端相一致，如要显示黄韧带骨化所致椎管狭窄、脊髓受压的范围，需再做下行性脊髓造影术。不完全性梗阻中，多能从侧位、斜位片上发现致压物来自硬脊膜囊后方。完全性梗阻的病例中，梗阻平面与椎间盘平面一致，加上黄韧带骨化所致胸椎管狭窄症与胸椎间盘突出的临床表现相似，使得本病与椎间盘突出难以鉴别。此时，脊髓造影提供的信息是不全面的，有必要对梗阻面进行CT及MR检查。

三、胸椎黄韧带骨化症的诊断及鉴别诊断

胸椎黄韧带骨化症患者由于起病的隐蔽性及病情发展较慢，给此病的诊断带来一定的困难，主要依据其临床特点、影像学所见及手术探查，综合判断。

（一）胸椎黄韧带骨化症的临床表现

1. 起病时间　本病起病缓慢、隐匿，病程多呈渐进性发展，且持续时间较长。如遇某种诱因，包括轻微外伤或过劳而可发病，甚至可使病情迅速恶化。

2. 主要症状　患者多发症状为下肢麻木及感觉异常（两者约占70%）；单侧或双下肢无力，步行困难（约占60%以上）；50%患者行走时可有踩棉花感，40%的患者有胸腹部束带感或其他症状，如下肢放射痛、背痛等。

3. 体征　主要表现为单侧或双下肢的肌力减退、胸髓受损节段平面以下感觉减弱或消失，且可伴有浅反射减弱、锥体束征及括约肌功能障碍等。

（二）胸椎黄韧带骨化症的诊断

1.临床特点　本病可见于胸椎的各个节段,起病呈隐匿状,临床表现大多较为复杂而易误诊,尤其是在CT扫描及MR出现以前的年代里。

患者早期主要表现为下肢肢体的麻木与无力、并有其他感觉异常、胸腹束带感及肢体发紧等。病变位于胸椎中上段者,可有明显的上运动神经元损伤体征,查体时显示痉挛步态、肌张力增高及病理征阳性。此时可结合胸髓感觉障碍平面及上肢检查结果来确定病变水平。如病变发生于下胸椎,由于骨化发生率高、程度严重且往往合并T12-L1甚至以下水平的韧带骨化或下腰椎疾患,亦可同时累及胸腰段处脊髓及神经根。此时在临床上主要表现为上、下运动神经元同时损伤的混合性瘫或软瘫症状,何者为重主要取决于压迫的部位和程度。在临床上应与颈腰综合征及胸腰椎其他病变相鉴别。

2.影像学所见　影像学检查对本病的确诊具有重要作用。

（1）X线平片:凡疑有本病者,均应常规进行X线平片检查,并以此做出初步诊断,同时应排除其他骨关节病变的可能性。X线平片上多能发现胸椎黄韧带骨化灶,应注意观察。

（2）脊髓造影:单纯椎管造影只能提示椎管的梗阻性病变及程度,但不能定性及全面反映病变的部位。

（3）CT扫描:CT对本病的诊断最为理想,不仅可以显示OLF的部位、形态、大小和继发性椎管狭窄的程度,尤其对细微的小关节骨化、增生性病变等更为敏感,而且对椎管内结构的观察也较为细致。

（4）CTM:更能够反映脊髓的形态变化及程度,但与造影剂影像重叠,有时难以反映致压物的部位、形态及大小,尤其对骨化程度及对神经组织的观察仍欠满意。

（5）MR检查:具有更大的优越性,既可对矢状面大范围进行观察,又便于发现病变及排除椎管内可能存在的其他疾病。但对骨化之韧带横断面显示欠佳,且对早期、较小或偏侧性病变容易漏诊。

综上所述,就诊断准确率而言,MR与CT（或CTM）扫描两者之结合是诊断本病的最佳选择。

（三）胸椎黄韧带骨化症的鉴别诊断

OLF可发生于胸椎的各个节段,由于起病隐匿,临床表现复杂而容易漏诊或误诊,应与多种疾病进行鉴别,其中尤应注意除外脊髓型颈椎病、椎管内占位性病变、脊髓空洞积水症和运动神经元疾患等。

如何早期准确全面的确诊胸椎OLF合并脊髓型颈椎病,以及确定主要责任节段是一个临床难题。详尽的病史资料、影像学检查和全面的体格检查必不可少,对于胸椎OLF合并脊髓型颈椎病的患者来说,其颈段、胸段的脊髓损害均可影响到下肢,累加后其下肢功能障碍可能会更严重。另外,当胸椎OLF发生于胸腰段时,由于腰膨大或脊髓圆锥受累,可以表现为下肢的上、下运动神经元混合性损害。当临床查体发现这种混合性损害时,应考虑到胸腰段椎管狭窄的可能。而对于确诊脊髓型颈椎病并行颈椎手术治疗的患者,如果术后2~3个月内其上肢症状明显缓解而下肢症状不缓解或渐进性加重,应考虑合并胸脊髓病的可能。

四、胸椎黄韧带骨化症的手术治疗

(一)非手术疗法

主用于早期轻型病例,有外科手术禁忌证或是脊髓受损已形成完全瘫痪的晚期病例。OLF属于韧带组织的异位骨化,非甾体抗炎药(NSAIDS)是目前最有效的预防异位骨化形成的药物,其中,选择性COX2抑制剂已广泛用于治疗骨关节炎、类风湿性关节炎和强直性脊柱炎,它通过抑制COX活性,减少局部血管生成而发挥作用。推测COX2抑制剂通过抑制血管生成对OLF有预防和控制复发的作用。同样,血管内皮抑制素也为可能的治疗选择。OLF一旦形成脊髓压迫,只有手术能解决问题。选择性COX2抑制剂或血管内皮抑制素仅能用于控制疾病发展或防止术后复发。

(二)手术疗法

1. 基本原则与要求 对于OLF所致的椎管狭窄症和脊髓损害,早在1977年,Knada等就提出保守治疗,包括支具、药物等对OLF造成的脊髓受压无效,这一观点已被后来的许多文献证实。目前国内外文献一致认为早期手术治疗是解决OLF所致脊髓受压的最佳方法。Okada等提出OLF导致脊髓损害的手术指征是JOA评分低于3分的严重步态障碍者,如上下楼时需要拐杖或别人帮助,甚至不能行走的患者。但此病起病表现往往较为严重,且发展迅速,因此多数学者主张诊断一旦明确,应尽早手术。

手术治疗的关键是力争早期、准确、彻底清除位于脊髓后方的致压物,同时应避免误伤脊髓。既往由于缺乏较细的手术工具而使手术疗效多不尽如人意;近年来由于器械的改进,经验的积累及技术水平的提高,目前已取得了满意的疗效,尤其对连续多节段OLF患者疗效更佳,麻醉可酌情而定,对高位病变者,宜采用全麻,中下段病变则可用局麻或硬膜外麻醉,术中应配合诱发电位监护,以使整个手术过程中获得监护。对非全麻的病例,应密切观察局部与肢体反应,保证手术的安全和避免损伤。

2. 手术入路及技巧 由于压迫来自脊髓后方,多数作者采用后方入路进行减压,单纯的全椎板切除往往无法达到彻底减压的目的,必须将小关节内侧的1/3~1/2、骨化的黄韧带也同时切除,切除的范围不应限于引起症状的节段,还应该包括该节段的上、下各一节椎板,如果合并后纵韧带骨化,可能还需行前路减压,骨化范围广泛及骨化倾向明显者往往还需要多次手术治疗。

手术均在全麻、体感诱发电位监护下进行,并根据手术节段的多少及手术时间的长短来决定是否选择自体血回输。取俯卧位,中上胸椎病灶患者可采用石膏床,下胸椎病灶患者可垫双U形垫,患者胸腹部悬空。术前C臂X线透视定位。

胸段脊髓的血液供应较差,加之OLF对其长时间的慢性压迫,造成脊髓缺血,手术时的轻微刺激就可能造成脊髓的严重损伤,类似咬骨钳"蚕蚀"样咬除椎板的减压方式可对脊髓产生反复多次的冲击刺激,应予以摒弃。应用高速磨钻以"揭盖法"方式对椎板进行整块切除,可避免或减少对脊髓的直接刺激,因而安全且效率高,由于骨化的黄韧带常与硬膜粘连甚至与骨化的硬膜融合,术中容易出现硬膜撕裂、缺损造成脑脊液漏,术中并发症的发生率较高,手术治疗的效果不如颈椎后纵韧带骨化的手术效果好。

为了尽可能达到减压和完整切除病灶的目的,防止术后瘢痕以及畸形的形成,先后有许多学者提出了不同的改良后路手术方法,如保留棘突、椎板成形等,目前临床上常用的减压方式为全椎板揭盖法、漂浮法两种。无论何种术式,均应注意切骨范围应超过肉眼所见病骨的2~3 mm,以减少复发率及术后创伤反应所引起的症状加重,并酌情选择相应之内固定技术。

(1)漂浮法减压:对于MR、CT检查示OLF为局灶型、病变范围不超过2个节段者,可采用单纯后路椎管后壁切除减压,暴露出棘突、椎板后,减压范围至病灶上下各1个正常椎板,定位明确后咬除病变节段棘突,并将增厚椎板及骨化黄韧带咬薄。神经剥离器协助分离椎板下缘。可选择狭窄较轻的一侧,以小刮勺刮出突破口后,选用特制超薄枪式椎板咬骨钳,咬除正常或增厚椎板及骨化韧带,开始行椎管后壁切除减压,先扩大对侧椎管,以枪状咬骨钳自椎管穿窿部向对侧渐次咬除椎板,动作轻柔,尽量避免骚扰脊髓及撕破硬脊膜;再渐次咬除患侧椎板,在黄韧带骨化区骨质增厚,用球磨钻磨薄,薄化过程中注意用神经剥离子分离黄韧带内面,并用神经剥离子探查骨化范围,逐渐会合至骨化最严重节段,若骨化韧带与硬膜粘连紧密不能分离或硬膜亦发生骨化而成为骨化灶的一部分,应将其一并切除。也可将病灶磨薄、孤立、漂浮。注意用棉片保护脊髓,双极电凝止血,维持术野清楚。

(2)全椎板揭盖法:涉及2个以上节段者,可采用全椎板揭盖法减压,减压范围也要至病灶上下各1个正常椎板,先在椎管狭窄较轻的一侧椎板,用尖嘴咬骨钳、高速磨钻沿两侧上下关节突中点连线处,磨薄骨质、开槽,磨透椎板全层、关节突及骨化的黄韧带,直至硬膜囊侧壁外,超薄枪钳咬除骨质至椎管,由下而上切除椎节的上端椎板处(图7-5)。另一侧同样方法磨薄对侧椎板、开槽。横断上、下端棘间韧带、黄韧带,显露病变上下非狭窄区的硬膜,用有齿钳夹住棘突根部轻轻提起,用神经剥离器自近端或远侧间隙仔细分离骨化的韧带与硬脊膜间的粘连,必要时尖刀协助锐性分离,将病变椎板、骨化的黄韧带和增生内聚的关节突关节内侧部整体切除(图7-6)。

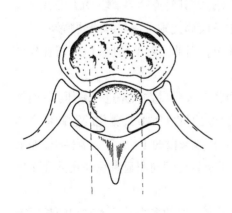

图7-5 胸椎黄韧带骨化症后路减压范围横断面示意图

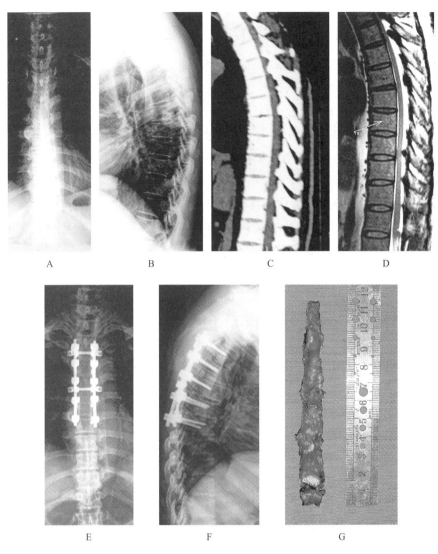

图7-6　患者男性,57岁,胸椎黄韧带骨化症(OLF)后路椎板切除减压内固定术(A、B. 术前正侧位X线片; C. CT矢状面重建: T4–T12多处黄韧带骨化; D. MR矢状位T2加权,显示T4–T7段黄韧带骨化较明显; E、F. 术后X线正侧位片; G. 整块切除骨化之黄韧带)

（3）后外侧减压法：胸椎同一平面OLF合并胸椎间盘突出或后纵韧带骨化者,即使对胸椎行广泛的椎板切除也无法保证有效的脊髓减压,因为胸椎是自然后凸的,脊髓漂移有限,椎板减压无法像颈椎和腰椎那样产生满意的效果,故采用后正中入路结合侧后方入路的次环状或环状减压治疗。手术可经椎弓根后外侧入路,用于合并侧方型和旁中央型椎间盘突出。显露一侧关节突及横突,在横突根部与关节突间咬除部分关节突、椎弓根内侧部分及后外侧小部分椎体,用神经剥离子分离突出间盘与硬脊膜前方的粘连,刮匙刮除及髓核钳摘除椎间盘及骨化后的后纵韧带。

对于骨化范围广泛、骨化倾向严重者,往往需要多次手术。

五、胸椎黄韧带骨化症的手术治疗并发症及处理

影响OLF疗效的因素较多，各学者的临床疗效评价标准有一定差异，这些传统和改良的后路减压方法的总体效果并不令人满意，主要原因有：早期并发症发生率高、未切除的骨化物的继续发展、瘢痕形成、OLF复发、脊柱后凸畸形加重等。

1. 脊髓神经功能改善不明显或恶化　造成术后效果差的主要原因有：

（1）术前病程长，脊髓长期受压，术中操作时少许震动、手术器械引起的内压增加、手术操作不慎及脊髓突然减压后发生再灌注、并对脊髓造成充血与水肿所致。因此在手术过程中，操作务必准确和精细，以免造成不良后果。用枪式咬骨钳咬除残存的骨化韧带及关节突。直视下可避免或减少对脊髓的直接刺激，禁用椎板钳"蚕蚀"样咬除椎板，如果椎板钳下唇伸入椎板和硬膜间隙减压反复刺激、压迫脊髓，可能导致灾难性后果。国内外文献也证实病程超过2年的患者术后效果差。

（2）硬膜外血肿，也是导致术后脊髓压迫症状加重的原因之一，应注意术中止血和术后引流。作者曾遇到过1例术后1周恢复良好的OLF患者因下床大便时用力不当导致椎管内静脉丛重新出血形成血肿而手术清创。

（3）减压不彻底，其他部位的OLF进展或手术部位的OLF复发，造成脊髓压迫。

（4）晚期胸椎后凸畸形，切除椎板节段过多及部分小关节切除后造成胸椎不稳定而未行内固定技术，从而使术后病情加重。

为了减少医源性脊髓损伤的发生，提高手术安全性以及切除的精确性，可利用手术图像导航系统指导切除操作，发现能提高切除的完整性及手术精度，减少对脊髓的扰动。

胸段脊髓对冲击的耐受力较差，再加上骨化黄韧带的压迫，脊髓无缓冲余地，脊髓处于高危状态，术中剧烈震动，椎管占位性器械的应用都极易造成不可逆损害，因此术中要应用有效、安全、动态、全程、即时的脊髓监测，皮质体感诱发电位（CSEP）监护可较好地满足以上要求，成为目前脊髓手术中最常用的电生理监测方式。CSEP用作中枢神经系统检查是一种较客观的检测手段，有科学的生理学基础。CSEP主要反映脊髓后索薄楔束深感觉传导功能，由于脊髓前、后索相邻，又为一体的软脊髓包绕，故CSEP也能间接反映前索及侧索情况。

2. 硬脊膜损伤导致脑脊液漏　脑脊液漏也是常见的手术并发症，主要是由于骨化物与硬脊膜粘连或硬膜囊骨化与OLF融合，此类病例硬脊膜多变得薄而脆，易在分离时引起硬膜破损，且破口多较大而不规则，可达2~3个间隙水平。

在处理骨化的黄韧带与硬脊膜粘连时，应注意细心分离。如果硬膜骨化而分离不开，可咬碎骨块，神经剥离子紧贴骨面切分，硬脊膜大多完整，有时硬脊膜破损但蛛网膜完整，如果两膜均破损，应根据情况修补，效果良好。裂口小于0.1 cm，则不予缝合，用游离脂肪组织或明胶海绵来填塞；0.1~1 cm裂口，用7-0无创线间断或连续缝合，缝合间距0.5~2 mm；裂口超过1 cm时，以游离腰背筋膜片移植修复，筋膜宽度以0.5 cm左右为宜。缝合后再在筋膜外加一薄层游离脂肪垫及明胶海绵，以减少术后粘连。以上均用生物蛋白胶封堵，术后适时

引流,平卧休息。出现脑脊液漏者,局部予以棉垫加压包扎,背部压沙袋,应用抗生素预防感染,补充白蛋白及少量血浆。

3. 深静脉血栓　发生率较前者为少,主要与年龄较大、过度肥胖、术前双下肢肌张力高而活动少、手术时间较长、俯卧位易使下肢血液淤滞、回流不畅等诸因素有关。此外,手术创伤性应激反应导致血小板反应,以致易形成血液高凝状态。

(卢旭华、王海滨、陈德玉)

参考文献

［1］　Ren L, Hu H, Sun X, et al. The roles of inflammatory cytokines in the pathogenesis of ossification of ligamentum flavum［J］. Am J Transl Res, 2013, 5(6): 582−585.

［2］　Chin S, Furukawa K, Ono A, et al. Immunohistochemical localization of mesenchymal stem cells in ossified human spinal ligaments［J］. Biochem Biophys Res Commun. 2013, 436(4): 698−704.

［3］　神兴勤,孙天威,方钊,等.胸椎黄韧带骨化症合并硬脊膜粘连的影像学分析.中国修复重建外科杂志［J］. 2013, 27(4): 414−417.

［4］　Schmidt RF, Goldstein IM, Liu JK. Ossified ligamentum flavum causing spinal cord compression in a patient with acromegaly［J］. J Clin Neurosci, 2013, 20(11): 1599−1603.

［5］　Li M, Wang Z, Du J, et al. Thoracic myelopathy caused by ossification of the ligamentum flavum: a retrospective study in Chinese patients［J］. J Spinal Disord Tech, 2013, 26(1): E35−40.

［6］　Yabe Y, Honda M, Hagiwara Y, et al. Thoracic radiculopathy caused by ossification of the ligamentum flavum［J］.Ups J Med Sci, 2013, 118(1): 54−58.

［7］　Lang N, Yuan HS, Wang HL, et al. Epidemiological survey of ossification of the ligamentum flavum in thoracic spine: CT imaging observation of 993 cases［J］. Eur Spine J, 2013, 22(4): 857−862.

［8］　Cai HX, Yayama T, Uchida K, et al. Cyclic tensile strain facilitates the ossification of ligamentum flavum through β-catenin signaling pathway: in vitro analysis［J］. Spine(Phila Pa 1976), 2012, 37(11): E639−E646.

［9］　Uchida K, Yayama T, Cai HX, et al. Ossification process involving the human thoracic ligamentum flavum: role of transcription factors［J］. Arthritis Res Ther, 2011, 13(5): R144.

［10］　Yin X, Chen Z, Guo Z, et al. Tissue transglutaminase expression and activity in human ligamentum flavum cells derived from thoracicossification of ligamentum flavum［J］. Spine(Phila Pa 1976), 2010, 35(20): E1018−E1024.

［11］　Guo JJ, Luk KD, Karppinen J, et al. Prevalence, distribution, and morphology of ossification of the ligamentum flavum: a population study of one thousand seven hundred thirty-six magnetic resonance imaging scans［J］. Spine(Phila Pa 1976), 2010, 35(1): 51−56.

［12］　Muthukumar N. Dural ossification in ossification of the ligamentum flavum: a preliminary report［J］. Spine(Phila Pa 1976), 2009, 34(24): 2654−2661.

［13］　Yayama T, Uchida K, Kobayashi S, et al. Thoracic ossification of the human ligamentum flavum: histopathological and immunohistochemical findings around the ossified lesion［J］. J Neurosurg Spine. 2007, 7(2): 184−193.

［14］　Mobbs RJ, Dvorak M. Ossification of the ligamentum flavum: diet and genetics［J］. J Clin Neurosci, 2007, 14(7): 703−705.

［15］ 赵伟光,刘振武,刘利,等.胸椎黄韧带骨化症与骨形态发生蛋白4基因单核苷酸多态性的关联［J］. 中国组织工程研究,2012,16(24)：4376-4380.

［16］ 周方,党耕町.胸椎黄韧带骨化影像学与病理学对照研究［J］.中华骨科杂志,2004,24(6)：346-349.

［17］ 李文菁,赵宇.胸椎黄韧带骨化症合并硬脊膜骨化的研究进展［J］.中华骨科杂志,2003,33(6)：670-673.

［18］ Guo JJ, Luk KD, Karppinen J, et al. Prevalence, distribution, and morphology of ossification of the ligamentum flavum: a population study of one thousand seven hundred thirty-six magnetic resonance imaging scans［J］. Spine(Phila Pa 1976), 2010, 35(1)：51-56.

［19］ 孙志明,赵合元,李建江,等.胸椎黄韧带骨化的MRI分型对胸椎管狭窄手术方法选择的影响［J］.中华骨科杂志,2008,28(11)：936-940.

［20］ 赵建民,党耕町.胸椎黄韧带骨化症的影像诊断［J］.中国脊柱脊髓杂志,2004,14(5)：278-282.

［21］ 袁海峰,王自立,乔永东,等.骨化的胸椎黄韧带中骨形态发生蛋白的表达、CT值测定与骨化成熟度的研究［J］.中华外科杂志,2006,44(20)：1381-1384.

［22］ 钟招明,陈建庭,赵成毅,等.胸椎黄韧带骨化的影像学研究及其临床意义［J］.中国临床解剖学杂志,2009,27(1)：253-255.

［23］ Giulioni M, Zucchelli M, Damiani S, et al. Thoracic myelopathy caused by calcified ligamentum flavum［J］. Joint Bone Spine, 2007, 74：504-505.

［24］ Gao R, Yuan W, Yang L, et al. Clinical features and surgical outcomes of patients with thoracic myelopathy caused by multilevel ossification of the ligamentum flavum［J］. Spine J, 2013, 13(9)：1032-1038.

［25］ Liu FJ, Chai Y, Shen Y, et al. Posterior decompression with transforaminal interbody fusion for thoracic myelopathy due to ossification of the posterior longitudinal ligament and the ligamentum flavum at the same level［J］. J Clin Neurosci, 2013, 20(4)：570-575.

［26］ Chen XQ, Yang HL, Wang GL, et al. Surgery for thoracic myelopathy caused by ossification of the ligamentum flavum［J］. J Clin Neurosci, 2009, 16(10)：1316-1320.

［27］ Park BC, Min WK, Oh CW, et al. Surgical outcome of thoracic myelopathy secondary to ossification of ligamentum flavum［J］. Joint Bone Spine, 2007, 74：600-605.

［28］ Kawaguchi Y, Yasuda T, Seki S, et al. Variables affecting postsurgical prognosis of thoracic myelopathy caused by ossification of the ligamentum flavum［J］. Spine J, 2013, 13(9)：1095-1107.

［29］ 卢旭华,陈德玉,赵定麟,等.胸椎黄韧带骨化症的外科治疗［J］.脊柱外科杂志,2004,2(2),72-74.

［30］ 陈仲强,孙垂国,党耕町,等.手术治疗胸椎黄韧带骨化症的疗效及其影响因素［J］.中国脊柱脊髓杂志,2006,7：485-488.

［31］ 马永刚,刘世清,卫爱林,等.胸椎黄韧带骨化症手术方式的探讨［J］.中国矫形外科杂志,2010,18(9),784-787.

［32］ 卢旭华,陈德玉,赵定麟,等.胸椎黄韧带骨化症的外科治疗［J］.脊柱外科杂志,2004,2(2),72-74.

［33］ 陈仲强,孙垂国,党耕町,等.手术治疗胸椎黄韧带骨化症的疗效及其影响因素［J］.中国脊柱脊髓杂志,2006,7：485-488.

［34］ 马永刚,刘世清,卫爱林,等.胸椎黄韧带骨化症手术方式的探讨［J］.中国矫形外科杂志,2010,18(9),784-787.

［35］ 杨忠,雪原,张超,等.胸椎黄韧带骨化合并硬脊膜骨化的手术策略［J］.中国修复重建外科杂志,2012,26(4)：401-405.

［36］ Wang LF, Liu FJ, Zhang YZ, et al. Clinical results and intramedullary signal changes of posterior decompression with transforaminal interbody fusion for thoracic myelopathy caused by combined ossification of the posterior longitudinal ligament and ligamentum flavum［J］. Chin Med J(Engl), 2013, 126(20)：3822-3827.

第八章
腰椎后纵韧带骨化症

以往对于脊柱韧带骨化病的研究集中于颈椎和胸椎,对于腰椎韧带骨化病很少有学者提及,但和脊柱其他部位一样,腰椎同样存在韧带骨化病,主要包括后纵韧带骨化和黄韧带骨化,也有前纵韧带骨化和棘间韧带骨化等。自 Kurihara 等最早于 1988 年报道此类疾病以后,先后有日本和欧美学者对此进行了相关研究。腰椎 OPLL 在文献和相关研究中却很少被提及,这主要是其发病率相对较低,国内外对此研究均相对较少。至今,仅有 5 篇国外文献对此进行了报道,国内尚无相关报道。本章将对腰椎后纵韧带骨化目前的研究现状做一简单介绍。

一、腰椎后纵韧带骨化的发病率

一般认为腰椎后纵韧带骨化的发病率较颈椎和胸椎后纵韧带骨化要低得多,日本学者 Okada 等对其所治疗的 6 192 例腰椎退变性疾病患者的 X 线和 CT 检查结果进行研究发现,其中仅有 10 例患者存在明显的 OPLL,发病率为 0.16%。但也有学者持不同意见,Epstein 等报道在他们所治疗的脊柱后纵韧带骨化病患者中,颈椎 OPLL 占 70%,胸椎 OPLL 占 15%,腰椎 OPLL 也占 15%。在 Albisinni 等的一篇流行病学报道,在 792 例腰椎退变性疾病手术患者中有 23 例存在 OPLL,发病率为 2.9%,这与颈椎 OPLL 的发病率无明显差异。

二、腰椎后纵韧带骨化的临床特点

总体而言,腰椎后纵韧带骨化患者和一般腰椎退变性疾病的临床症状无差别,其临床表现主要包括腰痛、下肢放射性疼痛、麻木,间歇性跛行、马尾综合征等。但由于腰椎椎管较颈椎、胸椎等脊柱其他部位的椎管容积更大,因此腰椎 OPLL 的存在并不一定引起临床症状,只有当 OPLL 达到一定的严重程度才会压迫马尾神经引起临床症状。这也是临床上腰椎 OPLL 发病率的原因之一。

此外,由于解剖上后纵韧带在上腰椎要宽于下腰椎,因此 OPLL 在上腰椎更为多见,可容易产生椎管狭窄、马尾综合征等的临床症状,而下腰椎多表现为神经根刺激症状。在Okada等所报道的10例患者中,OPLL位于L1-L2的2例,L2-L3的4例,L3-L4的4例,L4-L5的5例,L5-S1的4例,6例患者为单节段,4例患者为多节段。

三、腰椎后纵韧带骨化的影像学检查

腰椎OPLL可以通过X线和CT检查明确诊断。X线侧位片上在椎间孔位于椎体后缘的水平,可见沿后纵韧带解剖形态走形的骨化影(图8-1),和颈椎、胸椎后纵韧带骨化不同,腰椎后纵韧带骨化多位于椎间隙水平。CT检查可明确诊断OPLL,尤其是三维重建可以较为明确的判断OPLL的位置、形态、范围(图8-2)。OPLL在MRI的T1和T2成像上均为低信号,对于OPLL对脊髓、马尾神经压迫的判断具有较大意义。

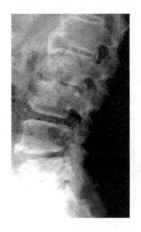
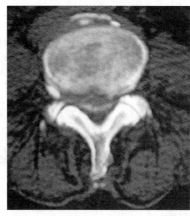
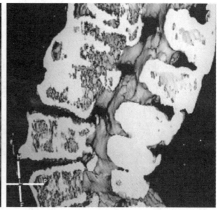

A

B

图8-1 腰椎后纵韧带骨
化X线

图8-2 腰椎后纵韧带骨化CT图像(A. CT横断面平扫;B. CT三维重建)

四、腰椎后纵韧带骨化的鉴别诊断

1. 椎体后缘骨赘 腰椎椎体后缘骨赘和OPLL两者均位于椎间隙水平,但其起始部位和形态特点还是有较大区别,椎体后缘骨赘起始于椎体上、下缘,基底部较宽,形态如刺状,相应节段往往同时合并明显退变、椎间不稳;而OPLL可起始于椎体后缘中部,其底部较窄,呈弧形或钩状,相应节段可无明显退变。

2. 椎间盘钙化 椎间盘钙化在腰椎退变性疾病中相当常见,钙化灶主要集中于椎间隙水平,不涉及椎体后壁,一般发生在下腰椎;腰椎OPLL可起始于椎体后壁,多见于上腰椎,但腰椎OPLL患者可同时合并椎间盘钙化,而且并不少见,Izumi等报道OPLL合并椎间盘钙化的比例达到45%。

此外,对于合并脊柱其他部位韧带骨化性疾病的患者而言,由于其存在此类疾病发生的遗传或代谢性异常的基础,因此更倾斜于后纵韧带骨化的诊断。对于怀疑后纵韧带骨化诊断患者而言,有必要对其整个脊柱进行影像学检查,明确是否合并其他部位的韧带骨化性疾病。

五、腰椎后纵韧带骨化的外科治疗

对于一些骨化早期、症状较轻的患者可针对其症状予以保守治疗,其方法包括卧床休息、腰椎保护、物理治疗以及止痛、神经营养等药物治疗。保守治疗可缓解患者部分或全部临床症状,但无法中断后纵韧带骨化的病理进程。对于经保守治疗无效,已引起间歇性跛行、下肢放射性疼痛、麻木等明显临床症状的患者,在无明确手术禁忌证的情况下可考虑手术治疗。对于腰椎OPLL的手术入路和方式选择同样存在着争议,根据手术入路的不同可分为前路手术、后路手术两类:

1. 前路手术 前路手术的优势是可以直接切除后纵韧带骨化物,尤其是对于上腰椎OPLL的患者而言,前路手术较后路手术切除后纵韧带骨化物更为安全。此外,对于一些进行过后路减压手术的病例也可以选择再次进行前路手术翻修,但前路手术的创伤和手术难度均较大。日本学者Tamura等曾报道采用前路手术减压治疗腰椎OPLL患者2例,手术中切除椎体至椎体后壁,使用磨钻将椎体后壁和骨化物尽量磨薄后,将骨化物分离、切除,如骨化物无法与硬膜囊分离,也可以使用漂浮法,将其与四周骨壁游离向前漂浮达到减压效果(图8-3、4)。

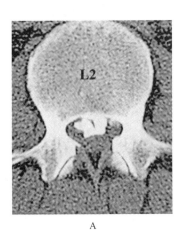
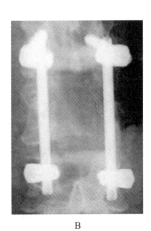

A

B

图8-3 腰椎后纵韧带骨化症前路手术病例1,L2椎体后缘局限性后纵韧带骨化,手术采用侧前方入路切除骨化物减压、自体腓骨植骨联合后路椎弓根螺钉内固定(A. 术前腰椎CT; B、C. 术后X线正侧位; D.术后CT; 图引自Okada S, Maeda T, Saiwai H, et al. Ossification of the posterior longitudinal ligament of the lumbar spine: a case series. Neurosurgery,2010,67: 1311-1318)

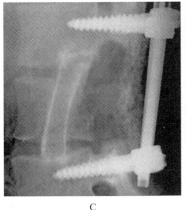
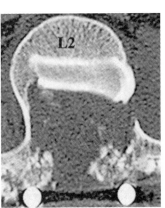

C

D

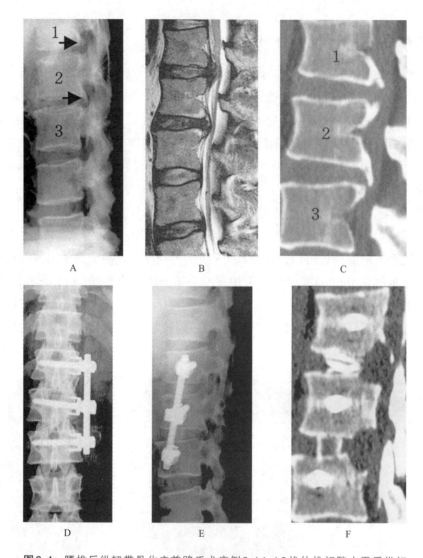

图8-4 腰椎后纵韧带骨化症前路手术病例2，L1-L3椎体椎间隙水平后纵韧带骨化，手术采用侧前方入路经椎间隙减压切除骨化物、自体髂骨植骨联合侧前方钉棒内固定（A. 术前X线侧位片显示L1-L2、L2-L3椎间隙水平鸟嘴样骨化影；B. 术前MRI显示L1-L2、L2-L3椎间隙水平神经压迫明显；C. 术前CT三维重建显示骨化物形态及范围；D、E. 术后X线正侧位；F. 术后CT三维重建显示骨化物切除；图引自Okada S, Maeda T, Saiwai H, et al. Ossification of the posterior longitudinal ligament of the lumbar spine: a case series. Neurosurgery,2010,67: 1311-1318）

2. 后路手术 后路手术与前路手术相比创伤和手术难度均大为减小，与颈椎和胸椎OPLL不同，在腰椎后路手术中我们也可以同时切除范围较为局限OPLL，并在直视下解除神经根压迫，因此对于范围较小，以神经根压迫症状为主的腰椎OPLL患者而言可选择后路手术。此外，对于是否需要彻底切除OPLL同样存在争议，有些学者认为OPLL是一种进展性疾病，在减压手术后仍然可能进一步发展，因此需要彻底切除，但也有一些学者认为无需彻底切除OPLL，仅后路减压即可，Lio和Lee认为对于以椎管狭窄症状为主的患者，仅后路椎管减压即可，无须切除OPLL，但对于以神经根放射性疼痛、麻木症状为主的患者而言，尤其是OPLL对神经根存在压迫、刺激的患者必须切除OPLL彻底减压。Okada等报道了其采用单纯后路减压手术治疗的一组腰椎OPLL患者，术前JOA评分为（7.9±3.4）分（4~14分），术后随访41至218天，JOA评分改善为（17.9±3.9）分（14~27分），神经功能改善率为（47.8±16.3）%（30%~86.7%）。

（陈宇、陈德玉、孙钰岭）

参考文献

［1］ Kawaguchi Y, Oya T, Abe Y, et al. Spinal stenosis due to ossified lumbar lesions. J Neurosurg Spine［J］.2005, 3（4）: 262−270.

［2］ Okumura T, Ohhira M, Kumei S, et al. A higher frequency of lumbar ossification of the posterior longitudinal ligament in elderly in an outpatient clinic in Japan［J］. Int J Gen Med, 2013, 6: 729−732.

［3］ Matsumoto Y, Harimaya K, Doi T, et al. Clinical characteristics and surgical outcome of the symptomatic ossification of ligamentum flavum at the thoracic level with combined lumbar spinal stenosis［J］. Arch Orthop Trauma Surg, 2012, 132（4）: 465−470.

［4］ Okada S, Maeda T, Saiwai H, et al. Ossification of the posterior longitudinal ligament of the lumbar spine: a case series［J］. Neurosurgery, 2010, 67（5）: 1311−1318.

［5］ Tamura M, Machida M, Aikawa D, et al. Surgical treatment of lumbar ossification of the posterior longitudinal ligament. Report of two cases and description of surgical technique［J］. J Neurosurg Spine, 2005, 3（3）: 230−233.

［6］ 赵刚,周英杰,史相钦.腰椎后纵韧带骨化及其诊治探讨［J］.中国骨伤,2006,29（10）: 627−628.

第九章

腰椎黄韧带骨化症

一、腰椎黄韧带骨化的发病率

和腰椎后纵韧带骨化一样,对于腰椎黄韧带骨化的研究也仅限于不多的临床病例报道。日本学者Kurihara等最早于1988年报道了12例腰椎黄韧带骨化患者,其中有4例患者同时合并脊柱其他部位骨化。此外,Kawaguchi等也报道了12例腰椎黄韧带骨化患者。在欧美国家中Epstein等和Weiss等也曾进行过类似报道。但我们的临床实际工作中,在一些严重的腰椎退变、椎管狭窄的患者中,合并腰椎黄韧带骨化的情况并不少见,但似乎并未引起足够重视,国内也未见相关报道。日本学者Kurihara等曾对2 403例患者腰椎的X线进行分析发现OLF的发生率可达到8.4%,而且多数位于上腰椎。

二、腰椎黄韧带骨化的临床特点

和一般腰椎管狭窄症患者相比而言,腰椎黄韧带骨化对于患者马尾神经和神经根的压迫更为严重,患者的临床症状也更为明显,除了间歇性跛行、下肢神经根放射性疼痛、麻木等症状外,更多患者可能出现下肢肌力下降和括约肌功能障碍。在Kawaguchi等一组20例腰椎韧带骨化的病例中下肢肌力下降患者的比例达85%。因此,对于此类患者应尽早明确诊断并进行手术治疗。

三、腰椎黄韧带骨化的影像学检查

腰椎黄韧带骨化在X线片较难发现,CT检查明确其诊断。腰椎黄韧带骨化早期多位于单侧或双侧的小关节囊附件(图9-1),这可能与腰椎所承受的应力分布有关。随着疾病的进展,骨化范围可逐渐扩张至整个椎板下黄韧带,甚至于椎板融合,两者难以区分(图9-2)。OLF在MRI的T1和T2成像上均为低信号,与黄韧带肥厚、增生的病理改变难以区分,但可以明确OLF对马尾神经和神经根的压迫程度和范围,是手术范围选择的必要依据(图9-3)。

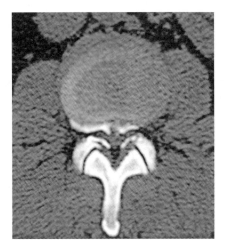
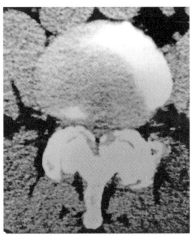
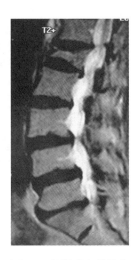

图9-1　腰椎黄韧带骨化,早期位于小关节囊附近

图9-2　腰椎黄韧带骨化,后期扩展至整个椎板下黄韧带,部分与椎板融合

图9-3　腰椎黄韧带骨化MRI表现

四、腰椎黄韧带骨化的外科治疗

临床上腰椎黄韧带骨化患者往往已表现为明显神经压迫症状,包括下肢肌力下降、括约肌功能障碍等,因此一旦明确诊断,在无明确手术禁忌证的情况下可尽早选择手术治疗。手术方式主要选择腰椎后路椎板切除减压术,彻底切除骨化黄韧带,解除神经压迫。由于腰椎黄韧带骨化患者的病变范围往往较广,可根据患者腰椎结构破坏情况,酌情考虑使用腰椎内固定材料恢复其稳定性。Pantazis等报道采用后路椎板切除减压治疗了9例腰椎OLF患者,其中单节段2例,双节段5例,三节段1例,四节段1例。临床症状肌力下降患者的比例达66.66%,同时小便功能障碍的患者比例也较高33.33%。术前JOA评分平均为(16.00±9.00)分(7~19分),平均随访(4.00±2.5)年(2~6年),术后JOA评分平均(28.00±8.5)分(19~29分),神经功能改善率平均为(91.60±43.85)%(52.6%~100%),但术前患者下肢肌力下降和括约肌功能障碍等症状术后恢复较为困难。

(陈宇、陈德玉、孙钰岭)

参考文献

[1] Okada S, Maeda T, Saiwai H, et al. Ossification of the posterior longitudinal ligament of the lumbar spine: a case series[J]. Neurosurgery, 2010, 67: 1311−1318.

[2] Kawaguchi Y, Oya T, Abe Y, et al. Spinal stenosis due to ossified lumbar lesions[J]. J Neurosurg Spine, 2005, 3(4): 262−270.

[3] Tamura M, Machida M, Aikawa D, et al. Surgical treatment of lumbar ossification of the posterior longitudinal ligament. Report of two cases and description of surgical technique[J]. J Neurosurg Spine, 2005, 3(3): 230−233.

[4] Pantazis G, Tsitsopoulos P, Bibis A, et al. Symptomatic ossification of the ligamentum flavum at the

lumbar spine［J］. Spine, 2008, 33: 306−311.

［5］ Yano T, Doita M, Iguchi T, et al. Radiculopathy due to ossification of the yellow ligament at the lower lumbar spine［J］. Spine, 2003, 28: E401−E404.

［6］ 甄平,刘兴炎.腰椎黄韧带骨化并椎管狭窄［J］.中国骨伤, 2008, 21(11): 853−854.

［7］ 郭立新, 刘蜀彬. 棘突截骨椎管成形术治疗腰椎黄韧带骨化症［J］.中国矫形外科杂志, 2002,(9)1: 8−10.

［8］ 张成凤,刘向军. 手术治疗腰椎黄韧带骨化症11例分析［J］.中华损伤与修复杂志(电子版), 2010, 05(5): 54−55.

第十章
串联型脊柱韧带骨化病

一、概述

串联型脊柱韧带骨化病（tandem ossification, TO），是指累及颈椎、胸椎或腰椎单独或共同存在两处及以上由于黄韧带骨化（ossification of flaval ligament, OFL）或后纵韧带骨化（ossification of posterior longitudinal ligament, OPLL）导致的脊髓、神经根压迫。尽管OFL或OPLL引起的脊髓压迫在亚洲（尤其是日本）的发生率较高，但是串联型骨化病的发生率很低，且目前对于该病的治疗措施仍未形成统一的结论。

（一）流行病学

自Koizumi首先于1962年报道了一例经尸体解剖证实的C2-T2节段OPLL合并颈椎至腰椎节段OFL的患者以后，关于串联型脊柱骨化病的研究均为个案或少量病例报道。国内苏州大学第一附属医院骨科的杨惠林教授等汇总了发表于1980~2006年关于合并后纵韧带骨化和黄韧带骨化的文献后发现，在纳入的病例中，胸椎OPLL合并胸椎OFL的比例高达52.9%，OPLL或OFL压迫范围≥2个部位的比例为28.5%，颈椎OPLL合并胸椎OFL的比例为10%，颈椎OPLL合并颈椎OFL的比例为1.4%，腰椎OPLL合并腰椎OFL的比例为5.8%，颈椎OPLL合并腰椎OFL的比例为1.4%，并根据骨化物分布的节段不同初步提出了两种不同的分类方法（表10-1、2）。文献统计显示该病平均发病年龄在50~60岁，而女性所占的比例大于男性。

表10-1 串联型脊柱韧带骨化病的分类方法1

类　　型	分　　类
I	颈椎OPLL合并颈椎OFL
II	颈椎OPLL合并胸椎OFL
III	颈椎OPLL合并腰椎OFL

（续表）

类　　型	分　　类
Ⅳ	胸椎OPLL合并胸椎OFL
Ⅴ	腰椎OPLL合并腰椎OFL
Ⅵ	混合型（OPLL或OFL的压迫范围≥2个脊柱部位）
Ⅶ	其他类型（胸椎OPLL合并颈椎OFL，胸椎OPLL合并腰椎OFL，腰椎OPLL合并颈椎OFL，腰椎OPLL合并胸椎OFL）

表10-2　串联型脊柱韧带骨化病的分类方法2

类　　型	分　　类
a	并发（OPLL和OFL在同一水平）
b	非并发（OPLL和OFL不在同一水平）
c	混合型（并发和非并发现象同时存在）

（二）诊断要点

1. 临床表现和体征　当OPLL和OFL同时位于颈椎、胸椎或腰椎部位时，患者仅出现与单纯颈脊髓、胸脊髓、马尾或腰椎神经根压迫相应的症状和体征；当骨化物压迫范围跨越或分别位于2个或2个以上部位时，患者可能会出现相应部位神经、脊髓压迫后的临床表现，如四肢感觉和运动障碍、胸背部模糊性疼痛、胸腹部束带感、进行性步态不稳、下肢放射性疼痛、间歇性跛行及大小便功能障碍，查体时会有肌力下降、肌张力增加、深反射亢进及病理征阳性等发现，且临床症状的表现较单一部位病变更为严重。由于该类病患的临床表现往往较多，若患者的主诉以单一部位压迫无法解释时，应考虑串联型骨化病的可能性，并进行相关检查加以鉴别。

2. 影像学检查

（1）X线检查：若骨化物较大，于侧位X线片上可见椎体后方、椎板腹侧或椎板之间存在异常高密度阴影，椎体后方的骨化物多呈连续的条索状、片状或局灶性，椎板附近的骨化物下缘位于下一椎板上缘，上缘终止于该椎板中1/2处，其形状常为三角形。但对于骨化程度较轻的骨化物，细小的骨化影单凭X线平片可能会漏诊，尤其是骨化物位于胸椎时，这是由于胸廓的遮挡更加难以清楚显影。因此，若怀疑患者存在串联型骨化物，X线片作为首选检查并不合适。

（2）CT检查：CT平扫检查对于脊柱韧带骨化病的诊断具有重要意义，它对于早期的韧带骨化物十分敏感。CT扫描三维重建更可以显示出骨化的大小、形态、范围及椎管压迫程度，该检查联合椎管内造影可显示脊髓压迫程度，适用于接受因心脏支架植入、起搏器植入及其他无法接受磁共振检查的患者，有助于手术医师确定手术方式和手术范围（图10-1）。

（3）MR成像：该检查在临床上主要用于评估脊髓压迫的程度、范围及脊髓本身形态学的改变。尽管OPLL在MR上会呈现低信号改变，但它很难与其周围的硬膜囊、正常或增厚的后纵韧带区分，因此MR成像对于骨化的诊断敏感性和特异性均不高，且容易造成术前误诊或漏

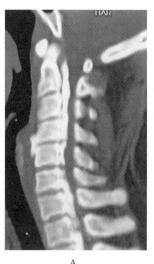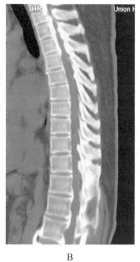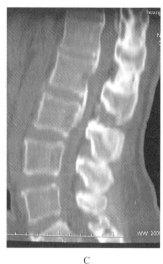

图10-1 脊柱韧带骨化病患者全脊柱CT三维重建检查显示颈椎、胸椎、腰椎同时存在严重的后纵韧带骨化及黄韧带骨化(A. 颈椎CT三维重建；B. 胸椎CT三维重建；C. 腰椎CT三维重建)

诊。在T1及T2加权矢状面MR成像上，骨化的黄韧带常表现为三角形或半圆形并突向椎管内，使硬膜外脂肪移位、连续性中断、脊髓受压形成切迹，T1加权矢状面图像很难区分较小的OFL和脑脊液，T2加权矢状面图像观察OFL更为准确，MR还可以观察到OFL有不同的信号改变。单节段黄韧带骨化在MR上常表现为脊髓后方呈鸟嘴样凹陷，而多节段OFL则可呈典型的串珠样改变。

对于诊断胸椎黄韧带骨化合并脊髓型颈椎病时，MR比CT和X线片更具优势。因为胸椎OFL常为连续型或跳跃型，且下胸椎和胸腰段最多见，所以当颈椎MR偶然发现上胸椎OFL时，必须进一步行全胸椎或者全脊柱MR检查，以免漏诊(图10-2)。

3. 神经电生理检查 包括肌电图、神经传导速度和诱发电位等电生理检查可辅助判断脊髓、神经损伤的平面和范围，既往研究证实它对串联型骨化病变范围的确定有一定参考，但神经支配本身存在较多的交叉和重叠，这在很大程度上降低了神经电生理检查结果用于串联型骨化病诊断时的敏感性和特异性。

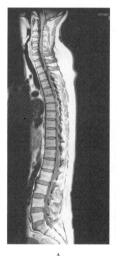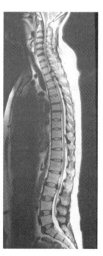

图10-2 脊柱韧带骨化病患者全脊柱MRI检查显示颈椎、胸椎、腰椎脊髓神经组织不同程度受压(A. T1加权像；B. T2加权像)

(三) 治疗

1. 非手术治疗 串联型脊柱韧带骨化病是一种多因素疾病，早期导致的椎管狭窄可能并未伴随脊髓或神经压迫，但由于骨化物具有不可逆的、继续生长的趋势，当椎管狭窄到一定程度时，轻微的外伤即可能引起严重的临床症状，而目前尚无有效保守治疗方案。因此，多数脊柱外科医师认为,对于串联型骨化病的患者,一经诊断明确,即可考虑接受手术治疗。

2. 手术治疗

(1) 手术指征的把握

急性进展的脊髓病变和严重的脊髓病变是各研究中绝对的手术指征;具体采用JOA-11评分标准后,Tomita等认为术前JOA评分低于6分是绝对的手术指征,而Yonenobu等认为当患者行走困难、无法行走或下肢运动功能JOA评分≤2分时,手术干预的指征明确。由于JOA-11多用于胸椎脊髓病变的评价,而当患者合并颈椎部位脊髓病变时,上肢亦需考虑进去。如采用JOA-17评分标准,一般认为当JOA评分<9分即属于严重脊髓压迫症。

(2) 手术方案的确定

1) 手术范围的确定:对于串联型脊柱骨化病患者进行手术治疗时,手术范围的确定是关键,手术方式往往需由经验丰富的脊柱外科医师制定,而错误的手术范围会导致再次手术率增高、术后神经功能无改善甚至恶化等严重情况的发生。术前全脊柱CT扫描重建对于避免漏诊和评估手术范围具有重要参考价值,但当存在多处、跳跃性的骨化物时,与临床症状相符的"责任病变"部位的确定可使手术创伤大幅降低。尽管临床症状、体征可提示"责任病变"的范围,但进行鉴别诊断时依然存在很多困难。因此,术前行全脊柱MR检查是极有必要的,而电生理检查对于多节段椎管狭窄病变部位的确定亦有重要参考意义。

"责任病变"骨化物范围内的减压是手术后神经功能恢复的关键。从理论上讲,颈椎部位减压会导致原骨化物水平上处于压迫的脊髓内压力改变,而减压后脑脊液即刻的快速流动会引起未处理的胸椎骨化物部位脊髓内压力快速的变化,由于存在骨化物的胸椎管本身狭窄,加之术中患者长时间俯卧位会诱发椎管进一步狭窄,胸椎骨化物水平的脊髓会因急性压迫、缺血及由减压-非减压交界处引发的脊髓扭曲而出现神经功能恶化等严重并发症。即使保留"非责任病变"骨化物的手术后未出现神经功能恶化的症状,但是各部位骨化物具有不可逆生长的趋势,且可能会急性进展,加之胸椎管较颈椎管、腰椎管窄,若骨化物节段合并胸椎后凸,术后中短期随访期间再次发生严重的急性神经功能恶化的风险较高。因此,多数脊柱外科医师认为所有的骨化物累及的范围内都应进行减压处理。

2) 手术方式的选择:由于腰椎部位发生韧带骨化且由此导致神经根压迫的情况极为罕见且目前相关报道较少,因此关于手术方式的选择主要集中在发生于颈椎和胸椎两个部位的OPLL和(或)OFL,常用术式包括分期减压(一期先行颈椎减压或胸椎减压)和一期联合颈、胸段减压两种,但目前并无关于两种术式效果优劣比较的直接证据。

由于手术创伤小,对于责任病变部位能在术前明确,且骨化物范围广泛、分布不连续的病例,多数脊柱外科医师会选择针对责任病变部位进行一期手术处理,以促进对患者影响最大的临床症状的改善,而对于非责任病变的骨化物可以暂时不予处理,若一期术后短期内神经症状无改善或长期随访时出现新发脊髓压迫症状,可考虑对残余骨化物进行二期甚至多期手术处理。分期手术的方法可减少术中出血量、降低神经损伤风险和缩短住院日。但是由于患者于一期减压术后在短期内即可能再次接受手术治疗,因此会对患者本人及其家属形成较大的精神和经济压力；同时由于再次手术时机的选择多由手术医师把握，而目前对于再次行手术减压处理的时机并无统一结论，因此若再次减压术后神经功能恢复不理想，极可能会导致患者对手术满意度的大幅降低，严重时会导致医患关系紧张。因此，若术者决定对患者行分期手术处理，术前需详细向患者交代各种风险。

一期联合手术是指手术部位累及颈椎、胸椎、腰椎三个部位中的两个及以上且减压范围不连续，或者对于位于同一部位的责任病变OPLL和OFL进行环形减压（如经前路椎体次全切联合后方椎板切除/椎管扩大减压术、经胸椎后方环形减压术）。尽管成功的一期联合手术可达到彻底减压、避免二期手术的效果，但是它会扩大手术范围、增加术中出血量和术后住院时间，同时增加术中神经损伤、术后血肿、脑脊液漏和深部感染的风险，因此较之分期手术，它的临床应用较少。胸椎OPLL合并OFL是最常见的串联型骨化类型。由于经相对安全的胸椎后路椎板切除减压术或椎管扩大成形术即可彻底解除OFL引起的脊髓背侧直接压迫，而对于由OPLL引起的脊髓腹侧压迫的解除是一期联合手术的关键。对于OPLL和OFL压迫范围一致的病例，行椎板减压术解除后方压迫后，再由脊髓两侧通过"塌陷法"切除部分椎体和椎体后方的OPLL，解除脊髓前方压迫。尽管这种环形减压的方法可在理论上实现"360度减压"的效果，但研究表明神经功能的恢复并不理想，且脑脊液漏、神经功能恶化及深部感染的发生率极高。国内北医三院在既往"塌陷法"的基础上提出了"涵洞塌陷法"，并证明短期内的安全性和有效性。颈椎OPLL合并胸椎OPLL或OFL是骨化物跳跃性分布最为常见的类型。陈宇等对2005年至2008年间于长征医院脊柱外科接受一期联合手术的15例患者进行回顾性研究后发现，2例患者接受颈后路和胸后路椎管扩大成形术，9例患者接受颈后路和胸后路椎板切除减压内固定术，4例患者接受颈后路和胸后路椎板切除减压内固定术+经关节突环形减压术，术后以JOA评分和Nurick分级评价的神经功能均有显著改善。

无论分期手术还是一期联合手术，对于串联型骨化病的患者，内固定的应用都是推荐的，主要基于以下三点：首先，由于串联型骨化物病的脊髓压迫和需接受减压的范围往往较大，术后发生植骨块移位、植骨不融合、后凸畸形等并发症的概率较高，而内固定的应用可大幅降低此类情况的风险；其次，侧块或椎弓根部位内固定的应用可以部分矫正术前存在的后凸畸形，而这一操作可增加颈部脊髓、胸段脊髓向后方漂移的空间，对于神经功能的恢复有促进作用；第三，由于骨化物的形成、生长和持续性的机械应力刺激有关，内固定的应用可大幅减少应力刺激，对于残余骨化物的继续生长有一定的抑制作用，部分接受分期手术的病例可能会因此避免再次手术。

3）典型病例介绍

病例一：男性患者，47岁，颈部酸痛不适3年，加重伴双上肢麻木2个月。该患者首次术前颈椎CT影像学检查发现患者为局限型后纵韧带骨化，MRI检查显示患者C3-C4、C4-C5、C5-C6水平脊髓受压，因此手术行颈前路减压植骨内固定术，术后患者上述症状基本缓解。2年后患者出现下肢无力，行走不稳症状，行胸椎CT及MRI影像学检查提示患者T9-T12水平黄韧带骨化，脊髓受压，二次手术行胸椎后路减压植骨内固定术（图10-3）。

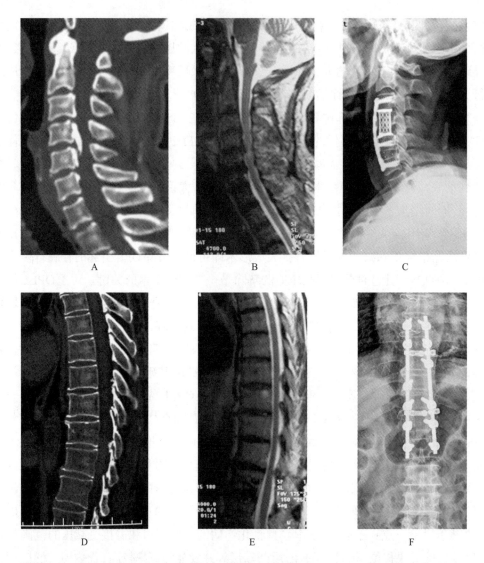

图10-3 分期手术治疗颈椎后纵韧带骨化合并胸椎黄韧带骨化（A. 首次术前颈椎CT三维重建显示C4–C5局限型后纵韧带骨化；B. 首次术前颈椎MRI显示C3–C4、C4–C5、C5–C6水平脊髓受压；C. 颈椎前路减压植骨融合术术后X线侧位片；D. 再次手术术前胸椎CT三维重建显示T9–T12胸椎黄韧带骨化；E. 再次手术术前胸椎MRI显示胸髓受压；F. 再次手术行胸椎后路减压植骨内固定术，术后X线正位片）

病例二：男性患者，42岁，四肢麻木、无力伴行走不稳进行性加重6个月。该患者首次术前颈椎X线及CT影像学检查发现患者C2-T1连续型后纵韧带骨化，MRI检查显示C3-C4、C4-C5水平脊髓受压明显，首次手术行颈后路椎板切除减压植骨内固定术，术后患者上肢麻木症状减轻。3个月后患者出现下肢无力，行走不稳症状进一步加重，行胸椎CT及MRI影像学检查提示患者T1-T3水平后纵韧带骨化合并黄韧带骨化，脊髓受压明显，二次手术行胸椎后路经关节突入路360°环形减压植骨内固定术，术后患者神经症状明显改善（图10-4）。

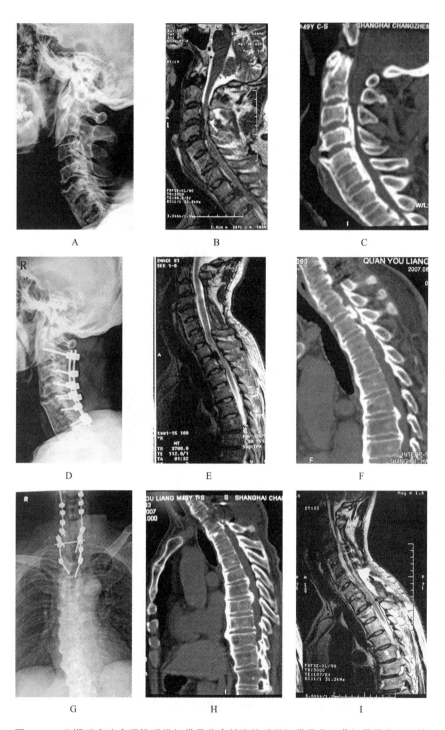

图10-4 分期手术治疗颈椎后纵韧带骨化合并胸椎后纵韧带骨化及黄韧带骨化（A. 首次术前颈椎X线显示颈椎后纵韧带骨化及前纵韧带骨化；B. 首次术前MRI检查显示C3-C4、C4-C5水平脊髓受压明显；C. 首次术前CT三维重建显示C2-T1连续型后纵韧带骨化；D. 首次术后X线侧位片；E.再次手术术前胸椎MRI显示患者T1-T3水平脊髓受压明显；F. 再次手术术前胸椎CT三维重建显示T1-T3胸椎后纵韧带骨化合并黄韧带骨化；G. 再次手术术后胸椎X线正位片；H. 再次手术术后CT显示相应水平胸椎黄韧带骨化及部分后纵韧带骨化被切除；I.再次手术术后MRI显示胸髓受压解除）

（3）术后并发症：脑脊液漏、C5神经麻痹、切口感染、血肿及神经功能恶化是术后常见的并发症。脑脊液漏的发生往往由于术中分离骨化硬膜囊的操作所引起的，通过术后短期内局部压迫或腰大池引流均可自行停止，既往报道均无颅内感染发生；C5神经根麻痹发生于接受颈后路减压内固定术后的病例中，既往认为该情况的发生和颈椎曲度矫正后脊髓过度向后漂移相关；血肿好发生于出血较多的病例中，若急诊手术能及时展开，并不影响神经功能的恢复；神经功能恶化多与胸椎OFL术中脊髓损伤相关，神经营养药物、高压氧治疗及功能康复锻炼对神经功能的恢复有一定帮助；由于胸椎段脊髓范围大、骨化物呈跳跃性分布的比例较高，加之胸椎OFL的发生具有隐匿性，术后残余或术前不明显骨化物的进展可能导致脊髓压迫并需再次甚至多次手术处理的风险较高，这也是手术医师在术前需和患者沟通的主要问题之一（图10-5）。

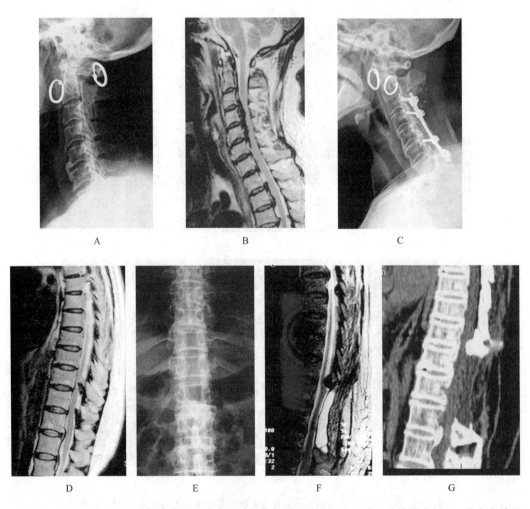

图10-5　分期手术治疗颈椎后纵韧带骨化合并胸椎黄韧带骨化术后骨化进一步进展病例（A. 首次术前颈椎X线显示颈椎连续型后纵韧带骨化；B. 首次术前MRI检查显示C3~C6水平脊髓受压明显；C. 首次行颈后路椎板切除减压植骨内固定术后X线侧位片；D. 3年后患者出现下肢麻木无力伴行走不稳，胸椎MRI显示T10~T12水平黄韧带骨化，脊髓受压明显；E. 再次手术行胸椎后路椎板切除减压术，术后患者神经症状缓解；F. 术后2年患者再次出现下肢麻木无力，行胸椎MRI显示原手术减压邻近节段T9~T10水平脊髓受压；G. 胸椎CT三维重建显示T9~T10水平黄韧带骨化进展，再次手术进行减压）

（4）影响神经功能恢复的相关因素：尽管包括JOA评分、改良JOA评分、医学研究协会（Medical Research Council, MRC）运动功能分级、Nurick分级、Odom分级等神经功能评价方法在临床广泛应用，但JOA-11评分和Nurick分级是多数串联型脊柱韧带骨化病研究中优先选用的评价体系。由于串联型脊柱韧带骨化病的发生率低、样本量较小且均为回顾性研究，因此关于影响手术效果因素的研究并不可靠。杨惠林等在对串联型脊柱韧带骨化病的相关文章进行回顾性分析后认为，女性患者术后神经功能的恢复较男性为差，而较长的病程会对神经功能的恢复造成负面影响；尽管部分研究发现接受减压手术较早的患者术后神经功能的恢复更佳，仍有作者认为由于骨化病起病隐匿，患者出现临床症状时脊髓内可能已经因为诊断延误而发生不可逆的损伤，因此神经功能的恢复和手术早晚相关性并不显著。尽管年龄、骨化物类型、手术方式可能与术后神经功能的恢复有关，但尚无足够研究证实。

二、一期手术治疗颈、胸椎串联型韧带骨化病

串联型脊柱韧带骨化病（Tandem ossification, TO）是脊柱韧带骨化病的一种复杂、严重情况，由于目前尚无有效的保守治疗方法，对于神经功能障碍严重或呈进行性加重的患者往往需要手术治疗。然而，关于串联型脊柱韧带骨化病的外科手术治疗方法的文献报道还较少，临床上对于其手术治疗策略也存在着巨大分歧。临床实践中我们发现颈椎后纵韧带骨化（OPLL）合并胸椎后纵韧带骨化（OPLL）和（或）黄韧带骨化（OLF）是临床上最为常见的串联型脊柱韧带骨化病，也是脊柱外科处理最为棘手的临床难题之一，对于此类患者的临床、影像学特点以及外科治疗有必要进行总结分析，为以后治疗类似患者提供参考经验。

（一）临床特点

1. 临床症状 由于患者同时合并颈椎OPLL以及胸椎OPLL或OLF，患者临床症状较重，表现为严重的四肢麻木、无力，行走不稳，甚至大小便功能失禁等神经功能障碍。此外，对于颈椎OPLL患者在临床查体中若发现胸腹部有明显的疼痛或者感觉减退平面，下肢神经症状明显重于上肢神经症状的，需要高度怀疑患者同时合并胸段脊柱的韧带骨化性疾病。

2. 影像学检查 此类患者术前常规均需行颈、胸椎正侧位X线片、CT平扫+三维重建以及MRI检查，明确颈段、胸段脊柱韧带骨化的范围、节段、严重程度，以及相应水平脊髓受压的情况，同时结合患者的临床症状为手术方案的制定提供依据。临床实践中我们发现此类患者影像学检查结果往往是颈椎OPLL多节段连续型或者混合型居多，而胸段脊柱韧带骨化也往往是多部位，OPLL和OLF混合者居多，相应平面脊髓均有不同程度的受压，这为我们制订手术方案带来了困难。由于脊柱韧带骨化病的手术难度大、风险高，一般情况下并不提倡进行不同部位的一期联合手术，只有在患者临床症状或查体明确提示合并颈段、胸段脊髓压迫症，并且患者全身条件允许的情况下才选择进行一期颈胸椎联合减压手术治疗。

（二）手术方法

1. 颈椎减压术　串联型脊柱韧带骨化病患者颈椎OPLL的手术方式选择与一般颈椎OPLL患者相似，对于2个节段及以下的OPLL可选择前路手术切除骨化物直接减压，但临床中多数患者为3个或3个以上节段OPLL，因此手术多采用颈后路减压手术，其中术前颈椎曲度存在的患者可选择行颈后路椎管成形术，而术前存在颈椎曲度变直或后凸的患者以选择颈后路椎板切除减压植骨内固定术为宜。

2. 胸椎减压术　胸椎前方入路创伤较大，手术操作复杂，并发症较多，且手术节段有限，因此患者胸椎致压物无论是OPLL还是OLF，以选择胸椎后方入路手术为宜。由于胸椎存在生理后凸，单纯椎板切除减压，脊髓后移幅度有限，对于严重的胸椎OPLL，单纯后方减压难以达到理想效果者，可同时采用经椎弓根或关节突关节入路进行360°环形减压，部分切除前方骨化致压物。

3. 临床疗效及并发症

（1）临床疗效：由于目前国内外文献对于此类患者进行一期颈、胸椎联合减压手术多为个案报道，因此临床疗效尚无定论。作者所在课题组曾对本院14例颈椎OPLL合并胸椎OPLL和（或）OLF患者进行了一期颈、胸椎联合减压手术，其中颈椎手术5例采用颈后路椎管扩大成形术，9例采用颈后路椎板切除减压植骨内固定术；胸椎手术10例采用单纯后路椎板切除减压植骨内固定术，4例患者同时行360°环形减压术；患者神经功能评价采用日本骨科协会（Japanese Orthopaedic Association, JOA）评分以及Nurick分级法。术前、术后6个月及末次随访JOA评分及Nurick分级情况见表10-3。与术前相比，术后6个月JOA评分明显提高（$P < 0.001$），并维持至末次随访（$P = 0.589\,4$）。末次随访时平均改善率（37.3 ± 28.1）%，良8例、好转5例、差1例。术后6个月与术前相比，Nurick分级明显提高（$P < 0.001$），而与末次随访时相比，则无统计学差异（$P = 0.334\,3$）。根据Nuirck分级法分组标准，良10例，差4例，平均满意度评分为1.8 ± 1.1分，8名患者的满意度评分为2~3分，纳入满意组，6名患者的满意度评分为0~1分，纳入不满意组。*Pearson*相关分析显示患者满意度评分与JOA评分有明显的正相关性（$r = 0.649\,3, P = 0.009\,3$），而与Nurick分级法呈负相关（$r = -0.594\,1, P = 0.019\,5$）。

表10-3　术前、术后6个月及末次随访JOA评分及Nurick分级

	术前	术后6个月	末次随访
JOA评分（分）	8.1 ± 1.8	$11.2 \pm 1.7^*$	$11.4 \pm 2.3^{*\#}$
NURIC分级	3.6 ± 0.7	$2.6 \pm 1.0^*$	$2.3 \pm 1.1^{*\#}$

注：*与术前比较，$P < 0.001$；#与术后6个月比较，$P > 0.05$。

（2）并发症：由于采用一期颈、胸椎联合减压手术，手术时间延长，手术难度明显增加，手术风险也明显提高。在作者所参与的14例患者手术中，1例行颈椎椎管成形术及胸椎环形减压内固定术的患者术后出现血肿，经过紧急手术处理，术后神经功能逐渐恢复至术前

水平。2例行颈后路椎板切除内固定术的患者出现C5神经根麻痹,术后给予口服营养神经药物、高压氧等保守治疗,3~6个月后运动、感觉功能均有不同程度恢复,生活可以自理。仅有1例患者可能因为胸段减压过程中损伤脊髓,患者麻醉苏醒后出现下肢麻木加重,接受口服营养神经药物、高压氧等保守治疗,末次随访时神经功能部分恢复。还有1例患者,第1次手术后神经功能明显改善,但在术后第4年,由于其他未手术节段TO进展而出现神经功能减退,再次接受了手术治疗。并发症的发生率高达35.7%,因此对于采用一期颈、胸椎联合减压手术的患者术前均需进行良好的沟通,向患者及家属充分说明手术的风险。

（3）影响患者满意度的因素分析:患者满意度评分根据患者末次随访时的主观感受评估:术后症状改善达到我的期望值(3分);手术未达到我的期望值,但术后症状有改善,尚能接受(2分);术后症状虽有改善,但仍无法耐受(1分);术后症状无改善,或加重(0分)。本研究组的研究结果中将患者按满意度评分分为2组,2~3分为满意组,0~1分为不满意组。患者满意度分组情况及影响因素见表10-4。术后出现并发症的患者均出现在不满意组,而未出现明显并发症的8名患者中,仅有1名在不满意组,因此可知围手术期并发症及术后因骨化物进展而导致的再手术会明显降低患者的满意度评分。

表10-4　患者满意度分组及影响因素

影响因素	满意组(n=8)	不满意组(n=6)	P
性别（男/女）	6/2	3/3	0.427 6
年龄（岁）	58.5 ± 8.2	57.8 ± 6.4	0.560 2
颈段减压方法（患者数）			
椎板成形术	6	3	0.290 1
椎板切除内固定术	2	3	
胸段减压方法（患者数）			
环形减压	2	2	0.451 1
后方减压	6	4	
总失血量（ml）	1 470.5 ± 790.5	1 657.1 ± 720.8	0.647 3
手术时间（分）	259.8 ± 50.2	288.6 ± 57.0	0.613 0
并发症及再手术			
是	0	5	0.030 1
否	8	1	

4. 典型病例

（1）病例一:男性患者,52岁,四肢麻木、无力伴行走不稳8个月,查体同时发现患者左侧躯体剑突平面以下感觉减退。该患者术前影像学检查发现C2-C7混合型后纵韧带骨化,C2-C4水平脊髓受压明显;同时T3-T6水平黄韧带骨化,相应水平胸髓受压。术前考虑患者四肢麻木、无力伴行走不稳与颈椎后纵韧带骨化相关,但患者左侧躯体剑突以下感觉减退与胸椎黄韧带骨化相关,在与患者充分沟通后,一期手术行颈后路及胸后路椎板切除减压植骨内固定术,术后患者神经症状明显改善(图10-6)。

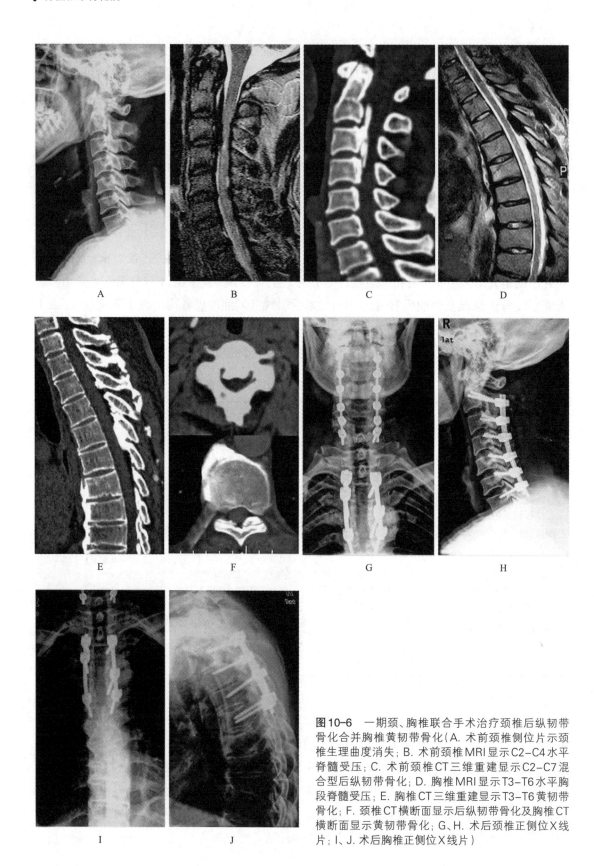

图 10-6 一期颈、胸椎联合手术治疗颈椎后纵韧带骨化合并胸椎黄韧带骨化（A. 术前颈椎侧位片示颈椎生理曲度消失；B. 术前颈椎 MRI 显示 C2-C4 水平脊髓受压；C. 术前颈椎 CT 三维重建显示 C2-C7 混合型后纵韧带骨化；D. 胸椎 MRI 显示 T3-T6 水平胸段脊髓受压；E. 胸椎 CT 三维重建显示 T3-T6 黄韧带骨化；F. 颈椎 CT 横断面显示后纵韧带骨化及胸椎 CT 横断面显示黄韧带骨化；G、H. 术后颈椎正侧位 X 线片；I、J. 术后胸椎正侧位 X 线片）

（2）病例二：男性患者，69岁，双手麻木，胸腹部束带感伴行走不稳1年，查体同时发现患者双侧躯体乳头平面以下感觉减退。该患者术前影像学检查发现C6-C7水平局限型后纵韧带骨化伴椎管狭窄，C4-C5、C5-C6、C6-C7水平脊髓受压明显；同时T1-T2、T2-T3、T6-T7水平后纵韧带骨化，T10-T12水平黄韧带骨化，相应水平胸髓受压。术前考虑患者双手麻木与颈椎后纵韧带骨化相关，但患者胸腹部束带感、行走不稳及双侧躯体乳头以下感觉减退与胸椎后纵韧带骨化可能相关，在与患者充分沟通后，一期手术行颈后路减压椎管成形术及胸后路椎板切除减压植骨内固定术，术后患者神经症状明显改善（图10-7）。

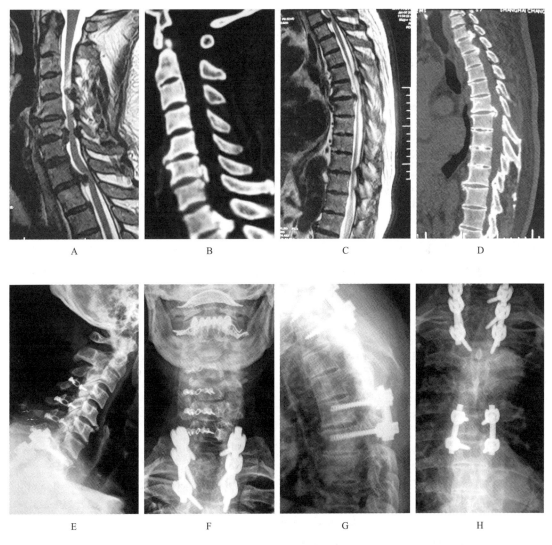

A   B   C   D

E   F   G   H

图10-7　一期颈、胸椎联合手术治疗颈椎后纵韧带骨化合并胸椎后纵韧带骨化（A. 术前颈椎MRI显示C4-C7水平椎管狭窄脊髓受压；B. 术前颈椎CT三维重建显示C6-C7及T1-T2水平后纵韧带骨化；C. 胸椎MRI显示T1-T2、T2-T3、T6-T7及T10-T12水平脊髓受压；D. 胸椎CT三维重建显示T1-T2、T2-T3、T6-T7水平后纵韧带骨化，T10-T12水平黄韧带骨化；E、F. 术后颈椎正侧位X线片；G、H. 术后胸椎正侧位X线片）

颈椎OPLL合并胸椎OPLL或/和OLF是临床中串联型脊柱韧带骨化病最为常见的类型,但其确切的发病率尚不完全清楚。Ono等对一组48例首诊为胸椎OPLL的患者进一步检查发现,29.2%的胸椎OPLL合并颈椎OPLL。Park等对68例行手术治疗的颈椎OPLL患者进一步检查显示,其中23例(33.8%)合并胸椎OPLL和(或)OLF。因此对于单纯颈段或胸段脊柱发生韧带骨化的患者而言,在情况允许的情况下均应常规进行全脊柱的影像学检查明确有无合并其他部位的脊柱韧带骨化病。

此类患者的手术策略主要是分期手术或一期联合手术,其各有优缺点。对于选择分期手术的患者而言,围手术期似乎相对安全,并有可能避免不必要的手术。然而,选择分期手术治疗时,首先面临的问题是先行颈椎减压还是先行胸椎减压。关于首先减压部位的选择存在较多争议,由于合并存在多个部位的脊髓受压,对于明确导致患者神经功能下降的主要责任节段尚无标准。Gillard等认为电生理学检查有助于明确胸段脊髓受压是否是导致患者下肢运动功能减退主要因素,然而这并未得到证实。我们的经验是术前影像学检查显示胸段脊髓受压严重,且患者除了有下肢膝反射阳性、括约肌障碍等症状,还存在后背局部疼痛,与胸椎受压节段对应的躯干、下肢感觉减退,这可以认为胸段脊髓受压也是导致患者神经功能减退的责任节段,需要减压手术治疗。一期联合手术可具有减少患者住院时间及费用,缩短治疗周期,避免患者短期内再手术的风险。因此,对于全身情况尚可,并愿意同时接受2个部位减压的患者,可酌情选择采用了一期颈、胸椎联合手术治疗。

本院所治疗的14例患者术后均获得不同程度的脊髓功能改善,JOA改善率显示57.1%良好,Nurick分级法71.4%为良,而且末次随访时57.1%的患者对手术疗效较满意,患者满意度与术后神经功能改善明显相关。尽管如此,此种手术方式仍然均有较高手术并发症的发生率,并且并发症的发生明显影响患者的满意度,因此对于确诊串联型脊柱韧带骨化病的患者,如需一期联合手术减压,充分的术前准备及良好的医患沟通必不可少。

(陈德玉、陈宇、刘晓伟、廖心远)

参考文献

[1] Chen Y, Chen DY, Wang XW, et al. Single-stage combined decompression for patients with tandem ossification in the cervical and thoracic spine[J]. Arch Orthop Trauma Surg, 2012, 132(9): 1219-1226.

[2] Fujimori T, Iwasaki M, Okuda S, et al. Patient satisfaction with surgery for cervical myelopathy due to ossification of the posterior longitudinal ligament[J]. J Neurosurg Spine, 2011, 14(6): 726-733.

[3] Guo JJ, Yang HL, Cheung KM, et al. Classification and management of the tandem ossification of the posterior longitudinal ligament and flaval ligament[J]. Chin Med J(Engl), 2009, 122(2): 219-224.

[4] Guo Q, Ni B, Yang J, et al. Simultaneous ossification of the posterior longitudinal ligament and ossification of the ligamentum flavum causing upper thoracic myelopathy in DISH: case report and literature review [J]. Eur Spine J, 2011, 20 Suppl 2: S195-S201.

[5] Hyun SJ, Kim JS, Hong SC. Late Occurrence of Cervicothoracic Ossification of Posterior Longitudinal

Ligaments in a Surgically Treated Thoracic OPLL Patient［J］. J Korean Neurosurg Soc, 2010, 47（1）: 55-57.

［6］　Inamasu J, Guiot BH. A review of factors predictive of surgical outcome for ossification of the ligamentum flavum of the thoracic spine［J］. J Neurosurg Spine, 2006, 5（2）: 133-139.

［7］　Iwasaki M, Okuda S, Miyauchi A, et al. Surgical strategy for cervical myelopathy due to ossification of the posterior longitudinal ligament: Part 2: Advantages of anterior decompression and fusion over laminoplasty［J］. Spine（Phila Pa 1976）, 2007, 32（6）: 654-660.

［8］　Kikuike K, Miyamoto K, Hosoe H, et al. One-staged combined cervical and lumbar decompression for patients with tandem spinal stenosis on cervical and lumbar spine: analyses of clinical outcomes with minimum 3 years follow-up［J］. J Spinal Disord Tech, 2009, 22（8）: 593-601.

［9］　Lee KS, Shim JJ, Doh JW, et al. Transient paraparesis after laminectomy in a patient with multi-level ossification of the spinal ligament［J］. J Korean Med Sci, 2004, 19（4）: 624-626.

［10］　Matsumoto M, Chiba K, Toyama Y, et al. Surgical results and related factors for ossification of posterior longitudinal ligament of the thoracic spine: a multi-institutional retrospective study［J］. Spine（Phila Pa 1976）, 2008, 33（9）: 1034-1041.

［11］　Matsumoto M, Toyama Y, Chikuda H, et al. Outcomes of fusion surgery for ossification of the posterior longitudinal ligament of the thoracic spine: a multicenter retrospective survey: clinical article［J］. J Neurosurg Spine, 2011, 15（4）: 380-385.

［12］　Matsumoto Y, Harimaya K, Doi T, et al. Clinical characteristics and surgical outcome of the symptomatic ossification of ligamentum flavum at the thoracic level with combined lumbar spinal stenosis［J］. Arch Orthop Trauma Surg, 2012, 132（4）: 465-470.

［13］　Park JY, Chin DK, Kim KS, et al. Thoracic ligament ossification in patients with cervical ossification of the posterior longitudinal ligaments: tandem ossification in the cervical and thoracic spine［J］. Spine（Phila Pa 1976）, 2008, 33（13）: E407-410.

［14］　Takeuchi A, Miyamoto K, Hosoe H, et al. Thoracic paraplegia due to missed thoracic compressive lesions after lumbar spinal decompression surgery［J］. Report of three cases. J Neurosurg, 2004, 100（1 Suppl Spine）: 71-74.

［15］　Yamazaki M, Koda M, Okawa A, et al. Transient paraparesis after laminectomy for thoracic ossification of the posterior longitudinal ligament and ossification of the ligamentum flavum［J］. Spinal Cord, 2006, 44（2）: 130-134.

［16］　Zhang HQ, Chen LQ, Liu SH, et al. Posterior decompression with kyphosis correction for thoracic myelopathy due to ossification of the ligamentum flavum and ossification of the posterior longitudinal ligament at the same level［J］. J Neurosurg Spine, 2010, 13（1）: 116-122.

［17］　Kikuike K, Miyamoto K, Hosoe H, et al. One-staged combined cervical and lumbar decompression for patients with tandem spinal stenosis on cervical and lumbar spine: analyses of clinical outcomes with minimum 3 years follow-up［J］. J Spinal Disord Tech, 2009, 22（8）: 593-601.

［18］　Matsumoto Y, Harimaya K, Doi T, et al. Clinical characteristics and surgical outcome of the symptomatic ossification of ligamentum flavum at the thoracic level with combined lumbar spinal stenosis［J］. Arch Orthop Trauma Surg, 2012, 132（4）: 465-470.

［19］　Park JY, Chin DK, Kim KS, et al. Thoracic ligament ossification in patients with cervical ossification of the posterior longitudinal ligaments: tandem ossification in the cervical and thoracic spine［J］. Spine, 2008, 33（13）: E407.

［20］ Zhang HQ, Chen LQ, Liu SH, et al. Posterior decompression with kyphosis correction for thoracic myelopathy due to ossification of the ligamentum flavum and ossification of the posterior longitudinal ligament at the same level: Clinical article［J］. J Neurosurg Spine, 2010, 13（1）: 116-122.

［21］ Fujimori T, Iwasaki M, Okuda S, et al. Patient satisfaction with surgery for cervical myelopathy due to ossification of the posterior longitudinal ligament: Clinical article［J］. J Neurosurg Spine, 2011, 14（6）: 726-733.

［22］ Kuh SU, Kim YS, Cho YE, et al. Contributing factors affecting the prognosis surgical outcome for thoracic OLF［J］. Eur Spine J, 2006, 15（4）: 485-491.

［23］ Liao CC, Chen TY, Jung SM, et al. Surgical experience with symptomatic thoracic ossification of the ligamentum flavum［J］. J Neurosurg Spine, 2005, 2（1）: 34-39.

［24］ Yang JC, Lin CP, Chan JY, et al. Surgical treatment of multilevel cervical radiculomyelopathy caused by the concomitant ossification of the ligamentum flavum and the posterior longitudinal ligament［J］. Surgical Practice, 2005, 9（4）: 111-114.

［25］ Gillard J, Pérez-Cousin M, Hachulla, et al. Diagnosing thoracic outlet syndrome: contribution of provocative tests, ultrasonography, electrophysiology, and helical computed tomography in 48 patients ［J］. Joint Bone Spine, 2001, 68（5）: 416-424.

［26］ 陈德玉. 颈椎后纵韧带骨化症的治疗现状［J］. 中国脊柱脊髓杂志, 2010（003）: 181-183.

［27］ 陈宇, 陈德玉, 王新伟. 严重颈椎后纵韧带骨化症前路和后路手术比较［J］. 中华骨科杂志, 2008, 28（9）: 705-709.

［28］ Yamazaki M, Okawa A, Fujiyoshi T, et al. Posterior decompression with instrumented fusion for thoracic myelopathy caused by ossification of the posterior longitudinal ligament［J］. Eur Spine J, 2010, 19（5）: 691-698.

［29］ Iwasaki M, Okuda SY, Miyauchi A, et al. Surgical strategy for cervical myelopathy due to ossification of the posterior longitudinal ligament: Part 1: Clinical results and limitations of laminoplasty［J］. Spine, 2007, 32（6）: 647-653.

［30］ Matsumoto M, Toyama Y, Chikuda H, et al. Outcomes of fusion surgery for ossification of the posterior longitudinal ligament of the thoracic spine: a multicenter retrospective survey: clinical article［J］. J Neurosurg Spine, 2011, 15（4）: 380-385.

［31］ Hyun SJ, Kim JS, Hong SC. Late occurrence of cervicothoracic ossification of posterior longitudinal ligaments in a surgically treated thoracic OPLL patient［J］. J Korean Neurosurg Soc, 2010, 47（1）: 55-57.

第十一章

硬膜囊骨化的诊断与治疗

硬膜囊骨化（dural ossification, DO）是指硬膜囊受到邻近脊柱韧带骨化（后纵韧带骨化、黄韧带骨化等）影响而同时发生骨化。硬膜囊骨化发生的机制尚不清楚，日本学者Yayama等在研究胸椎黄韧带骨化时提出骨化灶释放出来的BMP-2，TGFβ等骨化性细胞因子可能是导致硬膜囊发生骨化的原因，然而这些细胞因子在骨化硬膜囊标本中的表达情况尚无相关研究。

一旦硬膜囊发生骨化，术中很难将硬膜囊骨化和韧带骨化两者区分，则极易导致硬膜囊撕裂，甚至脊髓损伤等严重并发症，因此术前对硬膜囊骨化进行明确诊断，对手术风险进行准确评估对脊柱韧带骨化病的手术具有重要意义。硬膜囊骨化在脊柱韧带骨化性疾病中并不少见，但在不同脊柱部位硬膜囊骨化各有其特点，因此本章针对常见的颈椎后纵韧带骨化合并硬膜囊骨化以及胸椎后纵韧带骨化、黄韧带骨化合并硬膜囊骨化分别进行介绍。

一、颈椎后纵韧带骨化合并硬膜囊骨化

（一）颈椎后纵韧带骨化合并硬膜囊骨化的影像学特点

CT薄层平扫及三维重建检查是术前诊断后纵韧带骨化合并硬膜囊骨化的重要手段，其不仅可明确骨化物的范围及严重程度，而且可以进一步了解骨化物的内部结构，尤其是CT骨窗成像较软组织成像具有更高的敏感性。Hida首先于1997年描述了两种硬膜囊骨化的CT影像，一种表现为单影征，为大块状均匀高密度骨化物，在9例此种患者中只发现1例合并硬膜囊骨化；第二种是双影征，其特点是高密度骨化物被中间一层低密度影分为前后两层，其特异性较强，12个患者中有10例合并硬膜囊骨化（图11-1）。Hida认为中间低密度影代表肥厚而未骨化的韧带，说明此种骨化物发生模式起源于韧带外围，由外向内生长，往往合并硬膜囊骨化；而单影征骨化物由内向外生长，涉及硬膜囊的可能性较小。2001年，Epstein对54名OPLL患者的CT影像进行研究后提出，除双影征提示合并硬膜囊骨化外，如果骨化物表现为不规则的钩状结构也增加了硬膜囊骨化的可能性（图11-2）。作者也曾提出一种非典型的CT双影征，其在CT横断面成像上在整块骨化物的中心存在一低密度区，矢状面成像上在正常后纵韧带骨化影后方椎管内

可见有一孤立的点样骨化物（图11-3），这种非典型CT双影征也提示患者可能合并硬膜囊骨化。

作者所在课题组曾对一组138例进行前路手术治疗的颈椎后纵韧带骨化患者进行统计，术中证实合并硬膜囊骨化的患者为40例（29.0%）。对合并硬膜囊骨化和未合并硬膜囊骨化的两组患者的术前相关影像学指标进行比较发现，合并硬膜囊骨化的患者多数为连续型或混合型后纵韧带骨化，其骨化物的范围、椎管狭窄率、脊髓压迫率等指标均明显超过未合并硬膜囊骨化的患者（表11-1）。但在这138例患者中，术前CT表现为CT双影征（包括典型和非典型）的患者仅有25例，其中22例术中证实合并硬膜囊骨化，而在术前表现为CT单影征的113例患者中也有18例患者术中证实合并硬膜囊骨化，因此在本组患者中术前CT双影征对于诊断合并硬膜囊骨化的特异性达到96.9%，而其敏感性仅为55.0%。为了进一步研究CT双影征对于颈椎OPLL患者合并硬膜囊骨化的诊断意义，我们将OPLL患者根据其椎管狭窄率是否大于60%分为严重OPLL患者和轻度OPLL患者，CT双影征及合并硬膜囊骨化的发生率在不同OPLL患者中的比例如表11-2，结果显示在轻度OPLL患者中CT双影征对于诊

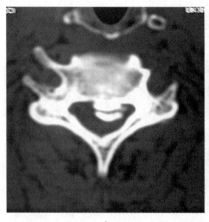

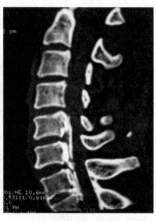

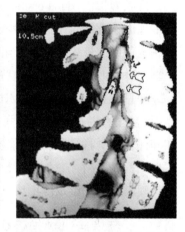

图11-1 颈椎后纵韧带骨化合并硬膜囊骨化CT影像特点1（A. CT横断面典型的双影征；B. CT矢状面呈层状结构）

图11-2 颈椎后纵韧带骨化合并硬膜囊骨化CT影像特点2：不规则钩状结构

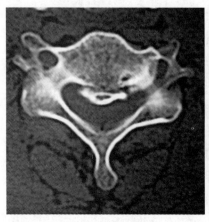

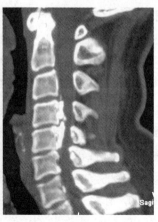

图11-3 颈椎后纵韧带骨化合并硬膜囊骨化CT影像特点3（A. CT横断面整块骨化物的中心存在一低密度区；B. CT矢状面在正常后纵韧带骨化影后方椎管内可见有一孤立的点样骨化物）

断合并硬膜囊骨化的特异性为96.9%,而其敏感性达到81.0%,而在严重OPLL患者中CT双影征对于诊断合并硬膜囊骨化的特异性为97.0%,但其敏感性仅为26.3%(表11-2)。这一结果说明CT双影征对于轻度OPLL患者合并硬膜囊骨化的诊断具有更大的准确性,而对于严重的OPLL患者而言,即使其术前CT没有表现为双影征,仍需警惕其合并硬膜囊骨化的可能性。这可能与OPLL的发生模式相关,有研究表明OPLL骨化物由外向内生长,紧贴硬膜囊的外层韧带骨化可能影响硬膜囊使其发生骨化,但当OPLL骨化程度发展严重后,后纵韧带骨化和硬膜囊骨化之间可能已完全融合,因此其术前已无CT双影征表现。

表11-1　合并硬膜囊骨化与未合并硬膜囊骨化患者的影像学比较

	硬膜囊骨化组($n=40$)	无硬膜囊骨化组($n=98$)	总计($n=138$)
椎管狭窄率(%)			
平均	72.4 ± 8.2	41.2 ± 4.4	51.7 ± 4.2
范围	36~98	20~94	20~98
骨化范围(涉及椎体数)			
平均	3.5 ± 0.4	2.8 ± 0.2	3.0 ± 0.2
范围	2~5	1~5	1~5
骨化类型[例数(%)]			
局限型	5(12.5)	34(34.7)	39(28.2)
分节型	3(7.5)	27(27.6)	30(21.7)
连续型	15(37.5)	18(18.4)	33(23.9)
混合型	17(42.5)	19(19.4)	36(26.1)
双影征[例数(%)]			
是	22(55.0)	3(3.1)	25(18.1)
否	18(45.0)	95(96.9)	113(81.9)
术前脊髓压迫率			
平均	0.20 ± 0.06	0.26 ± 0.05	0.24 ± 0.05
范围	0.10~0.34	0.16~0.32	0.10~0.34

表11-2　CT双影征与合并硬膜囊骨化在不同OPLL患者中的相关性

	轻度OPLL ($OR < 60\%$)		严重OPLL ($OR \geq 60\%$)	
	单影征	双影征	单影征	双影征
硬膜囊骨化[例数(%)]	4(2.9)	17(12.3)	14(10.1)	5(3.6)
无硬膜囊骨化[例数(%)]	63(45.7)	2(1.4)	32(23.2)	1(0.7)

(二)颈椎后纵韧带骨化合并硬膜囊骨化的手术治疗

硬膜囊骨化无疑增加了前路手术治疗后纵韧带骨化的难度和风险,但我们认为在术前充分准备后仍应以选择前路手术为主,通过直接减压以提高手术疗效。前路手术对于硬膜囊骨化的处理可分为完全切除和漂浮法两种,其选择取决于硬膜囊骨化的范围和程度,与后纵韧带骨化的关系,以及手术的工具和技术。硬膜囊骨化在CT横断面成像上可位于中央,也可偏向一侧,在矢状面成像上可表现为典型的分层结构,也可表现为孤立的点样骨化影,其骨化密度也不尽相同。此种影像上的差别有利于医师在术前对硬膜囊骨化的范围及程度有初步估计,为手术技

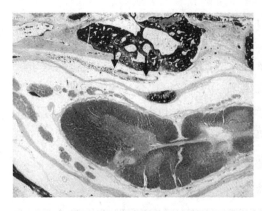

图11-4 颈椎后纵韧带骨化合并硬膜囊骨化组织病理图片（箭头所示为后纵韧带骨化和硬膜囊骨化之间的未骨化层）

术的选择提供参考。Mizuno曾报道前路手术治疗了4例合并硬膜囊骨化患者，术中使用磨钻将骨化物磨至薄薄一层，而后使用神经剥离子在韧带和硬膜囊间寻找分层间隙进行分离，并切除骨化韧带，术后仅有1例患者并发脑脊液漏（图11-4）。在作者所进行前路手术治疗的OPLL患者中，也有部分患者术中采用类似技术将骨化后纵韧带和骨化硬膜囊术中得以完全分离，切除骨化后纵韧带后硬膜囊保持完整，骨化硬膜囊随着脑脊液搏动向前漂浮，达到减压目的（图11-5）。但也有部分患者其硬膜囊骨化和后纵韧带骨化之间无明显分层间隙，或韧带及硬膜囊之间粘连紧密，难以分离，切除骨化物后形成硬膜囊缺损，尽管我们试图维持蛛网膜完整，但通常较为困难，患者术后出现脑脊液漏。

对于合并硬膜囊骨化及其处理方式是否影响OPLL患者的手术疗效尚无定论。Choi认为骨化物表现为双影征本身并不影响手术疗效，在10例OPLL患者中7例预后良好，术后神经功能Nurick分级提高1级以上，但该10例患者中仅有2例术中证实合并硬膜囊骨化。作者将前路手术所治疗的OPLL患者根据其是否合并硬膜囊骨化分为两组，比较两组患者的临床疗效发现，由于合并硬膜囊骨化患者术前骨化的范围、严重程度明显超过未合并硬膜囊骨化患者，所以其术前JOA评分明显低于未合并硬膜囊骨化患者，然而两组患者的神经功能改善率无明显差异（表11-3）。因此作者认为OPLL患者手术完整切除骨化后纵韧带、彻底减压是良好手术疗效的关键，合并硬膜囊骨化并非前路手术的禁忌证，可根据术中具体情况选择保留硬膜囊骨化或将其部分切除，尽管术中在骨化韧带切除后，部分患者的硬膜囊仍呈板样状，脊髓膨隆较一般患者缓慢，但术后CT和MRI检查均证实硬膜囊骨化向前漂浮和脊髓形态恢复情况良好，此外两种对硬膜囊骨化处理方式对患者神经功能恢复也无明显影响。

表11-3 OPLL合并硬膜囊骨化的手术结果

	硬膜囊骨化组（n=40）	无硬膜囊骨化组（n=98）	总计（n=138）
术前JOA评分			
平均	8.7 ± 1.6	9.3 ± 1.4	8.8 ± 1.4
范围	5~12	4~14	4~14
术后JOA评分			
平均	13.2 ± 1.3	14.4 ± 0.7	14.1 ± 0.6
范围	11~16	7~15	7~16
改善率（%）			
平均	63.2 ± 15.2	59.5 ± 12.7	60.3 ± 12.5
范围	22.2~87.5	12.5~77.8	12.5~87.5
手术疗效［例数（%）］			
优	8（20.0）	20（20.4）	28（20.3）

（续表）

	硬膜囊骨化组（n=40）	无硬膜囊骨化组（n=98）	总计（n=138）
良	20（50.0）	55（56.1）	75（54.3）
一般	9（22.5）	13（13.3）	22（15.9）
差	3（7.5）	10（10.2）	13（9.4）

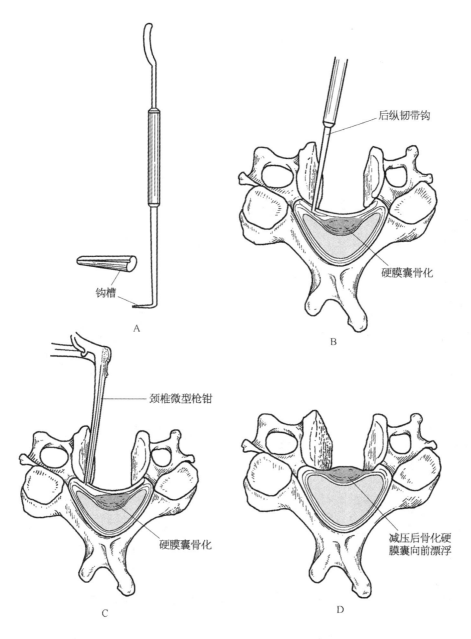

图11-5　颈椎后纵韧带骨化合并硬膜囊骨化手术分离及切除示意图（A. 手术分离所用后纵韧带切除钩，该钩尖端圆钝，可插入骨化后纵韧带下方进行分离，勾起后纵韧带后尖刀可沿其沟槽进行切除；B. 后纵韧带切除钩插入骨化后纵韧带下方勾起，创造后纵韧带切除的安全间隙；C. 超薄枪状咬骨钳可沿安全间隙咬出骨化后纵韧带；D.减压后骨化硬膜囊向前漂浮）

（三）典型病例介绍

（1）病例一：男性患者，51岁，颈部疼痛伴四肢麻木三年余，加重二月。患者于2个月前在外院行后路椎管成形术，术后症状无明显改善，并自觉症状逐步加重就诊。术前CT检查显示C4-C5水平后纵韧带骨化，横断面可见典型"双影征"提示合并硬膜囊骨化，MRI检查显示C4-C5水平脊髓前方压迫仍然存在。手术行前路C4-C5椎体次全切除减压植骨内固定术。术后CT检查显示后纵韧带骨化完全切除，硬膜囊骨化保留并向前漂浮，术后MRI显示脊髓压迫完全解除，神经症状明显改善（图11-6）。

（2）病例二：女性患者，50岁，四肢麻木无力1年，加重伴大小便功能障碍2周。术前X线片示颈椎退变，呈轻度后凸畸形；CT示C4-C6后纵韧带骨化，其中C5-C6水平后纵韧带骨化狭窄率达95%，但未见典型的"双影征"；术前T2加权MRI影像示C4-C6脊髓受压严重。手术行C4-C6椎体次全切除减压植骨内固定术，术中发现硬膜囊骨化，完整分离并保留硬膜

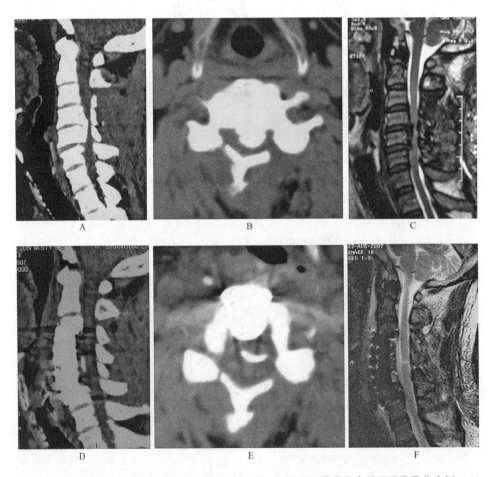

图11-6 前路椎体次全切除减压植骨内固定术治疗颈椎后纵韧带骨化合并硬膜囊骨化病例一 (A. 术前CT矢状面重建显示C4-C5水平后纵韧带骨化；B. 术前CT横断面可见典型的"双影征"；C. 术前T2加权MR影像示C4-C5脊髓受压严重；D. 术后CT矢状面重建显示后纵韧带骨化完全切除，硬膜囊骨化保留并向前漂浮；E. 术后CT横断面；F. 术后MR示脊髓受压解除)

囊骨化,术后未发生脑脊液漏,术后1周患者大小便功能恢复,术后3个月随访神经功能恢复满意(图11-7)。

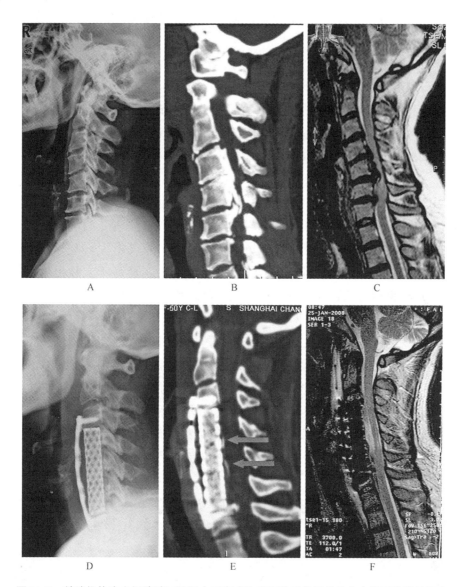

图11-7 前路椎体次全切除减压植骨内固定术治疗颈椎后纵韧带骨化合并硬膜囊骨化病例二(A. 术前X线片示颈椎退变,呈轻度后凸畸形;B. 术前CT示C4–C6后纵韧带骨化,其中C5–C6水平后纵韧带骨化狭窄率达95%;C. 术前T2加权MR影像示C4–C6脊髓受压严重;D. 术后X线示C4–C6椎体次全切除,钛网、钢板重建;E. 术后CT示骨化韧带切除,箭头所示骨化硬膜囊漂浮满意;F. 术后MR示脊髓受压解除)

二、胸椎后纵韧带骨化、黄韧带骨化合并硬膜囊骨化

(一)影像学特点

1.胸椎后纵韧带骨化合并硬膜囊骨化的影像学特点 胸椎后纵韧带骨化较颈椎后纵韧

带骨化的发病率要低,而且胸椎后纵韧带骨化病例多采用后路间接减压的手术方式,因此胸椎后纵韧带骨化合并硬膜囊骨化的现象并未引起足够重视。总体而言,胸椎后纵韧带骨化合并硬膜囊骨化与第一节所介绍的颈椎后纵韧带骨化合并硬膜囊骨化的影像学特点具有相似之处,但也存在着各自特点。

韩国学者 Min 等对一组 20 例从前路进行手术治疗的胸椎后纵韧带骨化患者的临床和影像学资料进行了回顾,其中男 3 例,女 17 例,平均年龄 54.9 岁。根据日本学者 Hida 针对颈椎后纵韧带骨化合并硬膜囊骨化所提出的 CT 单影征和双影征,对这 20 例胸椎后纵韧带骨化患者的术前 CT 平扫及三维重建图像进行了分析,其中 6 例患者表现为单影征,10 例患者表现为双影征(图 11-8)。此外,在 20 例患者中,14 例为分节型骨化,5 例为连续型骨化,1 例为混合型骨化。

在这 20 例胸椎后纵韧带骨化患者中,术中证实合并硬膜囊骨化的有 9 例患者,其中 6 例(60%)患者为双影征,3 例(50%)患者为单影征,因此作者认为胸椎后纵韧带骨化患者的 CT 单影征和双影征对于诊断合并硬膜囊骨化的意义不大。此外本组胸椎后纵韧带骨化合并硬膜囊骨化的发生率为 45%,这一比例要明显高于文献报道的颈椎后纵韧带骨化合并硬膜囊骨化的发生率 15.3%~29.6%,因此有必要对这一问题进行更深入的研究。

2. 胸椎黄韧带骨化合并硬膜囊骨化的影像学特点　胸椎黄韧带骨化症在亚洲国家中是常见的胸椎退变性疾患,日本学者 Miyagi 报道胸椎黄韧带骨化症占所有胸椎疾病患者的 64%,然而胸椎黄韧带骨化症患者中合并硬膜囊骨化的发生率并不清楚。在以往的文献报道中,更多的作者是将其描述为骨化物与硬膜囊粘连,例如 Miyakoshi 等报道术中发现有 62% 的胸椎黄韧带骨化症患者其骨化灶存与硬膜囊发生不同程度粘连,尤其骨化范围广泛的患者其发生率更高。Aizwa 等报道了 72 例胸椎黄韧带骨化症患者,硬膜囊粘连的发生率

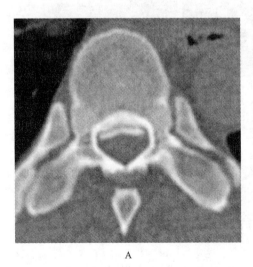
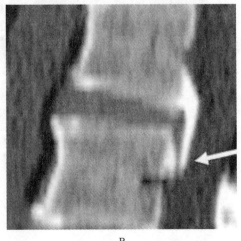

A　　　　　　　　　　　　　　B

图 11-8　胸椎后纵韧带骨化合并硬膜囊骨化 CT "双影征"(A. CT 横断面;B. CT 矢状面重建)

是11%。而印度学者Muthukumar报道了一组20例胸椎黄韧带骨化症患者,其中术中有8例(40%)患者发现合并硬膜囊骨化;国内陈仲强教授课题组报道了一组36例胸椎黄韧带骨化症患者,其中14例(38.9%)患者术中证实合并硬膜囊骨化。

有研究表明胸椎黄韧带骨化一般从两侧关节囊开始,逐渐扩大至椎板下,并向中间发展直至融合为整块的骨化物,因此日本学者Sato根据胸椎黄韧带骨化发展过程及其严重程度将其分为5型:关节囊型、单侧椎板型、双侧椎板型、融合型及大块型。然而以往的文献对于胸椎黄韧带骨化合并硬膜囊骨化的影像学特点却没有详细的描述,直到印度学者Muthukumar最先根据胸椎黄韧带骨化合并硬膜囊骨化患者术前CT和MRI影像学表现提出了"轨道征"(tram track sign)和"逗号征"(comma sign)两种特征性的影像学表现。其中"轨道征"是指在高信号区的骨化物中间存在非骨化的低信号区,与前面所介绍的"双影征"有类似之处(图11-9);而"逗号征"是指位于椎管一侧形似逗号的弧形骨化影,提示该侧硬膜囊可能存在骨化(图11-10)。在Muthukumar所报道的8例胸椎黄韧带骨化合并硬膜囊骨化患者中,有6例患者表现为"轨道征",1例患者表现为"逗号征"。国内陈仲强教授等对此进行了进一步研究,其影像学分析结果显示93%(13/14)合并硬膜囊骨化的患者术前表现为"轨道征",而在无硬膜囊骨化患者中仅有41%(9/22)的患者表现为"轨道征",因此"轨道征"对于术前诊断合并硬膜囊骨化的敏感性达到93%,但特异性仅为59%。此外,而根据Sato的胸椎黄韧带骨化分型,其五型胸椎黄韧带骨化患者合并硬膜囊骨化的发生率分别为0%,0%,7%,20%,86%,可见硬膜囊骨化的发生率随着胸椎黄韧带骨化的严重程度明显增加。

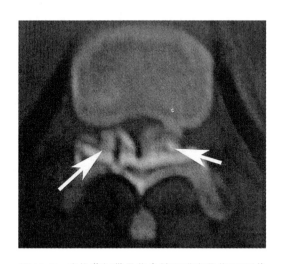

图11-9　胸椎黄韧带骨化合并硬膜囊骨化CT影像"轨道征"

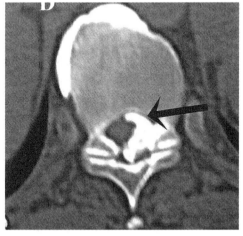

图11-10　胸椎黄韧带骨化合并硬膜囊骨化CT影像"逗号征"

(二)手术治疗

1. 胸椎后纵韧带骨化合并硬膜囊骨化的手术治疗　由于经胸腔前路手术较之颈前路手术的部位更深,很难保证清晰的手术视野和手术操作空间,因此作者认为一旦术前影像学提示胸椎后纵韧带骨化合并硬膜囊骨化应尽量避免采用经胸前前路手术治疗，减少硬膜囊损伤，甚至脊髓损伤等严重并发症的发生率。在Min等所报道的20例胸椎后纵韧带骨化患者中，作者均采用经胸腔前路减压手术，多数患者切除部分椎体、椎间盘及后纵韧带骨化进行减压，无须进行融合手术，但也有3例患者切除范围较大，采用钛网及椎体钉进行重建固定融合。但术中9例合并硬膜囊骨化的患者无一例外的发生硬膜囊缺损导致脑脊液漏发生。

2. 胸椎黄韧带骨化合并硬膜囊骨化的手术治疗　对于胸椎黄韧带骨化合并硬膜囊骨化的患者，有作者建议手术在切除黄韧带骨化物的同时将骨化的硬膜囊一并切除，但要尽量保留硬膜囊下蛛网膜的完整，小范围的硬膜囊缺损可直接对硬膜囊进行缝合，对于缺损范围较大的患者可采用筋膜修补等方法防止术后出现严重的脑脊液漏。但根据作者的经验，此种方法在术中操作具有较大的难度。对于此类患者作者一般采用漂浮法，将与硬膜囊骨化粘连的黄韧带骨化物尽量磨薄后，使其与周围骨化物分离、漂浮，此种方法可以避免硬膜囊损伤同时可达到满意的减压效果。合并硬膜囊骨化对于胸椎黄韧带骨化症手术疗效的影响尚无定论，但合并硬膜囊骨化无疑增加了胸椎黄韧带骨化患者手术的难度和并发症的发生率，术前对此应有清醒认识。

三、硬脊膜损伤和脑脊液漏的处理

（一）OPLL继发脑脊液漏发生率

颈椎前路手术可去除后纵韧带骨化物，达到直接减压的目的，其临床效果往往优于后路间接减压手术，但手术相对难度大，风险高，并发症多。由于后纵韧带骨化患者常伴发硬脊膜钙化或骨化，或硬脊膜与后纵韧带骨化物粘连甚至融合成一体，以及后纵韧带骨化环境下致硬脊膜常常发育不良而变得菲薄等因素，在骨化物的切除过程中，易造成硬脊膜撕裂或缺损。而蛛网膜与硬脊膜紧密贴合，硬脊膜损伤（撕裂或缺损）的同时，也常常造成蛛网膜的撕裂或缺损，导致脑脊液外渗，持续性外渗即为脑脊液漏。国外文献报道，颈前路手术中，后纵韧带骨化患者硬脊膜损伤及脑脊液漏的发生率可高达4.3%~32%，远高于单纯颈椎病患（0.5%~3%），Hannallah等对1994例颈前路手术患者硬脊膜损伤及脑脊液漏发生率进行统计，结果后纵韧带骨化患者并发硬脊膜损伤及脑脊液漏的概率是单纯颈椎病患者的13.7倍。

（二）脑脊液漏继发并发症

脑脊液漏处理不当或不及时可继发一系列并发症，如渗漏量过多，可造成低颅内压综合征；硬脊膜损伤导致脑脊液与外界形成通道，易造成逆行性感染，出现髓腔内感染；由于蛛网膜下腔与脑室相通，髓腔内感染上行，甚至可发生危及生命的化脓性脑膜炎；由于颈椎前方有气管、颈动脉窦，颈动脉小球等重要脏器，脑脊液渗出过多可影响呼吸，导致吞咽困难及血压、心率、血氧饱和度异常变化；硬脊膜在修复过程中，局部炎性反应及瘢痕粘连可形成粘连性蛛网膜炎以及局限性脊髓栓系；硬脊膜缺损长期不愈合，虽经处理切口浅表愈合，但皮下若存在有死腔，则可形成脑脊液囊肿，囊肿可分为交通性及非交通性，非交通性脑脊液囊肿如果较小，一般不会引起症状，而较大的脑脊液囊肿或交通性脑脊液囊肿则可引起蛛网膜受压迫，久之可使受压局部血运及营养障碍而水肿，纤维素渗出，引起粘连性蛛网膜炎。

（三）OPLL继发脑脊液漏的特征

按硬脊膜损伤程度不同，国内有学者将硬脊膜损伤分为Ⅰ～Ⅴ度，其中Ⅰ度为硬膜撕裂无缺损；Ⅱ度为硬膜缺损小于1/4周径；Ⅲ度为硬膜缺损大于1/4周径且小于2/4周径；Ⅳ度为硬膜缺损超过2/4周径以上但未完全缺如；Ⅴ度为硬脊膜完全缺损。由于后纵韧带发生骨化区域主要位于椎管前部，所以颈椎后纵韧带骨化患者发生的硬脊膜损伤以Ⅰ～Ⅲ度为主。

一般情况下，诊断脑脊液漏主要分为两种情况，一种是术中发生明确的硬脊膜撕裂或缺损，清亮的脑脊液从破口中流出，手术视野中可见无色透明"泉流"；另一种情况是，如术中行硬膜损伤修复失败或因小的撕裂未被发现，术后则有可能形成持续性硬脊膜漏，表现为颈椎术后1~5 d若引流出淡红色液体进行性增多且颜色变浅或转清。

目前临床上对于硬脊膜损伤的治疗目标仍然是硬脊膜损伤后如何能现实有效封堵，减少脑脊液漏的发生概率，以及尽量缩短脑脊液渗漏持续时间和减少相关并发症的发生，治疗的方法也涵盖了术中及术后多种处理措施。然而与发生在脊柱后路的硬脊膜损伤不同的是，发生在颈前路手术中的硬脊膜损伤又有其特殊性。脊柱后路由于椎旁肌肉多而丰厚，又无重要脏器，通常采用"缝、堵、压"等手段增大局部压力，从而封闭硬脊膜漏口，以促使脑脊液漏尽早愈合。然而由于颈椎前路解剖结构特殊，伴有气管、颈动脉窦等脏器，且入路各层软组织相对较少，又无肌肉的夹闭作用，如缝合太严密，引流不畅导致椎前间隙肿胀，压迫周围气管、颈动脉窦、颈动脉小球等重要脏器，易影响呼吸，导致吞咽困难及血压、心率、血氧饱和度异常变化；并且由于颈椎部位特殊，颈椎椎体前方缺乏肌肉覆盖，夹闭功能差，吞咽、咳嗽等动作可直接导致脑脊液的压力上下波动，颈椎靠近脑室，脑脊液量多，一旦术后出现脑脊液漏，难以通过体位调节，单纯堵、压、缝会使裂口漏出的脑脊液另寻通道，即使缝合手术切口，脑脊液最终还是会从缝合的手术切口漏出，导致皮下囊肿等诸多并发症发生，因此脑脊液漏仍常常不能得到有效控制。

（四）脑脊液漏的处理措施

临床上针对硬脊膜损伤的术中处理措施，主要依据损伤的程度以及损伤的部位而定。Ⅰ度损伤主要采取直接缝合方法加或不加密封剂封闭针孔的方法；而Ⅱ或Ⅲ度硬脊膜损伤（缺损）则需采用硬脊膜替代材料修补，另辅以密封剂强化的方法。当颈前路手术并发硬脊膜损伤，理想的处理方法如下：如术中发现硬脊膜为撕裂（Ⅰ度），先改变体位为头高脚低位，由于重力作用减少脑脊液脑室的回流，降低硬膜破口压力，减少脑脊液外漏，尽量保持术野的清晰,先用丝线缝合后,用脑棉片将血性或液性成分吸净,明胶海绵覆盖,上方滴加生物蛋白胶封闭,填塞明胶海绵块后再予以生物蛋白胶封闭,"三明治"式的双层黏合封闭防止脑脊液外漏;如术中发现硬脊膜为缺损(Ⅱ或Ⅲ度),可用背部筋膜、肌肉组织、脂肪组织或硬脊膜替代材料进行修补后,然后重复上述操作。但是对于颈椎后纵韧带骨化患者来说,仅极少数患者可采用上述方法进行处理,这是因为颈椎前路操作空间有限、术野暴露常不充分、常伴有硬脊膜发育不良(硬脊膜菲薄)、张力缝合下易致针孔撕裂(低压力的缺损转变成高压力的小孔)以及直接缝合后易形成束带造成脊髓卡压等因素的存在,术中直接缝合修复以及采用缝合方法修补是极难实现的。目前临床上最常用的"三明治"式胶原基质(明胶海绵)覆盖加纤维蛋白胶封堵方法在一定程度上是有效的,但由于纤维蛋白胶黏合强度欠佳、排水性差、随硬膜波动极易脱落分离等不利因素影响,特别是对较大面积的硬脊膜缺损,封堵常常是无效的,极难实现即刻有效的封闭硬脊膜囊,多数情况下仍需辅以术后多种措施以促进硬脊膜漏口早日闭合及减少相关并发症发生的概率。

对于术后诊断明确的脑脊液漏,包括术中处理失败的硬脊膜损伤或术后再出现的脑脊液漏,常规处理措施包括:① 术后嘱患者去枕平卧或予头低脚高位卧床。② 引流管引流通畅并持续引流,引流管接无菌引流袋常压引流,若原先用负压吸引,应改为常压引流,观察引流量、色,保持切口干燥。③ 使用有效足量的抗生素(必要时使用能透过血脑屏障的抗生素),防止逆行感染导致椎管内或中枢神经系统感染。④ 注意患者全身情况:保持水电解质平衡,低蛋白血症应补充白蛋白或血浆,以利硬脊膜和各组织修复。⑤ 适当口服减少脑脊液分泌的药物,如醋氮酰胺0.25 g,每日一次,有助于裂口愈合。⑥ 避免咳嗽及用力屏气,软化大便。⑦ 我们对部分患者采用弹力绷带绕颈环形加压的方法,也取得了较好的疗效,但应注意防止加压过度导致的呼吸困难及心率改变。经上述一般处理后,绝大多数脑脊液漏可以解决问题。

但是对于硬脊膜缺损较大,术中处理不到位且术后48 h以后引流量仍超过200~300 ml/24 h,若仍采用上述方法治疗是危险的,原因如下:① 相对于细小的腰大池引流管来说,粗大的伤口引流管长时间置管更容易引起逆行性颅内感染。② 长期伤口引流不利于硬膜张口状破口的关闭修复及伤口的早期愈合。③ 长期伤口引流,治疗期限会明显延长,病情发展的不确定性也会增加。因此,建议及时行腰大池置管持续引流处理。1989 年Kitchel等首次报道用腰蛛网膜下腔引流治疗脊髓手术后硬脊膜漏19 例,取得满意效果,但是其作用机制尚不清楚,他当时提出了两种假说,一是通过蛛网膜下腔置管降低了囊内液压及CSF 优先从引流管引出而不从硬膜裂口,减少了CSF 在裂口周围的流动,有助于伤口愈合。另一种假说是当硬膜囊膨胀的时候任何硬膜裂口都将会扩大,扩大的裂口不利于裂口的愈合。腰蛛网膜下腔置管引流具体方法为:通过导针在L2-L3棘突间穿刺,将导管置入蛛网膜下腔5~10 mm,然后拔出导针,将导管与引流管和引流瓶连接。体位改为头高脚低位,减少脑脊液回流。对每日引流量在100 ml以下者,2~5 d 可拔管;对漏液量没有减少,有增多趋势,或顽固性脑脊液漏,继续引流以降低颅内压,使切口尽早愈合。腰穿注意事项:腰椎穿刺引流成功后,如管理不善及观察不及时,处理不到位,常导致引流管拔出、引流不畅通造成引流失败,或过快出现低颅压并发症,因此术后管理很重要,须注意以下几方面:① 绝对卧床,不能坐起,体位不能快速变动,避免咳嗽、喷嚏等急剧改变颅内压的动作,尽量进食流质食物,减少大便次数,必要时支持治疗。② 全身应用抗生素预防感染,防止逆行性蛛网膜下腔感染。③ 引流管护理,防止脱落、松动,定期观察引流管是否通畅。④ 通过调整床头侧高度控制脑脊液流速,开始平卧使脑脊液缓慢流入无菌瓶内,如无头晕头疼、恶心呕吐,缓慢升高骨科牵引床头侧,一般抬高10°~30°左右,记录每日引流量,每日收集脑脊液100~400 ml左右。当引流过程出现头昏、恶心或呕吐时,可降低床头侧高度减慢引流速度。

当然,对于应用前述所有措施均无效的患者,可以考虑采用切口-腹腔分流或腰部髓腔-腹腔分流等分流装置。切口-腹腔分流导管近端放置在移植骨块及钢板表面,切口-腹腔分流术失败或阻塞的患者采用腰部髓腔-腹腔分流术。与多次经皮抽吸及临时腰穿引流相比,分流的脑脊液进入腹腔,可降低感染及术后硬膜下血肿的风险,虽具有短期优势,但仍有缺点。这是一种有创疗法,可能使患者产生许多其他问题,如过度引流或引流不足、引流管移位或阻塞、感染、梗阻或分流故障,这可能需要再次手术。因此,安放永久分流装置是所有其他措施均无效情况下的最后手段。

（五）脑脊液漏的预防

术前仔细阅片,充分评估致压物与硬膜的粘连程度,准备好手术器械,如头灯、微型高速磨钻、特制薄型手枪式咬骨钳、电子显微镜;术中仔细分离致压物与硬膜之间的粘连,从粘连较轻处开始,逐步细致分离。如发现局部硬膜缺损时,注意保护裸露的蛛网膜,避免在吸引或分离时撕裂蛛网膜加重脑脊液漏;对于合并硬膜囊骨化必要时可行漂浮术,避免硬性切除以致硬膜损伤或缺损,文献报道,前路后纵韧带骨化采用前漂浮法脑脊液漏发生概率为5.1%,而采用标准的前方摘除法发生率高达16%~25%。对疑有硬脊膜损伤的患者术中可采取头低足高位,使硬膜囊压力增加,易于发现破损处及脑脊液流出,有助于术中有无脑脊液漏的诊断。长节段以及宽基底骨化类型是术中发生脑脊液漏的高危因素,因此对于此类患者,可考虑在麻醉时预先安放腰大池引流,若术中发生硬脊膜损伤,出现脑脊液漏,可立即开放腰大池引流管,不仅可减少脑脊液从漏口中外渗,同时利于漏口的修复。

（陈宇、陈德玉、杨立利、于凤宾）

参考文献

［1］ Epstein NE. Anterior approaches to cervical spondylosis and ossification of the posterior longitudinal ligament: Review of operative technique and assessment of 65 multilevel circumferential procedures［J］. Surg Neurol, 2001, 55: 313-324.

［2］ Epstein NE. Identification of ossification of the posterior longitudinal ligament extending through the dura on preoperative computed tomographic examinations of the cervical spine［J］. Spine, 2001, 26: 182-186.

［3］ Iwasaki M, Okuda S, Miyauchi A, et al. Surgical strategy for cervical myelopathy due to ossification of the posterior longitudinal ligament: Advantages of anterior decompression and fusion over laminoplasty[J]. Spine, 2007, 32: 654-660.

［4］ Masaki Y, Yamazaki M, Okawa A, et al. An analysis of factors causing poor surgical outcome in patients with cervical myelopathy due to ossification of the posterior longitudinal ligament: Anterior decompression with spinal fusion versus laminoplasty[J]. J Spinal Disord Tech, 2007, 20: 7-13.

［5］ Min JH, Jang JS, Lee SH. Significance of the double-layer and single-layer signs in the ossification of the posterior longitudinal ligament of the cervical spine[J]. J Neurosurg Spine, 2007, 6: 309-312.

［6］ Mizuno J, Nakagawa H, Song J, et al. Surgery for dural ossificaiton in association with cervical ossification of the posterior longitudinal ligament via an anterior approach[J]. Neurology India, 2005, 53: 354-357.

［7］ Mizuno J, Nakagawa H, Matsuo N, et al. Dural ossification associated with cervical ossification of the posterior longitudinal ligament: frequency of dural ossification and comparison of neuroimaging modalities in ability to identify the disease[J]. J Neurosurg Spine, 2005, 2: 425-430.

［8］ Mizuno J, Nakagawa H. Ossified posterior longitudinal ligament: Management stratedies and outcomes [J]. Spine J, 2006, 6: 282-288.

［9］ Tani T, Ushida T, Ishida K, et al. Relative safety of anterior microsurgical decompression versus laminoplasty for cervical myelopathy with a massive ossified posterior longitudinal ligament[J]. Spine, 2002, 27: 2491-2498.

［10］ 陈德玉,陈宇,卢旭华,等. 颈椎后纵韧带骨化症合并硬膜囊骨化的前路手术治疗[J]. 中华骨科杂志,2009(9): 842-846.

［11］ 陈宇,陈德玉,袁文,等. 颈椎后纵韧带骨化合并硬膜囊骨化的 CT 影像特点及临床意义[J]. 脊柱外科杂志,2006,4(5): 270-273.

［12］ Yamazaki M, Mochizuki M, Ikeda Y, et al. Clinical results of surgery for thoracic myelopathy caused by ossification of the posterior longitudinal ligament: operative indication of posterior decompression with instrumented fusion[J]. Spine, 2006, 31(13): 1452-1460.

［13］ Seichi A, Nakajima S, Takeshita K, et al. Image-guided resection for thoracic ossification of the ligamentum flavum[J]. J Neurosurg Spine, 2003, 99(1): 60-63.

［14］ Chen XQ, Yang HL, Wang GL, et al. Surgery for thoracic myelopathy caused by ossification of the ligamentum flavum[J]. J Clin Neurosci, 2009, 16(10): 1316-1320.

［15］ Liao CC, Chen TY, Jung SM, et al. Surgical experience with symptomatic thoracic ossification of the ligamentum flavum[J]. J Neurosurg Spine, 2005, 2(1): 34-39.

［16］ Li F, Chen Q, Xu K. Surgical treatment of 40 patients with thoracic ossification of the ligamentum flavum [J]. J Neurosurg Spine, 2006, 4(3): 191-197.

［17］ Wang W, Kong L, Zhao H, et al. Thoracic ossification of ligamentum flavum caused by skeletal fluorosis [J]. Eur Spine J, 2007, 16(8): 1119-1128.

［18］ Yamazaki M, Koda M, Okawa A, et al. Transient paraparesis after laminectomy for thoracic ossification of the posterior longitudinal ligament and ossification of the ligamentum flavum[J]. Spinal Cord, 2005, 44(2): 130-134.

［19］ 刘秀民,李海洪,马巧灵. 胸椎后纵韧带骨化多排螺旋CT诊断价值[J]. 现代医用影像学,2013(3): 194-196.

［20］ 李君,王新伟,袁文. 胸椎后纵韧带骨化症手术治疗进展[J]. 中华外科杂志,2012,50(010): 948-950.

［21］ 孙景城，冯世庆，马信龙，等.胸椎后纵韧带骨化致椎管狭窄症的临床特征和手术治疗方法［J］.中华骨科杂志，2010，11：1044-1046.

［22］ 李方财，陈其昕，徐侃，等.胸椎黄韧带骨化症的手术方法选择［J］.中华骨科杂志，2010，30（11）：1024-1029.

［23］ 李文菁，赵宇.胸椎黄韧带骨化症合并硬脊膜骨化的研究进展［J］.中华骨科杂志，2013，33（6）：670-673.

［24］ Joseph V, Kumar GS, Rajshekhar V. Cerebrospinal fluid leak during cervical corpectomy for ossified posterior longitudinal ligament: incidence, management, and outcome［J］. Spine, 2009, 34: 49-494.

［25］ Li H, Dai LY. A systematic review of complications in cervical spine surgery for ossification of the posterior longitudinal ligament［J］. Spine J, 2011, 11: 1049-1057.

［26］ Chen Y, Guo Y, Lu X, et al. Surgical strategy for multilevel severe ossification of posterior longitudinal ligament in the cervical spine［J］. J Spinal Disord Tech, 2011, 24: 24-30.

［27］ Sakai K, Okawa A, Takahashi M, et al. Five-year follow-up evaluation of surgical treatment for cervical myelopathy caused by ossification of the posterior longitudinal ligament: a prospective comparative study of anterior decompression and fusion with floating method versus laminoplasty［J］. Spine, 2012, 37: 367-376.

［28］ Mazur M, Jost GF, Schmidt MH, et al. Management of cerebrospinal fluid leaks after anterior decompression for ossification of the posterior longitudinal ligament: a review of the literature［J］. Neurosurg Focus, 2011, 30: E13.

［29］ Hannallah D, Lee J, Khan M, et al. Cerebrospinal fluid leaks following cervical spine surgery［J］. J Bone Joint Surg Am, 2008, 90: 1101-1105.

［30］ Joseph V, Kumar GS, Rajshekhar V. Cerebrospinal fluid leak during cervical corpectomy for ossified posterior longitudinal ligament: incidence, management and outcome［J］. Spine, 2009, 34: 491-494.

［31］ Cammisa FP Jr, Girardi FP, Sangani PK, et al. Incidental durotomy in spine surgery［J］. Spine, 2000, 25: 2663-2667.

［32］ Fountas KN, Kapsalaki EZ, Johnston KW. Cerebrospinal fluid fistula secondary to dural tear in anterior cervical discectomy and fusion: case report［J］. Spine, 2005, 30: E277-E280.

［33］ Hida K, Yano S, Iwasaki Y. Considerations in the treatment of cervical ossification of the posterior longitudinal ligament［J］. Clin Neurosurg, 2008, 55: 126-132.

［34］ Belanger TA, Roh JS, Hanks SE, et al. Ossification of the posterior longitudinal ligament. Results of anterior cervical decompression and arthrodesis in sixty-one North American patients［J］. J Bone Joint Surg Am, 2005, 87: 610-615.

［35］ Epstein N. Anterior approaches to cervical spondylosis and ossification of the posterior longitudinal ligament: review of operative technique and assessment of 65 multilevel circumferential procedures［J］. Surg Neurol, 2001, 55: 313-324.

［36］ Chen Y, Guo Y, Chen D, et al. Diagnosis and surgery of ossification of posterior longitudinal ligament associated with dural ossification in the cervical spine［J］. Eur Spine J, 2009, 18: 1541-1547.

［37］ Joseph V, Kumar GS, Rajshekhar V. Cerebrospinal fluid leak during cervical corpectomy for ossified posterior longitudinal ligament: incidence, management, and outcome［J］. Spine, 2009, 34: 491-494.

［38］ Choi S, Lee SH, Lee JY, et al. Factors affecting prognosis of patients who underwent corpectomy and fusion for treatment of cervical ossification of the posterior longitudinal ligament: analysis of 47 patients［J］. J Spinal Disord Tech, 2005, 18: 309-314.

［39］ Li H,Dai LY. A systematic review of complications in cervical spine surgery for ossification of the posterior longitudinal ligament［J］. Spine J, 2011, 11: 1049-1057.

［40］ 张阳德,向忠,彭健. 硬脊膜损伤分度及预防脑脊液漏的临床研究［J］.中国现代医学杂志,2007,17: 1349-1351.

［41］ 向忠,李红,吴明宇,等. 生物蛋白胶在硬脊膜损伤修复中的临床研究［J］.中国医药导报,2006,3: 9-10.

［42］ Nakajima S, Fukuda T, Hasue M, et al. New technique for application of fibrin sealant: rubbing method devised to prevent cerebrospinal fluid leakage from dura mater sites repaired with expanded polytetrafluoroethylene surgical membranes［J］. Neurosurgery, 2001, 49: 117-123.

［43］ Narotam PK, Jose S, Nathoo N, et al. Collagen matrix（DuraGen）in dural repair: analysis of a new modified technique［J］. Spine, 2004; 29: 2861-2869.

［44］ Black P. Cerebrospinal fluid leaks following spinal surgery: use of fat grafts for prevention and repair. Technical note［J］. J Neurosurg, 2002, 96: 2Suppl 250-252.

［45］ Epstein NE. Wound-peritoneal shunts: part of the complex management of anterior dural lacerations in patients with ossification of the posterior longitudinal ligament［J］. Surg Neurol, 2009, 72: 630-634.

［46］ Yuguchi T, Kohmura E, Yoshimine T. PTFE-fascia patch inlay method for the anterior approach for cervical intradural spinal lesion［J］. Spinal Cord, 2002, 40: 601-603.

［47］ Hannallah D, Lee J, Khan M, et al. Cerebrospinal fluid leaks following cervical spine surgery［J］. J Bone Joint Surg Am, 2008, 90: 1101-1105.

［48］ 全必春,王文军,姚女兆,等.脊柱术后脑脊液漏并椎管内感染20例分析［J］.医学临床研究,2005, 22: 534-535.

［49］ 陈江宏,熊卫军.腰穿置管持续引流脑脊液置换加鞘内注药治疗重症颅内感染［J］.中国现代医学杂志,2004,14: 98-102.

［50］ 侯铁胜,傅强,贺石生,等.颈前路减压并发脑脊液漏的处理［J］.中华骨科杂志,2003,23: 650-652.

［51］ 余可谊,田野,王以明,等.颈椎手术后并发脑脊液漏的原因和处理［J］.中国脊柱脊髓杂志,2005, 15: 740-743.

［52］ Andrew SA, Sidhu KS. Cervical-peritoneal shunt placement for postoperative cervical pseudomeningocele ［J］. J Spinal Disord Tech, 2005, 18: 290-292.

［53］ 唐勇,王新伟,袁文,等.颈前路手术并发脑脊液漏的原因及处理［J］.颈腰痛杂志,2010,31: 26-28.

［54］ 郑旭为,刘忠军. 人工硬膜修补硬脊膜及预防椎管内粘连的实验观察［J］.中国脊柱脊髓杂志,2006, 16(1): 52-56.

［55］ Brookfield K, Randolph J, EismontF. Delayed symptoms of cerebrospinal fluid leak following lumbar decompression［J］. Orthopedics, 2008, 31: 816.

［56］ Ma L, Gao C, Mao Z, et al.Thermal dehydration treatment and glutaraldehyde cross-linking to increase the biostability of collagen-chitosan porous scaffolds used as dermal equivalent［J］.J Biomater Sci Polym Ed, 2003, 14: 861-874.

［57］ 张卫红,王新伟,王长峰.PLGA/I型胶原/壳聚糖复合人工硬脊膜生物相容性及力学性能的实验［J］.南京医科大学学报（自然科学版）,2009,6: 836-839.

［58］ 张卫红,袁文,王新伟等.PLGA/I型胶原/壳聚糖复合人工硬脊膜生物相容性的研究［J］.山东医药, 2009,14: 14-16.

［59］ 孙赓,张伯勋. α-氰基丙烯酸酯的组织毒性［J］.中华医学写作杂志,2004,10: 868-871.

［60］ 61.Zhang X, Gao X, Jiang L, et al. Flexible generation of gradient electrospinning nanofibers using a microfluidic assisted approach［J］. Langmuir, 2012, 28(26): 10026-10032.

［61］　Alamein MA, Liu Q, Stephens S, et al. Nanospiderwebs: artificial 3D extracellular matrix from nanofibers by novel clinical grade electrospinning for stem cell delivery［J］. Adv Healthc Mater, 2013, 2（5）: 702-717.

［62］　Zha Z, Leung SL, Dai Z,et al. Centering of organic-inorganic hybrid liposomal cerasomes in electrospun gelatin nanofibers［J］. Appl Phys Lett, 2012, 100（3）: 33702-337023.

［63］　Xie J, Macewan MR, Ray WZ, et al. Radially aligned, electrospun nanofibers as dural substitutes for wound closure and tissue regeneration applications［J］. ACS Nano, 2010, 4（9）: 5027-5036.

［64］　Bock N, Riminucci A,Dionigi C,et al. A novel route in bone tissue engineering: Magnetic biomimetic scaffolds［J］.Aeta Biomater, 2010, 6: 786-798.

［65］　Wang S, Wang C, Zhang B, et al. Preparation of Fe_3O_4/PVA nanofibers via combining imsitu composite with electrospinning［J］.Mater Lett, 2009, 9: 43-46.

［66］　Zhang XY, Dai QY, Huang XB, et al.Synthesis and characterization of novel magnetic Fe_3O_4/polyphosphazene nanofibers［J］.Solid State Sciences, 2009, 11: 1861-1865.

［67］　Su Y, Mo X. Genipin crosslinked gelatin nanofibers for tissue engineering［J］. J Control Release, 2011, 152（Suppl）: e230-e232.

［68］　袁宏伟,代振动,路闯,等.腰蛛网膜下腔持续引流治疗颈椎顽固性硬脊膜漏［J］.中国矫形外科杂志, 2011,19: 614-615.

［69］　王善琛,王建华,夏虹.颈椎手术脑脊液漏及并发症的防治特点［J］.实用医学杂志,2008,24: 1654-1656.

第十二章

脊柱韧带骨化病术中辅助检测设备的应用

一、脊柱韧带骨化病术中诱发电位监测

（一）脊柱韧带骨化病术中诱发电位监测

颈椎后纵韧带骨化症（OPLL）的手术中出现脊髓损伤的风险很高。诱发电位监护的应用可使术者及时意识到脊髓损伤的发生，从而能够避免永久性的脊髓损伤，例如截瘫。目前，脊柱手术中常用的监护手段主要是，体感诱发电位（somatosensory evoked potential，SEP）和运动诱发电位（motor evoked potential，MEP）。SEP用于监测脊髓感觉束的传导功能，对脊髓运动束的传导功能及完整性提供间接信息。而MEP用于直接监测脊髓运动束的传导功能。

1. 唤醒试验　脊柱手术中，最早的监护方式是术中唤醒试验，由Vauzelle和其同事在1973年报道。此方法是在术中暂停使用麻醉剂和肌松剂后，唤醒患者，让其活动肢体，以此检查脊髓的运动传导功能。但唤醒试验存在以下缺陷：唤醒试验无法用于术前已存在明显神经功能障碍的患者；在进行唤醒试验时，需要停止使用麻醉剂和肌松剂，这可能导致患者躁动、气管套管脱出、疼痛或留下术中回忆；唤醒试验会延长手术时间，并且不能在术中反复多次使用；唤醒试验只能提示术者，脊髓损伤已经发生，而不能在脊髓损伤的第一时间提醒术者。虽存在以上缺陷，目前唤醒试验仍在特殊情况下使用。

最初，唤醒试验被用于验证诱发电位的监护结果，在术中监护出现信号改变时采用。但可能出现诱发电位结果异常，唤醒试验结果正常的情况也可能是诱发电位监护出现了假阳性。然而，事实却非完全如此。因为唤醒试验对神经功能检测的敏感性有限，重要的是，唤醒试验还可能具有某种治疗作用。当麻醉暂停后，随着血压的升高，脊髓的血供逐渐恢复，从而改善了脊髓的缺血状态。虽然唤醒试验可以帮助评价脊髓损伤的严重程度，但SEP和MEP，仍是更有效的监护手段。

2. 术中SEP监护　20世纪70年代后，SEP开始用于术中监护，这使术中对脊髓功能进

行实时监护成为可能。80年代后，SEP广泛用于脊柱侧弯手术的监护，这使脊髓功能的完整性得到了有力的保障，在脊柱侧弯手术中，SEP监护使术后神经功能障碍的发生率减小了近一半。在更大范畴的神经外科领域中，术中监护使5.2%的病例避免了术后神经功能障碍的发生。

尽管SEP沿脊髓后索内侧丘系传导通路传导，但SEP仍能对皮质脊髓束的损伤起到预警作用。然而，SEP监护仍有一定的局限性，有时术中监护结果正常，但术后出现了神经功能障碍，这种假阴性率为0.063%。相反，有时术中SEP信号消失，但术后的神经功能仍然完好。

（1）皮质体感诱发电位：皮质体感诱发电位（cortex somatosensory evoked potentials, CSEPs）是通过刺激外周感觉神经或混合神经，在皮质的相应感觉区记录的电位。术中监护常采用正中神经或胫神经SEP。正中神经SEP在正中神经的腕部刺激，在对侧皮质的C3或C4位点记录；胫神经SEP在胫神经的踝部刺激，在皮质的Cz位点记录。刺激电极常用表面电极，记录电极常用针电极。

对于大多数患者，这种皮质电位的强度足够用于术中监护，但神经严重损伤的患者则因皮质电位波幅过小或消失，无法用于术中监护。CSEPs的优点是它能提供从周围神经远端至大脑感觉皮质的整个感觉传导束的功能评价，并且操作简单、创伤小。其主要缺陷在于CSEPs易受非手术因素的影响，包括麻醉、温度、血压等。

（2）脊髓诱发电位：硬膜外记录需在脊柱手术节段的近端和远端分别放置硬膜外电极，作为刺激和记录使用。该方法具有良好的安全性和可靠性，并能提供很好的信噪比。它能同时对运动和感觉通路的完整性进行监护。硬膜外电极在手术操作时，可能发生移位，在多个节段同时记录，可避免单枚记录电极移位造成的假阳性结果。理论上，硬膜外电极的置入可能存在硬膜外血肿的风险，但实际操作中很少出现。

由于硬膜外记录的传导通路不经过突触，故受麻醉剂、肌松剂或其他非手术因素的干扰较小，在监护过程中，允许使用大量的肌松剂。颈胸段硬膜外记录时，即使轻微的肌肉收缩也可能对记录造成干扰，此时必需使用足量的肌松剂，避免肌肉动作电位的干扰。

硬膜外记录技术的主要缺陷：它只适用于脊柱后路手术的监护；当损伤发生在单侧时，硬膜外记录并不能明确哪一侧发生了损伤；硬膜外记录并不适用于低位脊髓、马尾或神经根手术的监护。

（3）术中SEP信号改变的影响因素

1）缺血和缺氧：关于缺血缺氧对外周神经传导速度影响的研究表明在缺血的前20分钟内复合神经动作电位（CNAP）的波幅下降至基准波的50%~60%。CNAP（compound nerve action potential）的波幅随着早期离散度（CNAP的第一正波和第二个正波潜伏期的差值）的增加而减小。由于缺氧后，单纤维的波幅下降不超过基准波的16%，因此，缺血、缺氧引起波幅下降并非由传导阻滞引起，而是和快、慢传导纤维传导冲动间的离散性有关。波幅和潜伏期分别与缺血持续时间的平方成直线相关（波幅为负相关，潜伏期为正相关）。体感诱发电位（somatosensory evoked potential, SSEP）在脊髓后索传导、皮质记录。脊髓缺血时，SSEP波幅大幅下降的一个重要原因是传入冲动的离散性增加。

2）急性脊髓损伤：在动物试验中，20克重物从20 cm高处坠下对脊髓造成的急性损伤，会使细胞外钾离子浓度陡然上升，从4 mmol/L升至80 mmol/L。经过损伤部位的SSEP将消失，直至细胞外钾离子浓度恢复至10 mmol/L以下。细胞外钾浓度的升高导致细胞膜电位下降至阈值以下，从而使动作电位传导阻滞。有假说认为：细胞外钾浓度的升高是由脊髓灰质损伤所致，而非轴突损伤。

白质的机能障碍是脊髓损伤后产生临床症状的主要原因。脊髓损伤后，选择性的损伤集中在较粗的有髓神经纤维的轴突上。脊髓受压的结果是使轴突对高频刺激做出反应的能力下降。这其实是较粗的有髓神经纤维的轴突受累所导致。初始损伤后，继发反应对幸存的轴突产生影响。损伤后的轴突，传导的稳定性下降，表现为波幅和潜伏期的易变性。在损伤后的亚急性期，经叠加得到的SSEP波幅下降主要与波幅和潜伏期的易变性有关，而不是损伤轴突的数量。

3）体温对于体感诱发电位的影响：术中体核温度和肢体温度会降低1℃以上。体温的降低会使峰潜伏期和峰间潜伏期延长。通过峰间潜伏期可以反映中枢传导情况。体温每降低1℃，正中神经SSEP的N10、P14和N19的峰潜伏期分别延长0.61、1.15和1.56 ms。因此体温每降低1℃，P14至N19的峰间潜伏期延长0.68 ms，反映了中枢传导速度的减慢。SSEP的波幅与体温相关性不明显。

在老鼠的急性脊髓损伤模型中，把SSEP波幅降低50%以上作为异常的标准。在这个标准下，低体温的动物更容易出现假阴性的结果。与正常体温（38℃）的动物相比，中度低体温（30℃）的动物出现假阴性的结果明显增多。体温对于SSEP的可靠性的相关影响机制还不清楚，但这个研究提示了这样一种可能性：就是在低体温条件下，术中的SSEP预测不良结果的可靠性将降低。

在90例的脊柱侧弯手术的研究中，Luk等发现有12例暴露脊髓后，胫神经的SSEP皮质电位和颈部电位波幅降低50%以上。波幅的降低发生在置入器械和矫形之前。其中的2例经过温生理盐水冲洗脊髓后，皮质电位和颈部电位的波幅都恢复了。这提示波幅的改变可能由低体温引起。这两例患者术后都没有神经功能障碍加重。为了降低这种假阳性率，建议将暴露脊髓后的SSEPs作为基准波，而不是在麻醉后或摆好体位后，手术前记录的SSEPs。

4）有脊髓病变患者的SEP监护：SSEP监护在脊柱侧弯手术中的作用已经得到了证实。但是，部分病例由于脊柱退变或肿瘤长期压迫，造成脊髓慢性缺血、缺氧，产生病理性改变。SSEP对于此类严重脊髓病变的手术，监护效果不理想。由于原先的脊髓病变，皮质电位存在很大的变异性，因而，很难将这些变异和术中的脊髓损伤鉴别。这很大地限制了术中监护的可靠性和有效性。

在38例脊髓病变患者的脊柱矫形手术中，皮质SEP的假阳性率高达27%。在该项研究中，报警阈值设定为波幅降低60%以上。有脊髓手术史的患者的假阳性率高达39%，而无脊髓病变患者的假阳性率仅有1.4%。20例患者进行髓内肿瘤切除术，其中5例的SSEP波幅降低超过50%，并且潜伏期延长0.5 ms以上，这通常预示了术后会出现新的神经功能障碍，但5例中仅有2例术后出现了振动觉和位置觉的功能障碍。因此，在进行髓内手术时，若术中SEP信号突然发生改变，这并不能准确判断发生了脊髓损伤。

（4）术中诱发电位的解释标准：术中SEP波幅下降50%以上应作为脊髓损伤的警戒阈值，潜伏期延长10%也可作为脊髓损伤的报警值。但Jones报道，SEP监护中，潜伏期明显延长非常罕见，并且很少伴有波幅的明显下降。但当波幅明显下降，而潜伏期无明显延长时，应提高警惕。

1）非手术因素引起的变化：将非手术因素引起的变化误认为是手术引起的将导致不必要的报警。非手术因素分为患者以外的因素和源于患者的因素。患者以外的因素常见的是60 Hz的干扰波，它起源于电刀、手术床、手术灯、手术显微镜、麻醉机等电器设备。将记录电极远离电源和这些设备、采用良好的接地、滤波等方法可减少干扰。源于患者的因素可以是患者全身情况的改变（体温、血压、CO_2）或患者身上的其他电信号干扰（EEG、EKG、EMG）。这些干扰导致皮质电位波形改变、潜伏期延长、波幅下降等。自发脑电活动的干扰可采取增加叠加次数或滤波的方法减小；心脏电活动的干扰常由胸部或肩膀上的接地电极引入，改变接地电极的位置和调整人工滤波水平可减少这一影响；肌电活动的干扰可利用肌松剂消除。

2）手术因素引起的变化：手术操作导致的变化，常由脊髓受到过度牵拉、压迫、缺血引起。但只有在排除了所有非手术因素后才能归因于手术因素。

皮质电位的波幅较基准波降低50%以上或潜伏期延长10%，被认为是监护报警的界限。皮质电位波形的形态是波幅和潜伏期的综合，波形的改变能粗略的反映皮质电位重复性的下降，也应作为一种警告。

（5）术中监护的注意事项和处理措施：手术医生必须在术前确认获得适宜的基准波，并在手术时提醒监护者特别要注意的重要阶段，在减压、撑开、纠正旋转、椎板下穿钢丝及植骨时，需小心监护，在脊柱或脊髓操作完成后的30 min内应继续记录。当监护中出现明显电位改变时，应仔细探查手术部位。如果已置入钩子、椎板下钢丝、椎弓根钉或任何可能损伤神经的器械，都应取出。并在这些部位确认是否存在血肿，因为血肿的直接压迫可造成神经损伤。当进行减压时，监护电位的改变可提醒术者神经损伤的发生。若发生于结构性植骨时，植骨块应调整位置。当存在颈椎不稳时，诱发电位的改变提示颈椎处于危险的位置，应及时调整位置避免损伤加重。如果诱发电位的改变确定由于手术操作引起，应及时采取以上措施，可使神经功能得到部分恢复。

（6）困难和不可监护的病例：一些病例，因病变而导致皮质电位波幅过小无法记录，或因麻醉及其他技术因素导致SEP无法被可靠记录，这些病例不适合SEP监护。一个病例是否可以监护取决于早期基准波的质量，低质量的术前基准波和诱导后基准波可导致SEP术中监护失去意义。

（7）SEP对OPLL手术预后的价值：颈椎病手术前，可用于预测术后神经功能的指标有术前脊髓受压的横断面面积、手术时的年龄、脊髓慢性压迫的体征、脊髓受压的节段数、磁共振T2相上的脊髓高信号等。

神经电生理检测同样可为术前颈椎病神经功能的评估和术后神经功能的预后提供有效的信息。一项研究表明正中神经SEP和胫神经SEP与脊髓型颈椎病的严重程度存在相关性，术前的正中神经SEP正常，可提示术后神经功能恢复良好。Shinomiya等认为若术前神经电生理检测结果存在异常，则手术效果可能不理想。Morishita等建议将正中神经SEP作为预测颈椎病术后神经功能的一项指标。Hu Yong等根据术前正中神经SEP的潜伏期和波幅进行分级；用于评价颈椎病的严重程度及预测手术疗效，该研究发现，术前潜伏期正常提示术后神经功能恢复良好，而术前潜伏期延长或皮质电位消失往往提示术后神经功能预后不良。

（8）神经源性运动诱发电位：SEP是间接监护脊髓运动传导束的技术，许多研究者发展了更直接监护脊髓运动传导束的技术，其中包括神经源性运动诱发电位（Neurogenic Motor Ewoked Potentials，NMEP）。该技术利用针电极或硬膜外电极，在手术部位的近端刺激脊髓，在下肢的周围神经（如胫神经）记录神经动作电位。最初有报道称NMEP监护对脊髓运动传导通路的变化较SEP监护更敏感，利用NMEP和SEP联合监护是更可靠的监护手段。然而，进一步的研究显示NMEP并非主要沿运动传导通路传导，而是和SEP相似，沿脊髓后索的感觉传导通路传导。Minahan等报道的2例病例在术后均出现了运动功能障碍，但术中和术后的NMEP和SEP信号均未发现异常。

3. 运动诱发电位　运动诱发电位（MEP）是指应用电或磁刺激皮质运动区产生的冲动通过下行传导通路，使脊髓前角细胞或周围神经运动纤维去极化，在相应的肌肉或神经表面记录到的电位。临床上常用的MEP技术包括经颅电刺激MEP、经颅磁刺激MEP和脊髓电刺激MEP技术。

（1）经颅电刺激和经颅磁刺激：1980年，Merton等首次报道正常人在清醒状态下，单脉冲经颅高压电刺激可诱发MEP。经颅高压电刺激可选择性的兴奋脊髓运动传导通路，因为位于丘脑的突触阻止了感觉冲动沿感觉通路的逆向传导。

电刺激MEP技术是脊柱手术中监护技术的一大进步，很多研究证实了它在术中监护的有效性。在Schwartz等的一项大样本量的回顾性研究中，2000~2004年共有1 121例成人特发性脊柱侧弯患者在四所儿童脊柱中心接受了矫形手术。38例（3.4%）患者术中出现了SEP或MEP信号改变，其中17例仅出现MEP信号改变。术后，9例患者出现了感觉或运动功能障碍，其中7例仅出现运动功能障碍。术中MEP监护准确预测了这7名患者的运动功能损伤，但其中仅有3例术中出现SEP信号改变，并且SEP信号改变的出现平均延后于MEP信号改变5 min。MacDonald和Pelosi也分别报道了不伴有SEP信号改变的MEP信号异常和SEP信号改变延后于MEP信号改变的现象。

1985年，Barker等首先报道了磁刺激MEP。由于经颅磁刺激MEP，可在清醒状态下诱发出稳定的复合肌肉动作电位（CMAP），并且具有无痛的优点，因此，磁刺激MEP适合临床检查使用。然而，在麻醉状态下，经颅磁刺激诱发的D波波幅较小，并且I波常被麻醉剂抑制，不能诱发出稳定的CMAP。因此，经颅磁刺激MEP技术不适合术中监护使用。

（2）经颅连续电刺激：在脊髓记录到的MEP下行冲动是由一系列正负波组成的。通常第一个波叫D波或直接波,是皮质运动区第Ⅴ层锥体细胞的轴突始段兴奋产生的,其传导不经过突触传递,受麻醉药物的影响最小。D波之后的一系列波称为I波或间接波,是联络纤维间接兴奋锥体细胞所致,I波易受外界因素影响。脊髓前角α运动神经元的去极化需要多个兴奋性突触后电位(EPSP)的短暂叠加。而麻醉状态下,I波常被麻醉剂抑制,因此,单次皮质刺激很难使前角运动神经元去极化。两次或多次连续刺激的方法,让多个兴奋性传入电位短暂叠加,从而使更多的前角运动神经元去极化。因此,经颅连续电刺激可用于麻醉状态下诱发MEP。

（3）经颅电刺激技术：经颅电刺激MEP监护时,将阴极刺激电极置于皮质的C3、C4(上肢)或Cz位点(下肢)。刺激强度为300~400 V,一次刺激给予4~5个连续性脉冲,脉冲间隔为2 ms。上肢MEP监护时,在对侧皮质的C3或C4位点刺激,在三角肌、肱二头肌、肱三头肌、骨间肌、拇短展肌记录。下肢MEP监护时,在皮质的Cz位点刺激,在股四头肌、腘绳肌、胫前肌、腓肠肌、腓骨短肌记录。

（4）CMAP监护的优点：CMAP可以反映整条运动传导通路功能的完整性,包括脊髓的前角运动神经元和神经根。而硬膜外记录的D波只能反映皮质脊髓束的功能。根据一侧CMAP的消失,可以推测出现一侧运动传导束的损伤,然而,无法根据D波的变化来判断仅累及一侧的脊髓损伤。另外,在脊柱侧弯手术中,D波监护具有较高的假阳性率(27%)。

骶神经支配肌肉(如肛门外括约肌)的CMAP可用于马尾神经损伤的监测。而在下胸髓的远端已很难记录到D波,因此,D波不适用于低位脊髓和马尾神经手术的术中监护。

硬膜外记录要求将特殊的电极放入手术区域内或用针电极经皮记录,这存在潜在的脊髓损伤的风险。CMAP记录时,只需将记录电极置于肌肉上,操作简单,并且无创。

（5）CMAP监护的局限性：由于每次经颅刺激,仅兴奋了一部分不同的、低阈值的脊髓运动神经元,相同的经颅连续电刺激诱发的CMAP在波形和波幅上均有很大变异性。这种变异性可能对监护电位的解释造成影响。

CMAPs依赖于脊髓运动神经元突触间冲动的传递,而突触间冲动的传递和脊髓运动神经元的兴奋性受到吸入性麻醉剂的影响,因此,它较D波对吸入性麻醉剂更敏感。在神经肌肉接头的兴奋性被完全阻断后,CMAPs将无法被记录到,因此,CMAP监护时,需要将肌松剂维持在低剂量且平稳的水平,甚至完全停止使用。然而,肌松剂用量不足会导致CMAP对SEP的记录产生干扰。另外,维持低剂量的肌松剂,会增加麻醉操作的复杂性。

CMAP监护不适合在全肌松状态下使用,然而,肌松剂用量不足时,刺激引发的肌肉收缩,可能会影响手术操作。因此,MEP的刺激只能间断进行,不适合连续监护。相反,D波能在完全肌松状态下,进行连续监护。

（6）MEP监护结果的解释：MEP监护结果的一种判断方法和SEP监护相同,选取一个特定的百分比值(如50%),作为波幅减小的报警值。另一种判断方法是将CMAP完全消失作为报警信号。Kothbauer等回顾性研究了100例接受髓内肿瘤切除术的患者,发现术中CMAP的出现与术后运动功能预后存在相关性。还有一种方法是根据"刺激阈值的变化"来判断,当麻醉剂、肌松剂的剂量趋于平稳后,将能使每块肌肉引出CMAP的最低刺激电压阈值记录下来,在排除其他非手术因素的影响后,刺激电压阈值升高可作为提醒术者注意的预警信号。

(7)经颅电刺激(transcranial electrical stimulation,TES)及经颅磁刺激(transcranial magnetic stimulation,TMS)的并发症和禁忌证:目前,尚缺乏证据认为经颅电刺激对受试者可造成任何明显的危害,如组织发热、头皮烧伤、听力受损、头痛、癫痫、短时或长时记忆改变、认知功能受损等。目前报道较多的并发症是舌咬伤,这与术中强烈的面部肌肉收缩有关。其次是它可能引发癫痫发作,但即使是有癫痫发作倾向的患者中,与经颅刺激相关的癫痫发生率是极低的。不能接受经颅电刺激MEP的患者包括:低癫痫阈值病史者及癫痫患者、心脏病患者、头部外伤者、有颅内器质性疾病者、颅骨缺损、体内有移植机械性或电子仪器(起搏器、动脉瘤夹、子弹碎片、骨片、耳蜗植入等)患者。术前肌力3级或3级以下的肌肉,可能在监护中无法记录到CMAP。

二、脊柱韧带骨化病术中超声诊断学的应用

(一)概述

因为其非侵袭和简单易行的优点,超声检查作为基本检查已在几乎所有临床领域中应用。自Dohrmann和Rubin于1982年在脊柱脊髓手术中首次使用超声技术以来,这种方法已获得广泛的应用。减压是脊柱脊髓手术中最重要的步骤,需要各种技术以保证安全和准确性。在大多数情况下,脊髓减压的效果必须通过硬膜搏动来评估。术中超声检查(intraoperative ultrasonography,IOUS)最大的优点是脊髓减压的情况能通过硬膜实时观察(图12-1)。后纵韧带骨化症(ossification of the posterior longitudinal ligament,OPLL)作为一种代表性的疾病,IOUS在其外科治疗中能发挥非常重要的作用。

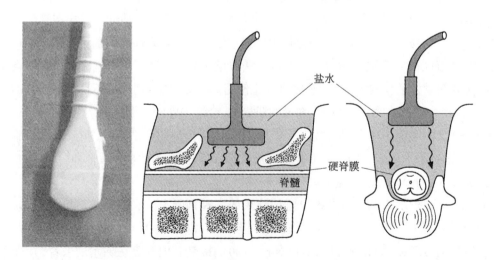

图12-1 术中超声检查(IOUS)探头及检查示意图(图引自Yonenobu K,Nakamura K,Toyama Y. Ossification of the posterior longitudinal ligament: Intraoperative ultrasonography for patients with ossification of the posterior longitudinal ligament. 2nd ed. Berlin: Springer, 2006: 288.)

（二）术中超声技术

没有骨结构遮挡，存在可允许一定强度超声波通过和反射的区域，是IOUS应用的基本条件。一般来说，虽然依探头不同而要求各异，其面积至少也应达到1.0 cm×1.5 cm。有学者在腰椎间盘突出症手术中，通过切除部分椎板后，透过这个空隙获得脊髓形态的超声波成像。

日常普通超声检查的设备通常采用3.5~10.0 MHz的频率，而在脊柱脊髓相关手术的术中检查中超声检查需要使用7.5~10.0 MHz的频率。超声设备有A、B、M、D和color模式，在脊柱脊髓相关手术中检查大多使用B模式，因为检查区域表现出高反射并呈现较明亮的图像。近来，M模式下的彩色多普勒动态图像也被用来评估术中血液循环情况。

脊柱脊髓的超声扫描有多种方法，例如电子线性扫描、凸阵扫描和机械扇形扫描。凸阵扫描探头外形像火柴盒，即使在较小的手术范围内也能提供脊髓长轴和短轴的图像，因此用途最为广泛。

脊柱脊髓相关手术的术中超声检查采用液浸法，需在手术区域中注入生理盐水。为了获得高质量的图像，在注入生理盐水的过程中应避免形成气泡并去除凝血块。检查从脊髓前方或后方均可进行，这取决于手术入路。

（三）IOUS在OPLL手术中的应用

1. 评估后路多节段颈椎或胸椎减压效果　后路多节段颈椎或者胸椎减压，如椎管扩大成形术和椎板切除减压术中都有应用超声检查评估减压效果。因为韧带骨化程度不同，各个节段的减压效果必须单独评估。同时要注意结合脊髓矢状面（长轴）和横断面（短轴）图像进行评估。评估的标准是如果在脊髓与骨化韧带之间的蛛网膜下腔（充满脑脊液，为无回声区），在两个截面的图像中都可以观察到，则意味着获得了足够的减压。

这种方法在伴或不伴后凸畸形的广泛韧带骨化病例的后路减压术中尤为有效。日本学者Tokuhashi等在1988~2005年于139例颈椎OPLL和25例胸椎OPLL病例中应用了这种检查方法。

术中超声检查图像显示骨化韧带的表面为一层白色影像，而内部则为黑色，因此，韧带骨化的判断是容易的。在不成熟的骨化病例中，可观察到一层不规则、间断的高回声区。脊髓与骨化的后纵韧带之间的关系通常在短轴图像中更为清楚，因为术中很难获得合适的扫描方向，因此短轴（横断面）图像对评估减压效果是必不可少的。

椎管成形术中减压后脊髓外形通常都能恢复，即使由于广泛的骨化而受压严重。但是，在一些广泛间断的胸椎OPLL病例中，脊髓并未向后移动，脊髓压迫和变形因为广泛的OPLL侵犯而继续存在。在这些病例中，存在着动力条件下OPLL对脊髓更严重压迫的危险。因此，应考虑通过前路或者后路手术切除OPLL或行椎间融合。评价减压的状况对决定是否需后续手术十分重要。

研究中还发现手术即使椎管显著扩大，脊髓也不会向后移动超过一定的范围，而且有时椎管轻度的扩大也能获得对脊髓充分的减压效果,因此术中通过超声检查脊髓减压效果是判断椎管容积扩大是否充分的重要方法。

此外,应该指出的是颈椎减压效果是在术中固定颈部位置下评估的。而IOUS也不能评估动态因素对脊髓的压迫。由于颈椎相较其他节段活动度更大,需通过其他方法评估,比如功能位影像(图12-2)。

2. 评估后外侧入路胸椎OPLL切除术中脊髓的减压效果 对于胸椎后纵韧带骨化患者,因为胸椎生理后凸的存在,前路减压更为合适。但由于前路减压在多节段OPLL中技术难度较大或是同时存在黄韧带骨化(OLF)压迫脊髓,后路手术更多被采用。当后路手术无法充分减压时,可同时行后外侧入路胸椎后纵韧带骨化切除。

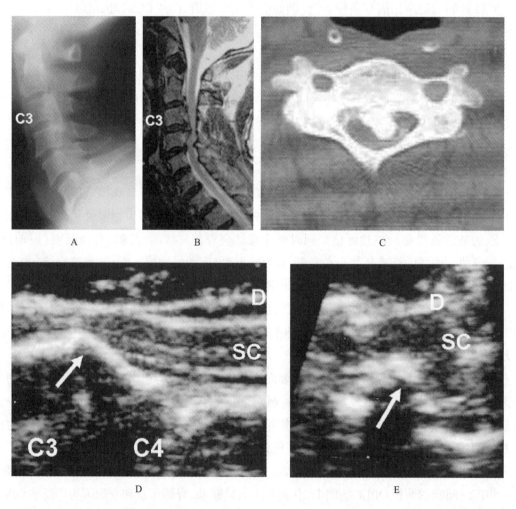

图12-2 颈椎后纵韧带骨化后路减压术中超声检测实例图[A. 术前X线侧位片检查提示颈椎后纵韧带骨化;B. 术前MRI检查显示C3-C4水平脊髓受压明显;C. 术前C3-C4水平CT横断面平扫显示后纵韧带骨化;D. 后路减压术中超声检测显示C3-C4水平脊髓前方压迫仍然存在,矢状位(长轴)成像;E. 横断面(短轴)成像。图引自Yonenobu K, Nakamura K, Toyama Y. Ossification of the posterior longitudinal ligament: Intraoperative ultrasonography for patients with ossification of the posterior longitudinal ligament. 2nd ed. Berlin: Springer, 2006: 292.]

因为这种手术方式难度大、技术要求高，有较高的医源性脊髓损伤风险。通过术中超声检查能在实时显示OPLL的条件下进行手术，能有效降低这种风险。术中，剩余OPLL的位置能从脊髓后方通过超声现象进行监测，指引术者从侧后方经关节突入路或者椎弓根入路绕过脊髓至前方切除OPLL。但如果后路减压充分，后外侧入路切除OPLL及其所伴随高风险是可以避免的。在胸椎OPLL病例中术中超声检查对脊髓减压效果的判断显得尤为重要，因为即使脊髓减压充分，也常常难以在术中观察到硬膜搏动，但通过超声检查可以相对准确的评估脊髓减压是否有效。

此外，胸椎OPLL的患者常常合并有OLF。外科手术通常先采用后路手术切除OLF。在切除OLF之后，可通过IOUS检查脊髓减压效果，为判定是否需进一步手术切除OPLL提供依据（图12-3）。

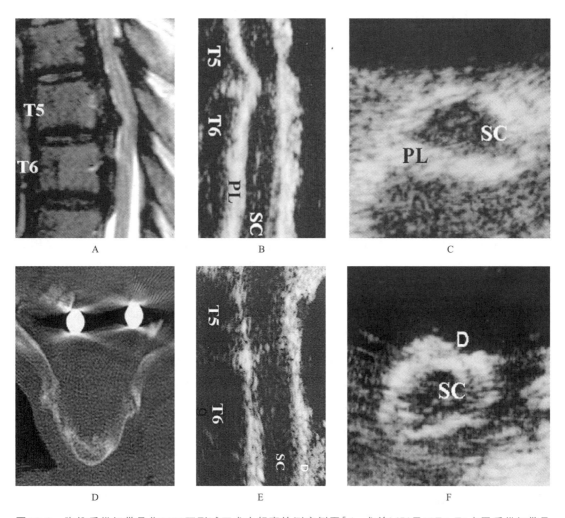

图12-3　胸椎后纵韧带骨化360°环形减压术中超声检测实例图［A. 术前MRI显示T5~T6水平后纵韧带骨化；B. 术中超声检测显示单纯后方减压后脊髓前方压迫仍然存在，矢状面（长轴）图像；C. 横断面（短轴）图像；D. 360°环形减压术后CT检查显示骨化物切除范围；E. 360°环形减压后术中超声检测显示脊髓压迫完全解除，矢状面（长轴）图像；F. 横断面（短轴）图像。图引自Yonenobu K，Nakamura K，Toyama Y. Ossification of the posterior longitudinal ligament：Intraoperative ultrasonography for patients with ossification of the posterior longitudinal ligament. 2nd ed. Berlin: Springer, 2006, 295-296. ］

3. 评估前路减压效果 在OPLL或椎间盘突出的病例中，由于技术原因，IOUS在前路手术中的作用不如后路。前路手术中需要较小的探头和一块完全没有骨组织的区域，因此前路手术使用IOUS时，需要切除几乎所有OPLL后才能得到清晰的图像。但是，这种方法在评估侧方残留压迫及减压效果时还是非常有用的。

（四）IOUS的局限性

术中超声检查作为一种简单、方便、可行的方法，在实时评估脊髓减压效果上是极为有效的。临床上，脊髓减压效果的评估基于无回声区的有无，假如没有无回声区，表示减压未充分，那么通常会行进一步手术减压。目前还没有关于无回声区意义的对照研究，因此减压后出现无回声区被认为比不出现好，但它真正的重要性尚不明了。即使没有探测到无回声区，减压后脊髓麻痹是否能获得充分的改善也仍有待证明。

目前，已经有IOUS通过脊髓形态和量化指标进行功能评估和预后判断的研究，但还没有相关对照研究的报道。

也有学者提出是否可以用这种超声检查方法进行脊髓组织学评估。例如，在T2权重MR图像中可以看到压迫位置附近的脊髓内损伤显示高亮信号，但在IOUS中没有清晰的显示。在此领域内还需要更深入的研究。

三、计算机辅助下脊柱韧带骨化的外科治疗

（一）计算机辅助手术导航系统的概述

计算机辅助手术导航系统（computer aided surgery navigation system，CASNS）是利用卫星导航的原理实现的无框立体定向手术。将术前、术中患者的影像数据，利用计算机进行三维重建、图像分割、图像显示、图像融合等处理，这时的图像数据被统一存在同一个坐标空间中，即虚拟坐标空间。手术过程中，在导航系统的帮助下，定位器实时地确定手术区域的靶目标和手术器械的空间位置，这些空间位置建立在手术室中现实的坐标系下，被称为实际坐标系。将这两个坐标空间匹配，即将立体定位和术前重建后的数据与术中确定的空间数据进行配准，术者通过红外线光学定位或者电磁定位导航系统，实时了解脊柱二维或三维的结构信息，从而能够更安全、更精准地完成手术操作。

第一台手术导航系统是在1986年由美国Roberts引入，他将CT图像和手术显微镜结合起来，运用超声定位来引导手术，在临床上获得了成功，从而开创了无框架立体定向神经外科。随后，Bernett对超声定位系统进行了改进，使导航精度有了一定的提高，但是导航过程仍存在着容易受到温度和声学环境影响的问题。1991年，日本的Wanatabe与美国的Pell相继发明了遥控机械臂定位系统，从而导航系统可以不受瞄准线的约束，不受环境的影响，但因为其体积过大，医生在手术过程中的操作会受到限制。1992年，Heilbrun等利用三目和双目机器视觉原理，使用普通相机与红外相机进行立体定向，从此使红外线跟踪技术的影像导航系统在美国开始应用于临床，那是世界上首台光学手术导航系统，由于其精度较高，所以

成为当时市场上的主流产品，但是其与超声一样，存在着瞄准线约束问题。同年，著名的神经外科专家Kevin Foley将光学手术导航系统应用于脊柱外科领域。1995年，Kato推出了电磁感应型导航系统，由三维磁场源、磁场探测器、三维数字化仪和计算机组成。这种设备的优点是磁场探测器可以放置在任何地方，但由于手术室各种金属器械及仪器都会影响电磁场，从而影响其精度，所以也未能推广开来。1999年，首台完全针对骨科的手术导航系统进入了市场——应用X射线透视影像的导航系统。X线透视、红外线跟踪技术与计算机定点手术技术的结合提供了一种新颖的手术中影像导航的方法，增加了术中X线透视的优点，弥补了其不足，且无须术前进行特殊的CT和MRI扫描，可以在手术中对病变进行精确定位，并协助术者了解病变周围的解剖结构、减轻手术创伤、缩短手术时间、减少术后并发症，进而降低总体治疗费用。

近年来，计算机导航技术作为一种非常成熟的手术辅助技术已经被广泛应用于脊柱外科手术，例如导航辅助下椎弓根螺钉置入术、脊柱侧弯矫形术、脊柱肿瘤切除术等，采用计算机导航技术外科医生能够在各种复杂疾病中辨认局部精细解剖结构，为手术提供方便。然而，计算机导航技术在脊柱韧带骨化病手术中的应用在国内外极少报道，尚处于探索阶段，本章节将对此进行初步总结，为后续开展此类技术提供参考。

（二）CT引导下的计算机导航技术在胸椎OPLL外科治疗中的应用

1. 概述　胸椎后纵韧带骨化中来自前方的脊髓压迫是导致脊髓型颈椎病过程的重要因素，所以OPLL骨化物的切除在理论上是最有效的治疗方法。然而，OPLL骨化物的切除尤其困难和危险，尤其是鸟嘴状和锯齿状OPLL，极易导致脊髓损伤等严重并发症的发生。这在T4水平显得尤为突出，其不仅是胸椎后凸的顶点，而且不论是通过劈胸骨或者经胸腔入路，这一区域都是很难显露的。在前路手术切除OPLL的过程中，没有充分的显露直视下进行手术操作极易导致脊髓损伤，而且不完全的松解或胸椎OPLL的不完全切除也是导致术后神经功能进一步恶化的原因之一。因此，外科医生对胸椎OPLL中计算机导航系统应用的需求由来已久，但是还没有报道提及影像导航系统如何在胸椎OPLL外科治疗中进行应用。

CT导航技术应用于胸椎前路手术的难点在于相对平滑的脊柱前缘轮廓，其不仅限制了获得用于对比的解剖标志，也阻碍了将手术参照系附着于脊柱。Bolger等设计了一种附着于固定的Casper拉钩上的CT影像引导跟踪设备，使得CT立体定位导航技术能够在颈椎前路手术中应用。日本学者Seichi等也设计了可以连接在竿上，而且附着在外部固定设备上的导航参照系，可以用于胸椎前路手术（图12-4）。

2. 手术技术　在前路经胸腔入路进行胸椎OPLL的前路切除的手术中，我们可以利用CT立体导航技术系统联合术前CT扫描来确定狭窄率和OPLL骨化物切除范围。术中直视下我们在减压区的上方和下方置入2个3 mm的螺钉到椎体上，把螺钉连接到外部固定设备上，并且用排列在杆上的发光二极管连接外部的参考系。用点匹配技术和表面匹配技术在

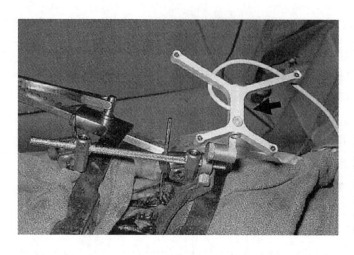

图12-4　胸椎前路导航参照系实物图，其固定于胸腔撑开器拉钩上［图引自 Yonenobu K, Nakamura K, Toyama Y Ossification of the posterior longitudinal ligament: Computer-aided surgery for ossification of the spinal ligaments. 2nd ed. Berlin: Springer, 2006,272.］

每一个需要减压的椎体上做好标记。为了进行双点匹配，我们把椎体上下缘的中点和椎体的中心点以及在椎体上肋骨头上下缘的另外两个点联系起来。通过将椎体两边30多个点联系起来，我们获得了表面匹配。循着标记，在影像引导系统下我们将暴露一侧的椎弓根、椎间盘及椎体后半部分予以切除。OPLL切除前需用磨钻将其磨薄，从OPLL骨化物的上下缘寻找非骨化区为突破口，横向切断后纵韧带而后逐步切除后纵韧带骨化。因为部分患者硬脊膜存在骨化，并不是在所有病例中都能够切除OPLL骨化物。在前路减压手术中，当硬脊膜存在骨化的时候没有必要强求完全切除OPLL，在这样的病例中，通过从椎体上松解游离OPLL来达到前路漂浮的方法同样也可以达到减压效果。这样减少了由OPLL切除手术操作带来的椎体前中央静脉丛出血，脑脊液漏及脊髓损伤的危险性，术后的CT扫描可以获得精确的OPLL切除图像。

3. 临床应用　日本学者Seichi和Nakamura报道在1999年9月~2004年8月，在4例胸椎OPLL患者的切除术中应用了CT立体定位导航技术。所有的患者都通过前路进行了融合和OPLL骨化物的切除。在所有的病例术中定位标记都获得了成功，其标准误范围在0.5~0.8 mm（平均0.6 mm）。前路手术平均手术时间450 min（365~640 min）。切除OPLL骨化物和控制骨质出血是导致手术时间延长的主要因素。在所有的病例中用来标记的额外的手术时间不多于20 min，平均失血量1 210 ml（540~1 800 ml）。术前所有的患者都不能行走（Nurick分级5级），但术后所有的患者都可在拐杖辅助下行走（Nurick分级3级），2例患者产生了短暂的术后神经功能恶化，但随着时间推移慢慢恢复。在所有的病例中术后CT扫描都显示了充分的减压（图12-5）。

4. 讨论　由于神经系统和技术上的复杂性，经前路手术直接切除胸椎OPLL依然具有挑战性。计算机辅助导航技术的使用使得前路胸椎OPLL切除术变得更加简便，因为这种技术的实施向术者提供了精确的标记和OPLL范围等信息。

虽然在CT计算机导航技术辅助下进行了仔细和精确的OPLL切除，但在上述4例患者中还是有2位患者出现了暂时的神经功能恶化。因此，轻微的手术操作刺激仍有可能导致被

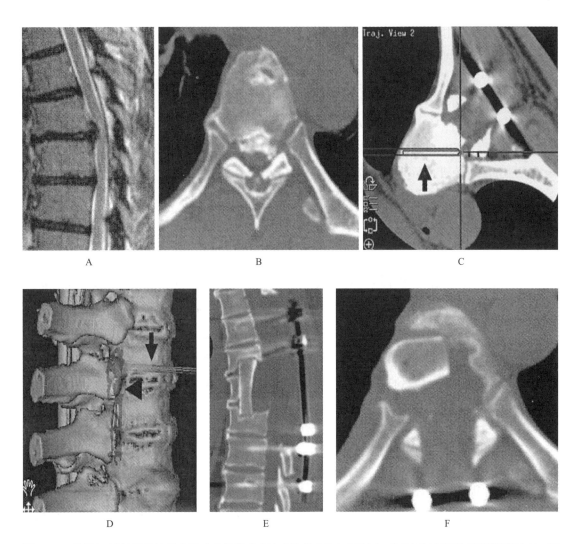

图12-5　利用CT计算机导航技术辅助下前路手术治疗胸椎OPLL病例（A. 术前MRI显示胸段脊髓受压；B. CT平扫显示胸椎后纵韧带骨化；C. 术中采用CT计算机导航技术确定骨化范围及手术切除范围，横断面图像；D. CT三维重建图像；E. 术后CT矢状面重建显示骨化物完全切除；F. 术后CT横断面显示骨化物切除范围；图引自Yonenobu K，Nakamura K，Toyama Y. Ossification of the posterior longitudinal ligament: Computer-aided surgery for ossification of the spinal ligaments. 2nd edition. Berlin: Springer, 2006, 273—274.）

长时间压迫的已变得非常虚弱的脊髓发生损伤。减压后局部血液循环的突然变化，比如再灌注综合征或者局部肿胀，也可能是导致这种暂时性截瘫的一个原因。而这些是胸椎OPLL前路切除术的技术限制亟待后续的技术改进加以解决。

（三）CT引导下的计算机导航技术在胸椎OLF外科治疗中的应用

1. 概述　当黄韧带骨化导致的胸椎脊髓病发生时，保守治疗是无效的，往往需要手术治疗。因为黄韧带骨化位于胸椎管的后方，后路椎板切除手术一直被采用，但此种手术方式有时导致一些并发症，如硬膜外的瘢痕形成和后凸畸形等，尤其是在胸腰段。为了预防这些并发症，一些学者采用有限的椎板切开术加部分小关节切除术来切除黄韧带骨化，同时保留棘突及棘上韧带、棘间韧带以及部分椎板。这种术式理论上优于传统的广泛椎板切除术，因为脊椎后方的结构被最大限度地保存住。然而，黄韧带骨化导致的脊髓病往往是广泛的，并且其形状不规则。而且，长时间的神经压迫会导致脊髓变得衰弱。因此，无论是用传统的椎板切除术还是采用有限的椎板切开术进行黄韧带骨化的切除都是需要非常谨慎的，因为在手术中这冒着很大的医源性脊髓损伤的风险性。想要安全的切除黄韧带骨化，有必要采用计算机辅助导航系统进行精准的定位。

2. 手术方法　术前对患者进行胸椎CT扫描（1.25 mm轴向片），将这些数据导入到电脑系统的工作站里重建椎体或者黄韧带骨化的二维或者三维图像，黄韧带骨化用系统里的染色工具染色后可以清晰地看到，帮助确定切除椎板的范围，同时尽可能地保留小关节的侧方部分。

患者呈俯卧位，从中线切口，暴露脊椎，注意保留棘上韧带及棘间韧带，暴露椎板及横突。手术参考系连接到每一个有黄韧带骨化的椎体棘突上，根据CT计算机辅助导航系统提供的黄韧带骨化的位置、范围等信息，用磨钻磨平椎板及小关节的中间部分。我们能够在监视屏看到藏在椎板下的黄韧带骨化以及确定其在手术中的确切位置。仔细将变薄的黄韧带骨化物与硬膜囊分离，用咬骨钳咬除。余下的没有骨化的黄韧带用咬骨钳或者刮匙可以轻易地清除。最后运用CT计算机辅助导航系统或者术中超声技术可以检查脊髓是否完全获得减压。

3. 临床应用　日本东京大学医学院从1999年10月到2003年4月对11例胸椎黄韧带骨化的患者利用CT计算机导航系统辅助下进行了有限的椎板切开术加小关节部分切除术来切除胸椎黄韧带骨化。其中男性8例，女性3例，平均年龄是56岁（44~67岁）。所有患者术前均有胸椎脊髓压迫症所导致的步态不稳。在这些病例中，两个患者由于脊髓型颈椎病还进行了颈椎双开门椎管扩大成形术，一例患者由于胸椎后纵韧带骨化还进行了胸椎前路减压融合术，另1例患者由于腰椎管狭窄进行了腰椎椎板切除减压术。术后随访的时间从15到65个月不等（平均43个月）。采用JOA评分评价下肢运动功能来评估手术疗效，当下肢运动评分恢复2分时仍未外科手术疗效非常成功的，恢复1分为良好，恢复不到1分说明没效果，运动功能降低认为手术效果差。

手术在CT计算机导航系统辅助下对椎板进行有限的切除减压。术中发现所有病例中，黄韧带骨化均位于于椎弓根下缘和椎板下缘之间。这意味着可以通过椎板有限的切除来达到切除黄韧带骨化的目的。术中标记的平均标准误在0.4~0.9 mm之间（平均0.6 mm）。

手术结果4位患者手术效果非常好，7位患者手术效果良好。术后CT扫描显示所有患者均没有残留黄韧带骨化，在所有患者中小关节均得到最大程度的保留（平均51%，30%~78%）。术后MRI显示脊髓得到完全减压。术后随访也没有患者因手术减压而出现明显的后凸畸形进展（图12-6）。

4. 治疗评价　胸椎黄韧带骨化在日本人中并不是罕见病，椎板切除术也已成为常规手

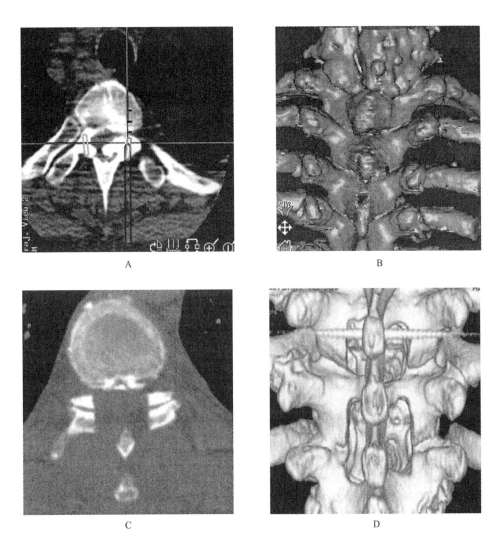

图12-6 利用CT计算机导航技术辅助下后路有限椎板切开术治疗胸椎OLF病例（A. 术中采用CT计算机导航技术确定骨化范围及手术切除范围，横断面图像；B. CT三维重建图像；C. 术后CT横断面平扫显示椎板及骨化物切除范围；D. 术后CT三维重建显示椎板及骨化物切除范围；图引自Yonenobu K，Nakamura K，Toyama Y. Ossification of the posterior longitudinal ligament: Computer-aided surgery for ossification of the spinal ligaments. 2nd edition. Berlin: Springer, 2006, 276—277.）

术治疗方法。有限的椎板切开术具有切除范围小、创伤小等优点，在腰椎管狭窄症患者中得到广泛的应用，但在胸椎OLF的手术治疗中还较少使用。从微创手术的角度看，该手术方式在术中安全方面优于常规的广泛椎板切除术，后路结构的手术切除，包括棘间韧带和小关节，降低了脊椎的稳定性。Okada等曾报道一些胸椎黄韧带骨化患者在椎板切除术后由于继发后凸畸形的家中导致神经功能恶化。但要在有限的椎板切开术的基础上进行黄韧带骨化的切除需要精准的定位和更好地手术技术要求。计算机导航系统的发展提高了外科医生在复杂手术过程中确定切除标记物的能力，术中应用计算机辅助导航系统大大提高了黄韧带骨化患者进行后路减压的精确性和安全性。尽管上述要求的随访时间还不够长、病例数有效，但短期疗效是鼓舞人心的。

（陈宇、李铁锋）

参考文献

［1］ Seyal M, Mull B. Mechanisms of signal change during intraoperative somatosensory evoked potential monitoring of the spinal cord［J］. J Clin Neurophysiol, 2002, 19（5）: 409–415.

［2］ Sloan TB, Heyer EJ. Anesthesia for intraoperative neurophysiologic monitoring of the spinal cord［J］. J Clin Neurophysiol, 2002, 19（5）: 430–443.

［3］ Mendiratta A, Emerson RG. Neurophysiologic intraoperative monitoring of scoliosis surgery［J］. J Clin Neurophysiol.2009, 26（2）: 62–69.

［4］ Legatt AD. Emerson RG. Motor evoked potential monitoring-it's about time.Journal of Clinical Neurophysiology［J］.2002, 19（5）: 383–386.

［5］ Cronin AJ. Spinal cord monitoring. Current Opinion Orthopaedics［J］.2002, 12: 188–192.

［6］ Khan MH, Smith PN, Balzer JR, et al. Intraoperative somatosensory evoked potential monitoring during cervical spine corpectomy surgery: experience with 508 cases［J］. Spine（Phila Pa 1976）, 2006, 31（4）: E105–E113.

［7］ MacDonald DB. Safety of intraoperative transcranial electrical stimulation motor evoked potential monitoring［J］. J Clin Neurophysiol, 2002, 19（5）: 416–429.

［8］ Quraishi NA. Lewis SJ. Kelleher MO, et al. Intraoperative multimodality monitoring in adult spinal deformity: analysis of a prospective series of one hundred two cases with independent evaluation［J］. Spine, 2009, 34（14）: 1504–1512.

［9］ Tokuhashi Y, Matsuzaki H Application of ultrasonography and ultrasonic osteotome for thoracic spine and spinal cord ［J］. J MIOS, 2002, 22: 27–35.

［10］ Hanai K, Ogikubo O, Miyashita T. Anterior decompression for myelopathy resulting from thoracic ossification of the posterior longitudinal ligament［J］. Spine, 2002, 27: 1070–1076.

［11］ Tsuzuki N, Hirabayashi S, Abe R, et al. Staged spinal cord decompression through posterior approach for thoracic myelopathy caused by ossification of posterior longitudinal ligament［J］. Spine, 2001, 26: 1623–1630.

［12］ Seichi A, Nakajima S, Kitagawa T, et al. Image-guided surgery for cervical disorders in rheumatoid arthritis［J］. Mod Rheumatol, 2002, 12: 329–332.

［13］ Seichi A, Nakajina S, Takeshita K, et al. Image-guided resection for thoracic ossification of the ligamentum flavum［J］. J Neurosurg, 2003, 99: 60–63.

［14］ Holly L, Bloch O, Obasi C, et al. Frameless stereotaxy for anterior spinal procedures［J］. J Neurosurg, 2001, 85: 196–201.

［15］ Ohmori K, Kawaguchi Y, kanamori M, Ishihara H, Takagi H, Kimura T（2001）Image-guided anterior thoracolumbar corpectomy［J］. Spine, 26: 1197–1201.

［16］ Shoda N, Nakajima S, Seichi A, et al. Computer-assisted anterior spinal surgery for a case of recurrent giant cell tumor［J］. J Orthop Sci, 2002, 7: 392–396.

［17］ Seichi A, Takeshita K, Kawaguchi H, et al. Image-guided surgery for thoracic ossification of the posterior longitudinal ligament: technical note［J］. J Neurosurg 2005, 3（2）: 165–168.

［18］ Seichi A, Takeshita K, Kawaguchi H, et al. Postoperative expansion of intramedullary high-intensity areas on T2-weighted magnetic resonance imaging after cervical laminoplasty［J］. Spine, 2004, 29: 1478-1482.

［19］ Seichi A, Takeshita K, Ohnishi I, et al. Long-term results of double-door laminoplasty for cervical stenotic myelopathy［J］. Spine, 2001, 26: 479-487.

第十三章

脊柱韧带骨化症的术后护理及康复

近年来,随着诊疗技术的不断进步,脊柱韧带骨化症手术例数逐年增加,一些严重脊柱韧带骨化症患者也开始有了接受手术治疗的机会。由于脊柱韧带骨化症手术本身难度高,风险大,时间长,术后并发症发生概率较常规手术也明显升高;加之节段多、脊髓压迫严重的病例逐渐增多,给脊柱韧带骨化症术后的护理及康复治疗都带来了新的挑战。术后护理是患者能够获得良好手术疗效的重要保障,康复治疗则除手术及药物外唯一有效的治疗途径。临床医生及护理人员应重视这两者的重要性,以使患者接受手术后的获益最大化。

一、脊柱韧带骨化症的术后护理

脊柱韧带骨化症手术由于技术难度较大,手术时间往往很长,对患者创伤也较大。与常规脊柱手术相比,术后发生各种意外的风险明显升高。要取得满意的治疗效果,除了在手术前进行充分的准备工作,手术中认真、细致操作之外,还需要重视术后的护理工作。术后给予患者妥善的护理既可以减少术后并发症的发生,也可对功能恢复起到促进作用。

(一)术后早期处理

1. **患者转运** 手术结束后,一般需要将患者先由手术室转送至监护病房,待观察一段时间,确认各方面情况稳定后再转送回病房。这一过程中须要注意以下几个问题:

(1)神经功能检查:手术结束后,在转送出手术室之前,应初步检查患者的神经功能。脊柱韧带骨化症患者起病较其他脊柱疾患更为隐匿,入院手术时脊髓压迫往往较其他脊柱疾病更加严重,且致压物坚硬,减压困难。韧带骨化疾病本身的特殊性,决定了手术操作对脊髓和神经的影响更加严重,尤其是对致压物采取直接减压的方式(如对后纵韧带骨化症患者采用前路手术治疗),术后发生脊髓、神经损伤的概率显著增加。此外,韧带骨化症患者往往涉及多节段减压,手术创伤大,出血多,且止血困难,术后发生血肿压迫的概率也明显增高。因此,术后第一时间了解患者的神经功能显得尤为重要。对于颈椎韧带骨化症患者,麻醉清醒后应首先了解四肢的感觉运动情况,尤其是上肢、下肢的主动运动功能;对于胸椎及腰椎韧带骨化症患者,则主要观察双下肢的感觉运动情况。麻醉未完全苏醒者,可检查跟腱、膝腱反射和病理征,如腱反射和病理征均不能引出,且随麻醉逐步苏醒而无改善征象,则高度怀疑脊髓受损。此时,应立即分析和查明原因,果断采取行动进行针对处理。

(2)生命体征检测:所有需要转送的患者,应在推床上检查血压、脉搏和呼吸等生命体征,确认完全平稳后方可转送。有条件的情况下,均应先转送至监护室,即使患者已完全清醒,自主呼吸恢复,生命体征平稳,也应再监护尽可能长的一段时间,确认神经功能良好后,再转送回病房。在这一过程中应密切观察血压变化,防止血压过高导致切口内再出血发生血肿;同时重点检查神经功能情况,保证如有四肢肌力进行性减退,感觉、反射消失等情况能够在第一时间内发现,为抢救性治疗争取宝贵的时间。

(3)转运过程中的注意事项:搬运患者时术者应在场并给予指导和监督。搬运过程中必须保持患者脊柱处于水平位,局部不弯曲,不扭转,动作一致。注意保护伤口,不要压迫手术部位。特别注意防止引流管、输液管、导尿管的牵拉脱出。颈椎术后患者戴好颈托,腰椎术后患者绑好腰围。搬运应由足够的人员完成,尽可能保证整个过程平稳,防止粗暴动作导致伤口内因震荡发生再出血,或因给患者造成不适,导致血压急剧升高引起再出血。在转送回病房的过程中,麻醉医师和手术医师应一起陪同。

(4)返回病房后再次检查神经功能:患者返回病房时,由麻醉医师和参加手术的医师在当班护士协助下将患者抬上病床(此时手术医师负责头颈部的体位与搬动)。将患者放置妥当后,病房护士即交接输血、输液情况,并迅速测量血压、脉搏,观察有无因搬运导致的血压剧烈波动。一旦有此情况,应立即调整输血、输液速度,必要时给予药物控制血压;同时医生应再次检查患者的神经功能情况,确认肢体感觉、运动功能良好后方可离开。

(5)术后护理:麻醉尚未完全清醒的患者,随时有发生窒息、出血、休克及其他意外损伤的可能。因此要做好一切护理工作,警惕意外情况的发生。

1)保持呼吸道通畅:术后取平卧位,胸腰椎术后患者可令头偏向一侧,防止呕吐物吸入气管引起吸入性肺炎。颈椎术后患者应调整好颈部枕垫高度,如有呕吐应及时吸出口腔内呕吐物及气管内分泌物;若患者烦躁不安、发绀、呼吸困难,应立即查明原因及时处理;遇到舌后坠,应将下颌部托起,用拉舌钳将后坠的舌头拉出;发现气管内阻塞时,用吸痰管清除痰液并与医生联系。

2)注意保暖和避免意外损伤:刚返回病房时,很多患者发冷、发抖,此时应注意加强保暖措施。躁动不安时,应适当加以约束,严防因剧烈挣扎导致敷料拉扯、切口裂开、切口内出血甚至内固定松动断裂等意外发生。可通过观察患者的瞳孔、神经反射、脉搏、呼吸等来估计麻醉深度。如瞳孔较大或正常,瞳孔反射存在,眼球转动灵活,脉搏略速,呼吸浅速且不规则,表示患者即将苏醒。此时护士应警惕患者躁动,特别注意安全,防坠床。

2. 术后24 h内处理

(1)观察病情:定时观察患者的面色、表情、血压、脉搏、呼吸、体温等。全身麻醉未清醒前，每15~30 min巡视1次。及时观察血压和脉搏，每30 min至1 h测量血压、脉搏和呼吸1次，连续6 h。如病情稳定，可改为2~4 h 1次。注意血压变化，血容量不足、翻身、有内出血等均可能引起低血压。密切注意呼吸情况，对颈前路术后患者出现呼吸困难、伴有颈部增粗者，多因切口深部血肿压迫气管所致，需立即采取紧急措施。如患者呼吸极度困难，并出现口唇发绀及鼻翼扇动时，应立即在床旁剪开缝线，放出积血，待呼吸情况改善后紧急送至手术室寻找出血点。呼吸困难不伴有明显颈部肿胀者，多系喉头水肿所致。这主要由于术中牵拉刺激气管所致，术前气管推移训练不佳者尤易发生。此时可在吸氧的同时快速静脉滴注地塞米松5~10 mg，紧急时静脉推注，做好气管内插管准备并同时准备气管切开。颈后路术后患者出现呼吸困难，伴有四肢神经功能障碍者，多系血肿压迫脊髓或局部水肿反应所致，应立即采取紧急措施，同时准备气管插管与呼吸机备用。

术后早期由于机体对手术创伤的反应，患者体温可略升高，临床上称外科热，但一般不超过38℃，且短时间内可恢复正常；若体温持续不退，或3天后出现发热，应检查有无伤口感染或其他并发症的可能。

（2）注意局部制动：局部制动不仅可减少出血，预防血肿发生，还可防止植骨块移位或内固定松动，因此术后特别是24 h内应尽可能减少手术区域局部的活动次数及幅度，颈椎术后患者应尤其注意。

（3）预防脊髓反应性水肿：由于手术创伤的刺激，脊髓本身及周围组织易出现水肿反应，尤其在伤后24~72 h以内，应采取相应措施以减轻其反应程度：① 地塞米松20 mg静脉滴注；② 酌情加用甘露醇、速尿等；③ 适当固定减少头颈部活动：颈椎术后卧床患者一般不需颈托固定，可在海绵枕两侧放置沙袋限制颈部活动。待患者病情稳定后（一般24 h后），坐起或下床活动时可用颈围加以固定制动，以减少局部创伤反应。

（4）预防感染：早期预防尤为重要，口腔及鼻腔的分泌物等易污染创口，因此除全身应用抗生素外，应注意对伤口局部的保护。术后当天切口渗血一般较多，尤其是留置半管引流的患者，一旦发现敷料湿透，应及时予以更换。

（5）切口疼痛的处理：脊柱韧带骨化手术尤其是后路手术，节段多、切口长，对肌肉等组织破坏也较大，术后切口疼痛往往比较明显，给患者造成很大痛苦，影响休息和饮食。一般在手术麻醉苏醒后当天下午或晚上最剧烈，术后2~3天切口疼痛明显减轻。切口疼痛会消耗大量能量，同时增加患者体液丢失；患者不敢翻身活动、深呼吸和咳嗽，容易发生肺部并发症；剧烈疼痛引起的患者挣扎动作也会增加切口裂开、出血、内固定松动的风险。因此，疼痛的控制与处理不仅体现了对患者的人文关怀，也是治疗上的需要。术后可给予留置镇痛泵治疗，这样在持续给药的基础上还能够允许患者自我调整剂量，是一种安全有效的途径。但应注意因这些药物导致的恶心、呕吐等副反应的发生，及时给予处理，必要时暂时关闭镇痛泵。其他还可肌注适量的镇痛剂，如度冷丁50 mg或吗啡8~10 mg。镇痛剂不宜过多使用，一般6 h一次，给药后应注意观察用药反应。

（6）翻身预防褥疮：对老年、消瘦、运动功能严重障碍或瘫痪患者，应注意从早期开始预防褥疮发生。手术后6 h如病情稳定,可给予轴向翻身。最好由两人操作实施,保证整个翻身过程中患者处于平稳状态。对部分存在脑脊液并发症或伤口内有出血倾向的患者,术后当天大幅度的翻身是不恰当的,可定时(一般不超过2 h)将易发生褥疮的骨突处(包括后枕部)用手掌托起,持续按摩5~10 min,或予以小翻身。

(7)导尿管的管理及尿量监测:脊柱韧带骨化手术时间较长,术前大多须导尿并留置尿管。术后应检查尿管是否通畅,并及时给予清洁护理。监测记录尿量,为调整补液量提供重要依据。

(二)术后24 h后处理

通常情况下术后24 h内为并发症高发时间段,但度过这一时期后,对此类患者仍应重点护理,一般不少于5~7 d,除上述观察内容外,尚应注意:

1. 加强患者的康复宣教,防止患者出现麻痹情绪 24 h后,由于手术局部疼痛减轻和术前症状的恢复,患者往往不自觉地放松对局部制动要求,加之有些患者急于体验手术效果,常会出现未经医生允许擅自起床活动的情况。过早下床活动,极有可能加重切口局部的水肿与渗血,甚至发生再出血导致血肿压迫。部分患者因未经医生指导不了解正确的下床活动过程,容易出现体位性低血压,甚至发生跌倒造成严重后果。过早下床活动还可能会引起植骨块位置的移动,远期出现植骨不融合。因此,应反复向患者强调继续安心休养的重要性,以防意外。

2. 观察患者吞咽与进食情况 颈前路手术1~2 d后,咽喉部水肿反应逐渐消退,疼痛减轻,其吞咽与进食情况应该逐渐改善好转。但如反而加重,则有植骨块滑脱之可能,此时应及时向主管医师报告,并采取相应措施。

3. 术后X线检查 常规脊柱手术术后3~5 d均应复查X线平片,除检查内固定位置及植骨块位置是否有移动,尚可初步确认减压的部位是否准确,以及减压的范围是否足够。而对于脊柱韧带骨化症患者,术后拍片检查时间应根据病情适当延后,确保患者的安全。

4. 预防肺部并发症 脊柱韧带骨化症术后患者,尤其是胸腰椎术后,肺部功能一般均较差,加之长期卧床,易出现肺不张或继发感染。因此应注意以下几点:

(1)鼓励患者咳嗽与深呼吸:此既有利于增加肺活量,清除分泌物,又可防止肺不张。但应注意指导颈椎术后患者咳嗽动作不要过于猛烈;对腹肌力量尚不足的患者,可指导家属通过对抗按压腹部的方法辅助其咳嗽。

(2)加强翻身拍背:患者翻身时以手掌拍打两侧背部,如此可减少肺不张的机会,但颈椎术后患者翻身时应使其头颈部与身体保持一致,切勿使颈部扭曲。

(3)监测体温与血象的变化:应注意与术后"外科热"相鉴别,如体温超过39℃,伴有咳嗽、咳痰,实验室检查提示白细胞持续升高,则有感染的可能,应进一步做痰培养+药敏检查,必要时拍摄胸片;可先给予广谱抗生素治疗,再根据药敏试验结果调整抗生素。

5. 预防尿路并发症　对留置导尿管患者,平时要注意局部卫生,定期会阴护理。引流尿袋要及时更换,定期开放排尿(一般2~4 h)。每次开放后,应在膀胱区加压,使其排空残余尿液。在确认患者可自主排尿的情况下,尽早拔出尿管,降低尿路感染发生概率。对有尿路感染迹象患者,可给予膀胱冲洗每日2次。

6. 定期化验复查　手术次日化验检查血常规、电解质、肝肾功等指标,以评估患者全身状态,并根据病情需要及时复查。术后切口渗血量往往较多,术中或术后当天查血红蛋白正常患者复查时可能发现检验结果明显低于正常值,排除因输液导致血液稀释等原因后应根据复查结果及时给予输血治疗。术后电解质指标异常者应及时给予补液,纠正电解质紊乱。

7. 引流条(管)的管理　脊柱外科手术后为避免伤口内形成的血肿对脊髓和周围重要器官产生压迫,必须在术后常规放置引流以利于渗液流出。由于脊柱手术位置较深,皮片引流效果较差,通常选择半管引流或负压引流。常规脊柱外科手术引流管一般放置24 h左右,最长不超过48 h;而根据我们的经验,脊柱韧带骨化症术后引流放置时间应适当延长,一般需48 h以上,约72~96 h,部分胸腰椎长节段手术引流放置时间可长达120 h。部分患者术中发现有出血倾向,需放置多根引流管,可在24 h后根据记录的引流量多少分次逐根予以拔除。负压引流放置过程中应准确记录引流量,为判断引流是否通畅及确定补液量提供参考;同时注意加强勤换药,严格预防感染发生。

8. 术后换药　术后的2~3 d内,由于创面未愈合以及引流管的存在,细菌可沿着引流管、切口及缝线等通道侵入创面。脊柱韧带骨化术后切口渗液较多,且引流管留置时间较长,因此需经常更换覆盖创面的敷料以保持切口清洁。研究发现,在切口的每克组织中细菌数达到10^5个以上时即可使切口感染;而经过术后抗感染及换药等处理,可以抑制细菌的繁殖,明显降低感染发生率。

换药操作要点与其他脊柱手术相同:① 遵循严格的无菌操作原则,戴好口罩、帽子,换药碗中的两把镊子要分工明确;② 换药时病房要清净,避免闲杂人员走动;③ 换药的次数依创面渗出物的多少情况而定,尽可能保持覆盖敷料干洁,及时更换;④ 换药时手法要轻柔,尽量减少患者的痛苦。

9. 下床活动指导

(1) 根据病情及手术情况,事先佩戴好颈托或腰围后方可下床,部分胸椎手术对脊柱稳定性破坏不大,可不必佩戴支具。

(2) 下床前先在床上坐起。患者由于卧床时间较长,坐起后多有明显头晕感觉,在专人保护下适应后再逐渐下床站立。站起后也不能立即迈步行走,应等头晕感觉完全消失后,由看护人员搀扶小心行走。

(3) 刚下床时,务必有专人监护,以防跌倒;病情较重暂不适合下床者切勿勉强。

10. 功能锻炼　患者术后功能的恢复和重建与其锻炼情况有着直接关系。不仅脊髓功能在术后恢复明显的患者需通过加强锻炼进一步巩固提高疗效,术后无明显神经功能改善,甚至神经功能恶化的患者,也应积极锻炼,防止肌肉废用性萎缩。

（三）基础护理

1. 病室环境　病室应干净、整齐、安静、安全、温湿度适宜。床铺保持平整、清洁、干燥、柔软、舒适，并定期更换床单。

2. 体位　脊柱术后维持合适的体位相当重要，一方面有利于术后创面的愈合，另一方面可改善呼吸循环功能，减少术后并发症。术后体位不当，轻者可增加患者的痛苦，重者可引起呼吸循环功能障碍、脊髓损伤甚至死亡。因此对于术后体位的重要性以及潜在危险性应有足够的认识，以减少不必要的麻烦。脊柱韧带骨化症术后患者，对体位的要求较常规脊柱手术更加严格。在保证患者一定舒适度的情况下，应适当延长卧床时间。对于颈椎韧带骨化症患者，即使内固定牢固可靠，也不建议过早下床活动。如无脑脊液漏等并发症发生，可于术后第1天将病床前半部摇起使患者处于半卧位，但头颈部仍不能离开病床，防止过度活动导致切口内再出血造成血肿压迫。对于胸腰椎术后患者，在行内固定的情况下也应绝对卧床休息2周以上，待切口完全愈合后再根据情况考虑支具保护下下床活动。

3. 掌握正确的翻身方法　脊柱韧带骨化症术后患者平均卧床时间较长，这就要求在护理时做到定时翻身，减少并发症的发生。翻身时要保持手术区域的局部稳定，不弯曲，不扭转，应由护理人员协助患者完成翻身动作。胸腰椎手术的患者翻身时要使患者的肩部和髋部同时翻转，如操作粗暴或动作不协调，则有可能导致患者局部切口疼痛，甚至开裂、内出血等。而颈椎术后患者翻身时，须使头部和肩部同时翻动，以保持颈部固定不动。术后一段时间后伤口初步愈合，患者可自己翻身，此时应指导患者按以下方法进行：挺直腰背部，绷紧背肌，使其形成天然的"内固定夹板"，上身和下身同时翻转。

4. 饮食护理　脊柱韧带骨化手术均需在全麻下进行，且麻醉时间较长，术后早期常可出现因麻醉药物作用导致肠蠕动功能紊乱而出现腹胀、便秘。饮食上应给予定时定量进食，多食易消化富含粗纤维的食物如青菜、水果以刺激肠蠕动，促进排便。同时注意大量饮水，防止大便干燥。

5. 正确使用便盆　脊柱手术患者在卧床期间，为避免抬臀动作对伤口及内固定造成的应力，应使用专门设计的便盆，其高度应该尽量降低。使用便盆时可使患者先侧卧，将枕头、便盆置于床上适当位置，再协助患者翻身仰卧于枕头和便盆之上。在使用便盆的过程中应注意安全，做好每一步细节工作，防止便盆摩擦伤口及敷料给患者造成不必要的痛苦；同时还应注意避免污染敷料，预防感染。排便后注意做好清洁工作。

6. 疼痛护理　脊柱韧带骨化手术往往创伤较大，尤其是多节段胸腰椎手术患者，手术节段长，肌肉剥离范围广，术后可能会出现较严重的急性疼痛，尤以手术部位最为剧烈，局部及邻近部位相对较轻；活动时疼痛加重，制动后减轻。术后早期如疼痛剧烈，可给予留置镇痛泵或吗啡、度冷丁肌注。随着切口的愈合，疼痛逐渐缓解，如患者仍诉疼痛明显，影响睡眠，可给予口服止痛药物治疗。在一般情况下，术后2~3 d疼痛可明显缓解，5~7 d后疼痛基本消失。如疼痛不减轻，或是减轻后再次加重，伴有局部红肿，皮温升高，甚至发热，应警惕是否出现切口感染。给予加强抗感染治疗，同时切口局部穿刺抽液做细菌培养检查。

护士应从入院开始为患者创造安全舒适的氛围,做好入院介绍,使患者尽快熟悉环境,减轻焦虑和恐惧等不良心理反应;耐心倾听患者诉说,细心观察患者反应,对患者多理解关怀,了解疼痛程度、性质,及时报告医生;还可通过多与患者交流分散其注意力,使患者从紧张中解脱,从而减轻疼痛。

(四)并发症的预防和处理

1. 切口并发症的处理

(1)脑脊液漏:脑脊液漏是脊柱韧带骨化症手术较为常见的并发症。由于后纵韧带骨化对脊髓压迫程度重,与硬膜接触紧密,并常与之发生粘连,在手术减压时难以避免硬脊膜损伤,从而导致脑脊液漏。部分患者还可能存在硬膜骨化,要彻底减压则势必损伤硬膜囊,甚至出现硬膜缺损,此时脑脊液漏更难愈合。术后伤口常引流出大量淡红色稀薄液体,可伴有头痛。对于发生脑脊液漏的患者,其处理方法主要有:取平卧位,头下去枕,必要时抬高床脚使患者处于头低脚高位。引流管的处理非常重要,颈前路术后脑脊液漏患者的引流管拔除不宜过早,应待切口完全愈合后再考虑拔除,防止过早拔除引流管后脑脊液不断从切口渗出,导致切口不愈合,极难处理。拔除后可将引流管出口缝合避免窦道形成,以厚纱布覆盖颈部切口并适当加压。对于胸腰椎后路术后脑脊液漏患者,观察引流液颜色,当无明显红色血性液体渗出,或引流颜色较淡考虑引流液成分主要是脑脊液时,应尽早拔除引流管,以厚敷料加压包扎,嘱患者保持平卧位姿势,尽量减少翻身次数。一般情况下,24~48 h后脑脊液漏即可得到初步控制,1周后可基本愈合。对于个别脑脊液漏不愈合患者,需长期换药,同时加强抗感染治疗;脑脊液漏引起切口感染甚至颅内感染的患者,需给予三代头孢或万古霉素静滴,必要时可行鞘内注射。除少数患者可能出现上述脑脊液漏不愈合或感染,通常多数脑脊液漏均能得到有效控制,不影响创面的愈合及病情的康复。

(2)感染:颈椎手术切口感染的发生率较低,约0.1%左右,主要见于年老体弱,抵抗力低下,或患有糖尿病、慢性肾衰等疾病的患者,一般在术后5~7 d左右发生。处理:脓肿未形成时,加强静脉抗感染及创面换药;脓肿形成后,拆开脓肿局部缝线将创面敞开以利脓液引流;对脓液进行细菌培养及药敏实验,根据检验结果选择敏感抗生素;加强创面的换药处理及营养支持。

(3)脂肪液化:术后伤口脂肪液化主要见于颈椎或胸腰椎后路手术,尤其是体型肥胖的患者。脂肪液化后,切口周围无红肿及跳痛感,但创面有淡黄色稀薄液体流出。液化后流出的液体多不含细菌。如液化流出的液体少,一般不作特殊处理;如流出液体量较多,应加强换药,必要时将液化最严重部分缝线拆开,塞入引流条;还可在换药时用烤灯照射半小时以促进伤口愈合。

2. 褥疮的护理

部分脊柱韧带骨化患者术前症状较重,感觉运动功能明显减退或接近瘫痪,加之术后体位受限制不能随意翻动,皮肤及皮下组织极易受压缺血而发生溃疡坏死,形成褥疮。以骨突部如骶尾部、足跟、大粗隆等处最易发生。一旦皮肤发生压力性坏死病变,如不立即解除压迫,坏死区域范围就要扩大、加深,深度可由皮肤、皮下组织、肌肉直达骨骼。截瘫患者褥疮发生后要比一般患者更难愈合,大而深者常发生营养不良、发烧、低蛋白血症、中毒、恶病质等,甚至可能导致死亡,处理起来极为困难。所以对于褥疮应以预防为主,遵循"预防为主,立足整体,重视局部"的原则。发现表皮擦伤或皮肤发红等早期症状,要立即采取积极措施,防止其进一步发展。

(1)褥疮的预防:间歇性解除压迫是预防褥疮的首要措施,翻身是最简单有效的压力解除法。对于无脑脊液漏等并发症的患者,术后切口疼痛消失后可鼓励患者床上适当活动,也可自行翻身;因切口疼痛无法自行翻身或截瘫患者,可由护理人员协助翻身,一般日间每2 h翻身1次,夜间每3 h 1次,可防止褥疮的发生。

平卧位改为侧卧位:患者仰卧,两臂放在胸前,两名护士站在病床的同一侧,面向准备翻向的一边,一人托住患者肩部及胸部,一人托住腰部及双膝,两人同时用力将患者抬起,移近护士。移动时,注意保护和控制切口局部不得伸屈、扭转。然后两人分别托着患者的肩、胸、腰、髋等处,将患者翻转成侧卧位。侧卧时间较久者,可将上身略向后偏倚,以免垂直侧卧时肩部、大粗隆部受压过重发生褥疮。双腿可平行放置,屈髋、屈膝。从肩到臀部要用枕头抵住,位于上方的腿下垫枕,以防髋内收;两足用皮垫或沙袋顶住,保持踝关节于功能位,防止足下垂。位于下方的腿、足踝部要垫棉圈或海绵垫以防压疮。这种卧位保持较长时间后,尤其是上肢能活动者,易滑成仰卧位。

侧卧翻成平卧位:护士2人,同时站在患者背侧的床边,移去背后、腿下垫枕及足底沙袋,扶住患者的肩、胸、腰、髋部以固定受伤的局部不动,使患者睡平。然后同样托住肩、下胸部、腰、双膝,将患者移到床中央。仰卧时,从膝下到踝部用软垫垫起,使两膝稍屈曲(10°左右),足跟悬空,两足底用沙袋抵住,保持踝关节于功能位。

除加强翻身外还注意其他护理:保持床铺的平整、松软、清洁及干燥,无皱褶,无渣屑,使患者舒适;对长期卧床或坐轮椅的患者将骨隆突受压部位垫气圈、气垫、棉圈、棉垫,以减轻局部组织长期受压;注意皮肤清洁及干燥,每日用温水清洗皮肤2次。对瘫痪的肢体,忌用刺激性强的清洁剂,同时不可用力擦拭,防止损伤皮肤。对皮肤易出汗部位可用爽身粉或滑石粉,也可在皮肤表面涂抹凡士林软膏,以润滑皮肤,但严禁在破溃的皮肤上涂抹。

(2)褥疮的处理:局部处理的原则主要是解除压迫,保护创面,促进愈合。发现早期发红的征象,应立即解除局部压迫。可以用气圈或软垫、枕头等将受压的周围部位垫起,使局部悬空,或暂不睡在出现褥疮的一侧。也可根据情况增加翻身的次数,但不建议按摩被压红的软组织,因为软组织受压变红是正常的保护性反应,不需要按摩。如果持续发红,则表明软组织已受损伤,此时按摩将导致更严重的创伤。

有水疱者,可在无菌操作下抽净水疱内积液,同时为防止皮下再积液可在水疱上穿几个孔,经过几天的保护、换药治疗,即可痊愈。

营养不良既是导致褥疮发生的原因之一,也是影响褥疮愈合的重要因素。故褥疮患者需要高蛋白、高热量、高维生素饮食,以保证正氮平衡,促进创面愈合。某些维生素和矿物质在伤口愈合中具有重要作用,如维生素C及锌等。

3. 泌尿系统感染的预防和护理　脊柱韧带骨化病患者术后发生泌尿系统感染的常见原因有:插导尿管无菌操作不严格;引流瓶(袋)或引流管中的尿液反流入膀胱;尿液引流不畅;膀胱中长期积存残余尿等。

脊柱韧带骨化病手术时间均较长,多数患者术前需要插导尿管留置导尿。术后第2天或第3天后,可将持续引流改为定时开放引流,使膀胱有胀有缩,这一生理刺激有助于建立反射性膀胱,同时可避免长期没有尿液在膀胱内积存,膀胱因肌肉萎缩而逐渐缩小,形成挛缩膀胱。一般每2~4 h开放导尿管引流尿液1次,就可防止膀胱缩小或过度膨胀。如果尿液引流通畅,尿中沉渣不多,不混浊,则不必冲洗膀胱,只单纯引流即可。

膀胱冲洗及其方法:膀胱冲洗的目的在于将膀胱里积存的尿沉渣冲洗出来,避免尿沉渣积存在膀胱里引起感染。目前最常用的是密闭式膀胱冲洗法,操作时需严格执行无菌操作。常用的冲洗溶液有3%硼酸溶液、0.2%呋喃西林溶液,也可使用生理盐水。冲洗时注意事项:冲洗前将膀胱内尿液放净,每次冲洗的用量一般为250~500 ml,待注入的冲洗液被完全吸出后再关闭尿管,持续开放的尿管在冲洗前也应检查膀胱是否膨胀,谨防尿管阻塞、被压曲折而不通。

在留置导尿管期间,每日清洁尿道口两次,女性患者注意阴道分泌物的清洁护理,同时注意定期更换尿袋。

4. 呼吸道感染的预防和护理　脊柱韧带骨化病患者术后常因切口疼痛而不敢深呼吸,不敢咳嗽,使排痰受阻。患者平卧又使呼吸幅度减弱导致呼吸道内分泌物不易排出,引起呼吸道部分梗阻,甚至继发感染。

护理要求:长期仰卧易发生分泌物淤积,不利于痰液引流。应经常变换体位,勤翻身,每次翻身时叩打胸背部,以利排痰。如发现有一侧肺感染或肺膨胀不全时,应使患侧居上,以利于肺的膨胀和引流。部分患者因切口疼痛不敢咳嗽者,可给予适当的止痛药物以减轻疼痛,鼓励并帮助患者用力咳嗽、排痰。每日应定时给予雾化吸入以使分泌物稀释,便于排出。雾化吸入药液配制:生理盐水20 ml+庆大霉素8万U+糜蛋白酶4 000 U+地塞米松5 mg。术后痰多的患者,还可给予沐舒坦静推化痰治疗。

5. 消化道功能紊乱的护理　由于麻醉药物的作用以及术前禁食的影响,术后患者常可出现消化道功能紊乱的表现,表现为胃纳差、腹胀、便秘等,可按如下方法处理:

(1)饮食管理:饮食要定时、定质、定量,多食含纤维素较多的食物,如青菜和水果,刺激肠蠕动,促进排便。多饮水,可防止大便干燥。

(2)药疗法:常用的促进胃动力药如吗丁啉等,润肠缓泻药物有青宁丸、大黄苏打片、麻仁软胶囊等。若服药后发生腹泻,大便失禁,则应停药。

(3)按摩:顺结肠走向,由右下向上、向左、向下进行按摩,可促进肠蠕动、帮助排便。

(4)上述方法均不奏效:术后长时间无排气排便,腹胀明显时,可采用肛管排气方法,多数可获缓解。如症状仍无改善,可考虑给予灌肠,但必须得法,否则达不到满意的排便效果。

插肛管前须先清除肛门口的粪石,插管动作要轻柔,不能强插,防止插破肠壁。插肛管深度至少15 cm,比一般人要深些,可以软化高位粪石,使其随溶液排出。

6. **深静脉栓塞**　患者有时由于手术中体位及术后长期卧床,活动少,下肢血液回流不畅,加上失水及血液浓缩,可导致静脉血栓形成,引起深静脉栓塞。术后应指导患者做适当的下肢活动,预防静脉血栓形成。对已经出现静脉栓塞的患者,应将下肢抬高15~30°,配合理疗,硫酸镁湿敷,同时暂时避免下肢活动及按摩,防止栓子脱落并移动引起肺栓塞等更严重的并发症。可给予低分子右旋糖酐静滴治疗;由于术后切口内仍有出血倾向,慎用肝素。

二、脊柱韧带骨化症的术后康复

脊柱韧带骨化症患者接受手术前大多症状已较为严重,这些症状在手术后不可能完全改善,其改善的程度主要取决于手术减压的情况,而对于术后患者提高治疗效果最有效方法则需要依靠积极正确的康复训练和康复治疗。脊柱外科医生及护理人员应加强对患者康复训练和治疗的指导,使其对康复治疗的重要性有充分认识,从而能够更好地配合手术使治疗效果最优化。

（一）康复训练

1. **术后早期训练**　术后创伤反应期过后,若患者病情平稳,无明显不良并发症,即可开始进行康复训练。通常以床上训练开始,可先做一些深呼吸运动,逐渐配合扩胸运动,能够改善肺功能,并一定程度上减少肺部感染概率。还可进行四肢远端一些小范围的关节运动,如握拳、足背屈伸等。有些患者术前症状较重四肢运动功能明显障碍,上述动作也可用被动运动的方法完成。早期床上训练不仅有利于手术创伤的更快恢复,降低术后并发症发生概率,而且为术后更好地功能康复打下了基础。

2. **住院恢复期训练**　在恢复期,四肢运动要从卧位逐渐过渡到半卧位、坐位的锻炼,然后是下床活动。颈椎术后患者在颈托保护下可以适当活动,但应避免剧烈扭头等活动,以防止术后的外伤造成病情恶化。在此过程中要逐渐增加肌肉训练量,促进各组肌群恢复相应的肌力。尤其是手部的活动,如对指、分指、抓拿等动作应着重加以训练;下肢训练先通过直腿抬高、伸屈活动以加强肌力和关节活动范围,并逐渐在家属和陪护人员的陪同或搀扶下训练站立、迈步,然后过渡到行走。

3. **出院后康复训练**　应当积极锻炼四肢的肌肉力量及活动功能。上肢的锻炼,包括肩臂腕的活动以及握拳练习,还有手部精细动作的训练,如穿针、系衣扣、拿筷子等,或者通过健身球的练习增加手的力量和灵活性。下肢锻炼包括股四头肌的收缩练习、抬腿、踢腿、下肢负重抬举等动作的练习,并可根据情况参加散步、慢跑甚至游泳等活动。

4. **康复训练过程中的注意事项**　术后康复训练应按照循序渐进的原则逐渐增加运动量,防止过度运动造成再损伤;注意防湿保暖;保持正确的工作体位,避免过度低头(弯腰),定时调整姿势;对于症状较重的患者尚应进行一些心理辅导,消除悲观和急躁情绪,增强与疾病斗争的信心。

（二）高压氧治疗

高压氧治疗是脊柱韧带骨化症术后常用的康复治疗方法，尤其对于术前神经功能障碍较明显的患者，可加快症状改善的速度，并在一定程度上提高治疗效果，是手术治疗的重要辅助治疗措施之一。

高压氧治疗的作用原理可能在于：① 提高脊髓损伤后的氧张力，促进组织修复并恢复神经功能；② 抑制自由基介导的脂质过氧化过程，提高细胞膜脂质结构的抗氧张力，使血液流变学发生改变；③ 一方面稀释血液，加快血流速度，增加组织血流量，另一方面提高纤维蛋白溶解度，降低血栓形成的危险性，从而改善脊髓组织的血液循环；④ 明显提高脊髓神经根的氧供，促进神经纤维形态功能的恢复，挽救濒死的组织细胞；⑤ 促进受损组织血管增生，改善微循环。

脊柱韧带骨化症患者术后接受高压氧治疗的时间越早，其治疗效果越好。因而对于有条件的患者，术后恢复良好，无明显并发症，即可开始高压氧治疗。通常以10天为一个疗程，根据病情可持续治疗2~3个疗程。

高压氧治疗一般很少发生并发症。但由于在高气压的条件下气体密度增加，使呼吸阻力增大，出舱后患者常会感到疲劳，应嘱患者注意休息，用热水擦浴、洗脸后能缓解症状。中耳气压伤是高压氧治疗的最常见的并发症，主要表现为鼓膜内陷所致的耳堵、耳痛、听力减退，重者耳痛剧烈，难以忍受，甚至鼓膜破裂造成严重后果。预防中耳气压伤，在高压氧治疗加压过程中需要指导患者不断配合做好捏鼻鼓气、吞咽等开张耳咽鼓管动作，若仍无好转可适当减压以消除症状。若症状严重可暂停高压氧治疗，休息2~3天待症状缓解后再进行高压氧治疗。对一些压力过高，疗程过长，治疗次数过于频繁的患者，还有可能因血中氧分压过高造成氧抽搐，因此应合理安排治疗的频率和疗程，同时控制治疗时舱内压力不应超过3个绝对大气压。患者如有发热或合并某些其他疾病，也可促进氧抽搐的发生。呼吸抑制药、镇静药及麻醉药等亦有促进作用，故应慎用。

（田海军、陈宇）

参考文献

[1] Passias PG, Wang S, Wang S. Combined ossification of the posterior longitudinal ligament at C2-3 and invagination of the posterior axis resulting in myelopathy[J]. Eur. Spine J, 2013, 22 Suppl 3: S478–S486.

[2] Difazio R, Tubman D. Congenital scoliosis with associated rib fusions: nursing care of patients following VEPTR insertion[J]. Orthop. Nurs, 2010, 29(1): 4–8; quiz 9–10.

[3] Nagashima H, Nanjo Y, Tanida A, et al. Influence of spinous process spacers on surgical outcome of laminoplasty for OPLL[J]. Orthopedics, 2013, 36(4): e494–e500.

[4] Lee SE, Chung CK, Jahng TA, et al. Long-term outcome of laminectomy for cervical ossification of the posterior longitudinal ligament[J]. J Neurosurg Spine, 2013, 18(5): 465–471.

［5］ Li M, Meng H, Du J, et al. Management of thoracic myelopathy caused by ossification of the posterior longitudinal ligament combined with ossification of the ligamentum flavum-a retrospective study［J］. Spine J, 2012, 12（12）: 1093-1102.

［6］ Kato S, Murakami H, Demura S, et al. Novel surgical technique for ossification of posterior longitudinal ligament in the thoracic spine［J］. J Neurosurg Spine, 2012, 17（6）: 525-529.

［7］ Zychowicz ME. Pathophysiology of heterotopic ossification［J］. Orthop Nurs, 2013, 32（3）: 173-177; quiz 178-179.

［8］ Liu JY, Zhang Y, Wang DS. Perioperative nursing of patients with ossification of posterior longitudinal ligament operated by posterior-anterior approach surgical treatments［J］. Nursing Practice and Research, 2011, 11: 044.

［9］ Hyun S J, Riew K D, Rhim S C. Range of motion loss after cervical laminoplasty: a prospective study with minimum 5-year follow-up data［J］. Spine J, 2013, 13（4）: 384-390.

［10］ Liu K, Shi J, Jia L, et al. Surgical technique: Hemilaminectomy and unilateral lateral mass fixation for cervical ossification of the posterior longitudinal ligament［J］. Clin Orthop Relat Res, 2013, 471（7）: 2219-2224.

［11］ Parsh B, Wilson H. Understanding osteogenesis imperfecta［J］. Nursing（Lond.）, 2012, 42（7）: 68.

［12］ Fujiwara N, Takeshita K. Updates on ossification of posterior longitudinal ligament. Quality of life（QOL）of patients with OPLL［J］. Clinical calcium, 2009, 19（10）: 1449-1456.

［13］ 许蕊凤, 季杰, 李桂芳, 等.俯卧位用于胸椎黄韧带骨化症术后并发脑脊液漏的护理［J］.中华护理杂志, 2006, 41（1）: 95-95.

［14］ 张英, 孙巍, 戴晓洁, 等.颈椎后纵韧带骨化症患者围术期护理体会［J］.护士进修杂志, 2008, 23（20）: 1912-1914.

［15］ 施海燕, 王世英.颈椎后纵韧带骨化症前路手术护理［J］.护士进修杂志, 2000, 15（1）: 44-46.

［16］ 张秀清.前路手术治疗下颈椎后纵韧带骨化症患者术后并发症的观察及护理［J］.中华护理杂志, 2010（011）: 972-973.

［17］ 刘惠玲, 张虹, 黄桂林, 等.手术治疗胸椎黄韧带骨化症的护理［J］.护士进修杂志, 2001, 16（2）: 131.

［18］ Odate S, Shikata J, Kimura H, et al. Anterior corpectomy with fusion in combination with an anterior cervical plate in the management of ossification of the posterior longitudinal ligament［J］. J Spinal Disord Tech, 2012, 25（3）: 133-137.

［19］ Uchida K, Nakajima H, Watanabe S, et al. Apoptosis of neurons and oligodendrocytes in the spinal cord of spinal hyperostotic mouse（twy/twy）: possible pathomechanism of human cervical compressive myelopathy［J］. Eur Spine J, 2012, 21（3）: 490-497.

［20］ Kim DH, Jeong YS, Chon J, et al. Association between interleukin 15 receptor, alpha（IL15RA）polymorphism and Korean patients with ossification of the posterior longitudinal ligament［J］. Cytokine, 2011, 55（3）: 343-346.

［21］ Du JJ, Meng H, Cao YJ, et al. Calcification of the intervertebral disc and posterior longitudinal ligament in children［J］. J Spinal Disord Tech, 2012, 25（1）: 59-63.

［22］ Matsumoto Y, Harimaya K, Doi T, et al. Clinical characteristics and surgical outcome of the symptomatic ossification of ligamentum flavum at the thoracic level with combined lumbar spinal stenosis［J］. Arch Orthop Trauma Surg, 2012, 132（4）: 465-470.

［23］ Zhao X, Xue Y, Pan F, et al. Extensive laminectomy for the treatment of ossification of the posterior longitudinal ligament in the cervical spine[J]. Arch Orthop Trauma Surg, 2012, 132(2): 203−209.

[24] Nagashima H, Nanjo Y, Tanida A, et al. Influence of spinous process spacers on surgical outcome of laminoplasty for OPLL[J]. Orthopedics, 2013, 36(4): e494−e500.

[25] Boontangjai C, Keereeratnikom T, Tangtrakulwanich B. Operative results of laminoplasty in multilevel cervical spondylosis with myelopathy: a comparison of two surgical techniques[J]. J Med Assoc Thai, 2012, 95(3): 378−382.

[26] Matsumoto M, Toyama Y, Chikuda H, et al. Outcomes of fusion surgery for ossification of the posterior longitudinal ligament of the thoracic spine: a multicenter retrospective survey: clinical article[J]. J Neurosurg Spine, 2011, 15(4): 380−385.

[27] Fujimori T, Iwasaki M, Okuda S, et al. Patient satisfaction with surgery for cervical myelopathy due to ossification of the posterior longitudinal ligament[J]. J Neurosurg Spine, 2011, 14(6): 726−733.

[28] Liu FJ, Chai Y, Shen Y, et al. Posterior decompression with transforaminal interbody fusion for thoracic myelopathy due to ossification of the posterior longitudinal ligament and the ligamentum flavum at the same level[J]. J Clin Neurosci, 2013, 20(4): 570−575.

[29] Chen Y, Chen D, Wang X, et al. Significance of segmental instability in cervical ossification of the posterior longitudinal ligament and treated by a posterior hybrid technique[J]. Arch Orthop Trauma Surg, 2013, 133(2): 171−177.

[30] Fujimori T, Iwasaki M, Nagamoto Y, et al. Three-dimensional measurement of growth of ossification of the posterior longitudinal ligament[J]. J Neurosurg Spine, 2012, 16(3): 289−295.

[31] Takeshita K. Updates on ossification of posterior longitudinal ligament. Symptoms in patients with ossification of posterior longitudinal ligament [J]. Clinical calcium, 2009, 19(10): 1421−1424.

[32] 杨成林，黎清炜，付春江，等.脊髓型颈椎病的一体化康复治疗[J].中国康复理论与实践，2010，16(006): 570−573.

[33] 杨大龙，申勇，张英泽，等.无脊髓压迫症状颈椎后纵韧带骨化患者的影像学特点及临床意义[J].中国脊柱脊髓杂志，2011，21(1): 24−27.

第十四章

强直性脊柱炎的诊断与治疗

一、强直性脊柱炎的基础研究

强直性脊柱炎（ankylosing spondylitis, AS）是一种主要侵犯脊柱，并累及骶髂关节和周围关节的慢性进行性炎症疾病。本病又名Marie-strumpell病、Von Bechterew病、类风湿性脊柱炎（RA）、畸形性脊柱炎等。以往将AS列为类风湿性脊柱炎的一型，但AS一般类风湿因子呈阴性，有其特殊的血清学特征，其临床和病理表现也与RA明显不同，1963年美国风湿病协会（ARA）决定将两病分开，以强直性脊柱炎代替类风湿性脊柱炎。AS主要是以腰、颈、胸段脊柱关节和韧带以及骶髂关节的炎症和骨化为主，引起脊柱强直和纤维化，骶髂关节常受累，其他周围关节也可出现炎症，造成弯腰、行走活动受限，并可有不同程度的眼、肺、肌肉、骨骼的病变。其特征是持续性炎症，炎症高度活动和低度活动相交替。

（一）流行病学

AS在不同地区不同种族的发病率由于调查时期及所用标准不同有很大差异。1949年West估计本病在一般人群中的发病率为0.5‰。Linden调查2 957例按自订标准患病率为1‰，而按纽约标准则为2‰。通过与国际抗风湿病联盟合作调查，最近确定我国AS的发病率为0.3‰。目前的研究证明，AS的发病与HLA-B$_{27}$密切相关。北美印第安人HLA-B$_{27}$阳性率17%~50%，AS发病率27‰~63‰；而日本人和非洲黑人HLA-B$_{27}$阳性率＜1%，AS发病率分别为0.1‰及2‰。美国白人黑人AS发病率之比为9.4∶1，说明AS发病有种族遗传差异性。

早年认为AS患者男性多于女性，男女比约10∶1，国内报告男女发病比例为（9~10）∶1。但近年国外报道女性发病率增高，男女性别分布无明显差异。据研究证明男性AS脊柱疾患呈进行性，女性脊柱病一般较轻，而外周关节表现似较多，因而易导致血清阴性类风湿性关节炎的错误诊断。发病年龄多在15~30岁，40岁以后及8岁以前发病者少见。

（二）病因学

关于AS的病因目前尚未明确阐明，目前认为其发生与遗传、慢性感染、自身免疫功能紊乱和内分泌失调等有关。

1. 遗传因素　遗传因素在AS的发病中具有重要作用。1973年Brewedon和Schlosstein于1973年研究发现AS与HLA-B$_{27}$密切相关，其直接证据来源于人类B$_{27}$转基因大鼠，这种带有人类B$_{27}$等位基因的动物可以发生类似AS的疾病。同卵双胞胎B$_{27}$阳性患病一致率是63%，而异卵双胞胎患病一致率是23%，一级亲属是AS的HLA-B$_{27}$阳性个体患病率是无家族病史HLA-B$_{27}$阳性的个体6~16倍，因此我们可以推断HLA-B$_{27}$的遗传因素在AS发病中具有重要意义。但是应当看到，一方面HLA-B$_{27}$阳性者并不全部都发生AS，另一方面约有5%~20%AS患者检测HLA-B$_{27}$呈阴性，提示除遗传因素外，还有其他因素影响AS的发病，因此HLA-B$_{27}$在AS表达中是一个重要的遗传因素，但并不是影响本病的唯一因素。

有几种假设可以解释HLA-B$_{27}$与脊柱关节病的关系：① HLA-B$_{27}$充当一种感染因子的受体部位；② HLA-B$_{27}$是免疫应答基因的标志物，决定对环境激发因素的易感性；③ HLA-B$_{27}$可与外来抗原交叉反应，从而诱导产生对外来抗原的耐受性；④ HLA-B$_{27}$增强中性白细胞活动性。

2. 免疫因素　研究发现，AS患者骨、关节及滑膜组织内有大量炎性T细胞、单核—巨噬细胞浸润；存在T细胞应答和Th1/Th2细胞因子平衡偏移。有学者发现60%AS患者血清补体增高，大部分病例有IgA型类风湿因子，血清C$_4$和IgA水平显著增高，血清中有循环免疫复合物（CIC），但抗原性质未确定。以上现象提示免疫机制参与本病的发病。

3. 感染因素　60%以上的AS患者出现亚临床炎症改变，血清IgA抗体水平明显升高，且血清浓度与反应蛋白水平显著相关。研究发现，多数AS患者有肠道或泌尿生殖系细菌感染，推测HLA-B$_{27}$因与细菌抗原片段存在分子水平的模拟而参与AS的发生。微生物可能通过肠道起作用。Ebrimger等发现AS患者大便中肺炎克雷白菌检出率为79%，而对照组＜30%；在AS活动期中肠道肺炎克雷白杆菌的携带率及血清中针对该菌的IgA型抗体滴度均较对照组高，且与病情活动呈正相关。有学者提出克雷白杆菌属与HLA-B$_{27}$可能有抗原残基间交叉反应或有共同结构，如HLA-B$_{27}$（宿主抗原残基72至77）与肺炎克雷伯杆菌（残基188至193）其有同源性氨基酸序列，HLA-B$_{27}$阳性AS患者有29%，而对照组仅5%。MASon等统计，83%男性AS患者合并前列腺炎，有作者统计发现约6%溃疡性结肠炎合并AS；其他报道也证实，AS的患者中溃疡性结肠炎和局限性肠炎发生率较普通人群高许多，故推测AS可能与感染有关。Romonus则认为可能盆腔感染经淋巴途径播散到骶髂关节，再经脊柱静脉丛播散到脊柱，但在病变部位未能找到感染源（细菌或病毒）。

4. 其他　创伤、内分泌、代谢障碍和变态反应等亦被疑为发病因素。而风、湿、寒冷因素是本病的诱因。对特殊人群的调查发现，固定的工作姿势及刻板式局部训练可诱发AS。总之，目前本病病因未明，尚无一种学说能完满解释AS的全部表现，很可能是在遗传因素的基础上受环境因素（包括感染）等多方面的影响而致病。

（三）病理变化

AS病理的特征性改变是韧带附着端病变,病变原发部位是韧带和关节囊的附着部,即肌腱端的炎症,导致韧带骨赘形成、椎体方形变、椎骨终板破坏、跟腱炎和其他改变。至于为何好发于肌腱端,仍不明了。

病变最初从骶髂关节逐渐发展到骨突关节炎及肋椎关节炎,脊柱的其他关节由上而下相继受累。

AS周围关节的滑膜改变为以肉芽肿为特征的滑膜炎。滑膜小血管周围有巨噬细胞、淋巴细胞和浆细胞浸润、滑膜增厚,经数月或数年后,受累滑膜有肉芽组织形成。关节周围软组织有明显的钙化和骨化,韧带附着处均可形成韧带骨赘,不断向纵向延伸,成为两个直接直邻椎体的骨桥,椎旁韧带同椎前韧带钙化,使脊椎呈"竹节状"。

随着病变的进展,关节和关节附近有较显著的骨化倾向。早期韧带、纤维环、椎间盘、骨膜和骨小梁为血管性和纤维性组织侵犯,被肉芽组织取代,导致整个关节破坏和附近骨质硬化;经过修复后,最终发生关节纤维性强直和骨性强直,椎体骨质疏松,肌萎缩和胸椎后凸畸形。椎骨软骨终板和椎间盘边缘的炎症,最终引起局部骨化。

除了关节病变外,AS还可引起关节外病理变化,主要的有睫状体和睫状突、主动脉根和主动脉瓣、房室结、肺间质、蛛网膜以及精曲小管、前列腺等处的纤维结缔组织结构炎症。如心脏病变特征是侵犯主动脉瓣,使主动脉前膜增厚,因纤维化而缩短,但不融合,主动脉瓣环扩大,有时纤维化可达主动脉基底部下方。偶见心包和心肌纤维化,组织学可见心外膜血管有慢性炎性细胞浸润和动脉内膜炎;主动脉壁中层弹力组织破坏,代之纤维组织,纤维化组织如侵犯房室束,则引起房室传导阻滞。肺部病变特征是肺组织斑片状炎症伴圆形细胞和成纤维细胞浸润,进而发展至肺泡间纤维化伴玻璃样变。

（四）发病机制

1. HLA-B$_{27}$　HLA是由人类第6对染色体控制的一系列淋巴细胞抗原,研究发现,AS与HLA-B$_{27}$抗原有非常强的相关性;不同种族人群中HLA-B$_{27}$阳性比例不同。目前HLA-B$_{27}$与AS发生的相关性尚未明确,主要存在以下几种假说:

（1）连锁不平衡学说:认为HLA和AS相关可能是HLA某基因座位的等位基因和真正的易感基因处于紧密连锁不平衡,而HLA本身并不是引起AS的直接原因,仅仅是遗传表达标志。

（2）免疫应答基因学说:认为人的 Ir 基因包含在HLA Ⅱ类基因群中,特定的Ⅱ类基因型可能导致特定的异常免疫应答,从而表现为易感某种疾病。

（3）受体学说:认为HLA抗原可能是微生物或其他病原物质的一个受体,两者结合而导致组织损伤。

（4）分子模拟学说:认为HLA抗原本身和某种病的病因物质之间,存在分子模拟或交叉反应性,导致机体对这种物质不能发生有效的免疫应答,既不能识别也不能排除。

（5）关节源性肽假说：认为关节源性致命肽只存在于关节组织中，由 HLA-B$_{27}$ 特异性地表现，正常情况下，其表达水平太低，致使细胞毒性 T 淋巴细胞（CTL）在胸腺发育过程中经历阳性和阴性选择后，既不能诱导克隆删除，又不能激发免疫应答。当带有某些具有结构同源性的蛋白的病毒或细菌感染时，致敏耐受的 T 细胞，识别关节源性致命肽，引起自身免疫反应而损伤组织，组织损伤所释放的自身抗原又可进一步扩大这种自身免疫。

（6）T 细胞受体库和超抗原假说：认为 AS 的发病取决于 T 细胞受体接纳人类白细胞抗原多肽复合物的能力，引起 AS 的 T 细胞受限于某种人类白细胞抗原分子即 HLA-B$_{27}$。

（7）自身转换假说：认为抗原结合槽中的不成对的 Cys67 因被氧化而发生电荷的变化进而引起 HLA-B$_{27}$ 结构的变化，将两个重链以二硫键相连接形成二聚体。结构变化的 HLA-B$_{27}$ 被免疫系统识别，引起强烈的免疫反应。

（8）未折叠蛋白应答假说：研究发现在 HLA-B$_{27}$ 阳性患者中未折叠蛋白反应 UPR 的靶基因 GRP78 高表达。而正常情况下 HLA-B$_{27}$ 是以完全折叠的成熟状态转送到细胞表面发挥作用，在动物模型中发现 HLA-B$_{27}$ 折叠速度缓慢，其原因可能是大量未折叠蛋白集聚在内质网不能转运至细胞表面所致。UPR 激活相关致炎细胞因子如肿瘤坏死因子（TNF）、白细胞介素（IL）-2 等导致 AS 发病，这被称为内质网超载反应。UPR 激活同时伴随内质网的相关降解作用（ERAD）加强。泛素-蛋白酶复合体途径（UPP）在 ERAD 中具有重要作用。Shihetal 的研究表明，UPP 具有破坏陈旧蛋白、调节细胞周期、抗原呈递等功能。何伟珍等通过 RT-PCR 方法测定 AS 患者及正常人外周血单个核细胞泛素的 mRNA 水平显示，泛素高表达是 AS 发生和发展的重要因素。

2. 非 *HLA-B$_{27}$* 基因　AS 的易感性大部分由遗传因素决定，*HLA-B* 基因、*HLA-DR* 基因、*LMP* 和 *TAP* 基因、*MICA* 基因等非 *HLA-B$_{27}$* 基因与 AS 存在相关性。*HLA-B$_{60}$* 是除 B$_{27}$ 外第一个被报道的与 AS 有关的分子，可能使 AS 的致病机会增加 3 倍；低相对分子质量多肽基因与 AS 发病可能存在一定关系。Brown 等发现，AS 与 *HLA-DPd* 位点独立相关，与 *HLA-DR1* 呈负相关，而 *HLA-DR7* 与 AS 早发有关；肿瘤坏死因子（TNF）的基因定位在 6 号染色体短臂 HLA Ⅲ 类区域。目前发现 TNF 启动子区域的多态性可能与 AS 易感相关。

3. 瘦素（Leptin）　瘦素是一种由肥胖基因（*Ob*）编码的分泌型蛋白质，其结构与很多细胞因子相似，在生殖、造血、免疫和其他神经内分泌系统均有一定作用。研究发现，瘦素在体外能直接调节数种 T 细胞分泌淋巴因子，增加 IL-2 和 IFN 的分泌，降低 IL-4 的水平。研究发现，AS 患者血清瘦素水平明显升高与 IL-6 和疾病活动度有关，提示瘦素和 IL-6 在 AS 的炎症反应中起作用，可能与单核细胞的活化有关。但不能确定血清瘦素水平的提高是否只反映由 IL-6 水平提高引起的继发现象。

4. 细胞因子

（1）Th 细胞：Th1/Th2 失衡与多种自身免疫性疾病的病理性炎症有关。AS 患者外周血淋巴细胞以 Th1 型细胞为主，但 Th1 细胞的分化能力似较 Th2 细胞下降，且随着炎症的活动，这种下降更明显。推测 AS 的发病与 Th1 型细胞因子增多、Th2 型细胞因子减少有关；但 Th1/

Th2细胞群特别是Th1细胞在AS中的确切作用尚不明确。

（2）趋化因子：IP210属CXC趋化因子家族，主要由单核细胞、成纤维细胞和内皮细胞在受干扰素2刺激后产生，在T细胞向炎症部位的迁移过程中发挥重要作用。研究证明，CXCL1的表达水平在伴有与不伴有外周关节炎AS患者外周血清中的表达水平可能存在显著性差异。AS患者关节液中大量表达的CXCL1可能是导致伴有关节液的AS患者外周血清中的CXCL1蛋白表达水平更高的原因之一。

（3）白细胞介素（IL）-18：IL-18是由多种细胞产生的趋化性细胞因子，引导中性粒细胞变性及脱颗粒，是中性粒细胞激活和迁移的重要调节因子及进入损伤组织的重要介质，在损伤病理过程中具有重要作用。在活动期AS中高表达，可能是AS的一种重要的炎症介质，介导AS滑膜甚至其他受累组织炎症的发生和发展。有研究结果显示，活动期AS患者血清IL-18水平较正常人明显升高，提示IL-18与AS病情活动有关，且可作为评估AS病情活动的指标之一。

5. Ⅱ型胶原和蛋白聚糖　有研究认为软骨成分中的Ⅱ型胶原和蛋白聚糖可能是AS自身免疫反应的候选目标。虽然Ⅱ型胶原诱导的关节炎模型类似类风湿关节炎，但用蛋白聚糖免疫的动物模型却显出典型的AS特征。

6. DNA甲基化　虽然90%的AS患者携带 $HLA\text{-}B_{27}$ 基因，但是HLA-B$_{27}$ Ⅰ类抗原对于整体疾病风险估计仅20%~50%。随机失活的X染色体和DNA甲基化可能影响疾病的表达。但目前尚无AS患者基因组DNA甲基化水平的报道。

二、强直性脊柱炎的检查与诊断

AS是一种不同于类风湿性关节炎的疾病，两者在早期的病理变化都很相似，都以增生性肉芽组织为特点的滑膜炎开始。早期症状不明显，易造成误诊和漏诊。因此对于AS的早期和不典型的患者，应通过临床检查及早诊断，给予及时、积极的治疗，使患者病情好转。AS常见于16~30岁青年人，40岁以后首次发病者少见，约占3.3%。本病起病隐袭，进展缓慢，全身症状较轻。早期常有下背痛和晨起僵硬，活动后减轻，并可伴有低热、乏力、食欲减退、消瘦等症状。开始时疼痛为间歇性，数月数年后发展为持续性，以后炎性疼痛消失，脊柱由下而上部分或全部强直，出现驼背畸形。女性患者周围关节受侵犯较常见，进展较缓慢，脊柱畸形较轻。

（一）AS的相关检查

AS是脊柱关节病的一种亚型，属于风湿病范畴，但该病一般类风湿因子呈阴性，故对于血清阴性的AS诊断主要依靠临床表现和放射线证据。而骶髂关节炎是最常见及最早出现的病变之一，早期临床表现和实验室检查均缺乏特异性。放射学骶髂关节炎是早期确诊AS的关键，早期诊断并早期治疗对终止病情进展至关重要。

1. 实验室检查

（1）红细胞沉降率：约80%AS可出现血沉增快，在活动期可达40 mm/h以上。

（2）C-反应蛋白：活动期可明显增高。

（3）碱性磷酸酶：约50%患者碱性磷酸酶升高,血清肌酸磷酸激酶也常升高。

（4）血清HLA-B$_{27}$：90%~95%以上AS患者HLA-B$_{27}$阳性,以往一般不依靠HLA-B$_{27}$来诊断AS,HLA-B$_{27}$不作常规检查,但2009年后HLA-B$_{27}$已经纳入血清阴性脊柱关节病（含AS）的诊断标准之一。

（5）血清类风湿因子：呈阴性。

（6）血象：白细胞计数正常或升高,淋巴细胞比例稍加,少数患者有轻度贫血（正细胞低色素性）。

（7）血清白蛋白：减少,α1和γ球蛋白增加,血清免疫球蛋白IgG、IgA和IgM可增加,血清补体C3和C4常增加。

（8）关节液检查：可发现单核细胞明显增多。

2. 影像学检查

（1）X线检查：X线检查对AS的诊断有极为重要的意义,约98%~100%病例早期即有骶髂关节的X线改变,是本病诊断的重要依据。早期X线表现为骶髂关节炎,病变一般在骶髂关节的中下部开始,为两侧性。开始多侵犯髂骨侧,进而侵犯骶骨侧。可见斑点状或块状骨侧明显。继而可侵犯整个关节,边缘呈锯齿状,软骨下有骨硬化,骨质增生,关节间隙变窄。最后关节间隙消失,发生骨性强直。骶髂关节炎X线下可按纽约诊断标准分类5级：0级为正常骶髂关节；Ⅰ级为可疑骶髂关节炎；Ⅱ级为骶髂关节边缘模糊,略有硬化和微小侵蚀病变,关节腔轻度变窄；Ⅲ级为骶髂关节两侧硬化,关节边缘模糊不清,有侵蚀病变伴关节腔消失；Ⅳ级为关节完全融合或强直伴或不伴残存的硬化（图14-1）。

原发性AS和继发于炎症性肠病、Reiter综合征、牛皮癣关节炎等伴发的脊柱炎X线表现类似,但后者为非对称性强直。在韧带、肌腱、滑囊附着处可出现骨为和骨膜炎,最多见于跟骨、坐骨结节、髂骨嵴等。其他周围关节亦可发生类似的X线变化。早期X线检阴性时,可行放射线核素扫描,计算机断层和核磁共振检查,以发现早期对称性骶髂关节病变。但必须指出,一般简便的后前位X线片足可诊断本病。

脊柱病变的X线表现包括：① 普遍性骨质疏松,腰椎小关节及椎体骨小梁模糊（脱钙）；② 由于椎间盘纤维环附带部椎骨上下角的破坏性侵蚀,使椎体呈"方形椎"；③ 可引起一个或多个椎体疲劳性骨折；④ 脊柱畸形,包括颈椎和腰椎前凸消失或后凸；胸椎生理性后凸加大,驼背畸形多发生在腰椎和下胸段；⑤ 病变发展至胸椎和颈椎椎间小关节,间盘间隙发生钙化,纤维环和前纵行韧带钙化、骨化、韧带骨赘形成,使相邻椎体连合,形成椎体间骨桥,呈最有特征的"竹节样改变"（图14-2、3）。

（2）CT检查：骶髂关节为AS最早受累部位。AS的X线表现常为阴性或仅有关节面模糊,关节间隙增宽,而CT检查常能发现骶髂关节炎早期的微小改变。早期患者骶髂关节的征象为关节面模糊,局限性硬化和软骨下小囊变,关节间隙基本正常。中期改变可显示关节

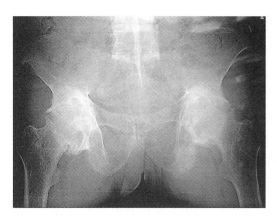

图14-1 AS双侧骶髂关节、髋关节融合、强直

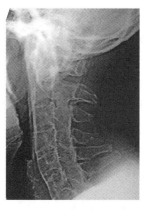

图14-2 强直性脊柱炎韧带骨化

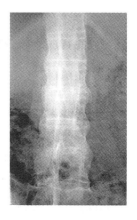

图14-3 强直性脊柱炎竹节状脊柱融合

面骨质破坏呈毛刷状或锯齿状,周围骨质硬化,关节间隙不规则增宽,而且病变主要存在髂骨面。CT的分辨率高,层面无干扰,有利于发现骶髂关节轻微的变化,并可观察骶髂关节早期病变骨皮质的侵蚀、缺损,并且能够满足骶髂关节炎的分级。

(3)MRI检查:可反映CT所不能显示的关节旁软骨异常和骨髓水肿。MRI可以显示骶髂关节滑膜软骨的形态变化,对于X线平片不能发现的AS骶髂关节滑膜软骨炎症以及关节面下骨松质水肿、渗出、脂肪聚集具有诊断优势。AS骶髂关节滑膜的渗出改变,软骨破坏可呈现T1W1信号升高或减低、T2W1信号升高,滑膜软骨变为不规则、碎裂或中断。骶髂关节下骨松质内水肿、渗出等炎症性改变则呈斑片状长T1、长T2信号异常;而关节面下骨松质脂肪聚集则呈斑片状短T1、较长T2信号改变。

(二)AS的临床表现

AS是脊柱关节病的一种亚型,病变主要以腰、颈、胸段脊柱关节和韧带以及骶髂关节的炎症和骨化为主,引起脊柱强直和纤维化,髋关节常常受累,其他周围关节也可出现炎症造成弯腰、行走活动受限,并可有不同程度的眼、肺、肌肉、骨骼的病变。

1. 关节病变表现　AS患者多有关节病变,且绝大多数首先侵犯骶髂关节,以后上行发展至颈椎。少数患者先由颈椎或几个脊柱段同时受侵犯,也可侵犯周围关节,早期病变处关节有炎性疼痛,伴有关节周围肌肉痉挛,有僵硬感,晨起明显;也可表现为夜间疼,经活动或服止痛剂缓解。随着病情发展,关节疼痛减轻,而各脊柱段及关节活动受限和畸形,晚期整个脊柱和下肢变成强硬的弓形,向前屈曲(图14-4)。

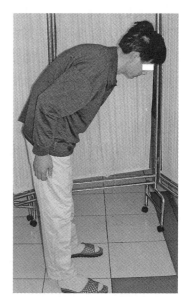

图14-4 强直性脊柱炎晚期弓形背

（1）骶髂关节炎：约90%AS患者最先表现为骶髂关节炎。表现为反复发作的腰痛，腰骶部僵硬感，间歇性或两侧交替出现腰痛和两侧臀部疼痛，可放射至大腿，无阳性体征，伸直抬腿试验阴性。但直接按压或伸展骶髂关节可引起疼痛，所以不像坐骨神经痛。有些患者无骶髂关节炎症状，仅X线检查发现有异常改变。

（2）腰椎病变：腰椎脊柱受累时，多数表现为下腰段疼痛和腰部活动受限。腰部前屈、扣挺、侧弯和转动均可受限。体检可发现腰椎棘突压痛，腰椎旁肌肉痉挛；后期可有腰肌萎缩。

（3）胸椎病变：胸椎受累时，表现为背痛、前胸和侧胸痛，最常见为驼背畸形。如肋椎关节、胸骨柄体关节、胸锁关节及肋软骨间关节受累时，则呈束带状胸痛，胸廓扩张受限，吸气咳嗽或打喷嚏时胸痛加重。严重者胸廓保持在呼气状态，胸廓扩张度较正常人降低50%以上，因此只能靠腹式呼吸辅助。由于胸腹腔容量缩小，造成心肺功能和消化功能障碍。

（4）颈椎病变：约3%AS患者颈椎最早受累，先有颈椎部疼痛，沿颈部向头部臂部放射，以后下行发展至腰骶部。颈部肌肉开始时痉挛，以后萎缩，病变进展可发展至颈胸椎后凸畸形。头部活动明显受限，常固定于前屈位，不能上仰、侧弯或转动。严重者仅能看到自己足尖前方的小块地面，不能抬头平视。

（5）周围关节病变：约半数AS患者有短暂的急性周围关节炎，约25%有永久性周围关节损害。一般多发生于大关节，下肢多于上肢。有人统计，周围关节受累率，髋和肩为40%，膝15%，踝10%，足和腕各5%，极少累及手。髋部症状出现在发病后5年内者占94%，提示AS发病头5年如未累及髋关节，则以后受累的可能性不大。

肩关节受累时，关节活动受限疼痛更为明显，梳头、抬手等活动均受限。侵犯膝关节时则关节呈代偿性弯曲，使行走、坐立等日常生活更为困难。极少侵犯肘、腕和足部关节。

此外，耻骨联合亦可受累，骨盆上缘、坐骨结节、股骨大粗隆及足跟部可有骨炎症状，早期表现为局部软组织肿、痛，晚期有骨性粗大。一般周围关节炎可发生在脊柱炎之前或以后，局部症状与类风湿性关节炎不易区别，但遗留畸形者较少。

2. 关节外表现　　AS的关节外病变，大多出现在脊柱炎后，偶有骨骼肌肉症状之前数月或数年发生关节外症状。AS可侵犯全身多个系统，并伴发多种疾病。

（1）心脏病变：以主动脉瓣病变较为常见，据尸检发现约25%AS病例有主动脉根部病变，心脏受累在临床上可无症状，亦可有明显表现。临床有不同程度主动脉瓣关闭不全者约1%；约8%发生心脏传导阻滞，可与主动脉瓣关闭不全同时存在单独发生，严重者因完全性房室传导阻滞而发生阿斯综合征。当病变累及冠状动脉口时可发生心绞痛。少数发生主动脉肌瘤、心包炎和心肌炎。合并心脏病的AS患者，一般年龄较大，病史较长，脊柱炎及外周关节病变较多，全身症状较明显。Gould等检查21例AS患者心功能，发现AS患者的心功能明显低于对照组。

（2）眼部病变：25%AS患者有结膜炎、虹膜炎、眼色素层炎或葡萄膜炎，后者偶可并发自发性眼前房出血。虹膜炎易复发，病情越长发生率愈高，但与脊柱炎的严重程度无关，有周围关节病者常见，少数可先于脊柱炎发生。眼部疾病常为自限性，有时需用皮质激素治疗，有的未经恰当治疗可致青光眼或失明。

（3）耳部病变：Gamilleri等报道42例AS患者中12例（29%）发生慢性中耳炎，为正常对照的4倍，而且，在发生慢性中耳炎的AS患者中，其关节外明显多于无慢性中耳炎的AS患者。

（4）肺部病变：少数AS患者后期可并发上肺叶斑点状不规则的纤维化病变，表现为咳痰、气喘、甚至咯血，并可能伴有反复发作的肺炎或胸膜炎。X线检查显示双侧肺上叶弥漫性纤维化，可有囊肿形成与实质破坏，类似结核，需加以鉴别。

（5）神经系统病变：由于脊柱强直及骨质疏松，易使颈椎脱位和发生脊柱骨折，而引起脊髓压迫症，如发生椎间盘炎则引起剧烈疼痛。AS后期可侵犯马尾，发生马尾综合征，而导致下肢或臀部神经根性疼痛，骶神经分布区感觉丧失，跟腱反射减弱及膀胱和直肠等运动功能障碍。

（6）淀粉样变：为AS少见的并发症。有报道35例AS中，常规直肠黏膜活检发现3例有淀粉样蛋白的沉积，大多没有特殊临床表现。

（7）肾及前列腺病变：与RA相比，AS极少发生肾功能损害，但有发生IgAD肾病的报告。AS并发慢性前列腺炎较对照组增高，其意义不明。

（三）AS的诊断标准

国际上较早提出AS诊断标准的是罗马会议（1963）制定的标准，现在较通用的诊断标准现沿用1966年纽约标准，或1984年修订的纽约标准。而我国由"全国强直性脊柱炎研讨会"于2001年9月会上制定了AS诊断标准。

1. 罗马会议（1963）制定的诊断标准

（1）腰痛和腰僵3个月以上，休息也不缓解；

（2）胸部疼痛及僵硬感；

（3）腰椎活动受限；

（4）胸廓扩张活动受限；

（5）虹膜炎的病史、现象或后遗症。

双侧骶髂炎加上临床标准之一，即可认为强脊炎存在。

2. 纽约标准

（1）1966年标准：有X片证实的双侧或单侧骶髂关节炎（按前述0~Ⅳ级分级），并分别附加以下临床表现的1条或2条，即① 腰椎在前屈、侧屈和后伸的3个方向运动均受限；② 腰背痛史或现有症状；③ 胸廓扩展范围小于2.5 cm。根据以上几点，诊断肯定的AS要求有：X线片证实的Ⅲ-Ⅳ级双侧骶髂关节炎，并附加上述临床表现中的至少1条；或者X线证实的Ⅲ-Ⅳ级单侧骶髂关节炎或Ⅱ级双侧骶髂关节炎，并分别附加上述临床表现的第1项或第2+3项临床标准。可能AS：双侧Ⅲ~Ⅳ级骶髂关节炎而不伴有临床标准者。

（2）1984年标准：① 下腰背痛的病程至少持续3个月，疼痛随活动改善，但休息不减轻；② 腰椎在前后和侧屈方向活动受限；③ 胸廓扩展范围小于同年龄和性别的正常值；④ 双侧骶髂关节炎Ⅱ-Ⅳ级，或单侧骶髂关节炎Ⅲ-Ⅳ级。如果患者具备④并分别附加1~3条中的任何1条可确诊为AS。

3. 全国强直性脊柱炎研讨会制定的AS诊断标准

（1）临床表现：① 腰和（或）脊柱、腹股沟、臀部或下肢酸痛不适；或不对称性外周关节炎，尤其是下肢关节炎。症状持续≥6周；② 夜间痛或晨僵≥0.5 h；③ 活动后缓解；④ 足跟痛或其他肌腱附着点病；⑤ 虹膜睫状体炎现在症状或既往史；⑥ AS家族史或HLA-B$_{27}$阳性；⑦ 非甾体抗炎药（NSAIDs）能迅速缓解症状。

（2）影像学或病理学：① 双侧X线骶髂关节炎≥Ⅲ级；② 双侧CT骶髂关节炎 ≥Ⅱ级；③ CT骶髂关节炎不足Ⅱ级者，可行MRI检查。如表现软骨破坏、关节旁水肿和（或）广泛脂肪沉积，尤其动态增强检查关节或关节旁，增强强度＞20%，且增强斜率＞10%/min者；④ 骶髂关节病理学检查显示炎症者。

（3）诊断：符合临床标准第1项及其他各项中之3项，以及影像学、病理学标准之任何一项者，可诊断AS。

从上述2种标准可见，它们均缺乏对早期患者诊断的敏感性。为此，对一些暂时不符合AS诊断标准的患者，如其表现符合欧洲脊柱关节病研究组制订的脊柱关节病初步诊断标准，也可列入此类进行诊断和治疗，以免延误病情。该诊断标准为：炎性脊柱痛或非对称性以下肢关节为主的滑膜炎，并附加以下项目中的任何一项，即：① 阳性家族史；② 银屑病；③ 炎性肠病；④ 关节炎前1个月内的尿道炎、宫颈炎或急性腹泻；⑤ 双侧臀部交替疼痛；⑥ 肌腱末端病；⑦ 骶髂关节炎。

以上标准对诊断有一定帮助，但不能机械照搬，仍应全面考虑后决定。例如症状首现于45岁以后，很少可能为AS。病史中有虹膜炎、眼色素层炎者，有跟腱炎者，有家族史者，都支持AS的诊断，这些对早期诊断更为重要。

4. 鉴别诊断

（1）腰骶关节劳损：慢性腰骶关节劳损为持续性、弥漫性腰痛，以腰骶部最重，脊椎活动不受限，X线无特殊改变。急性腰骶关节劳损，疼痛因活动而加重，休息后可缓解。

（2）骨关节炎：常发生于老年人，特征为骨骼及软骨变性、肥厚，滑膜增厚，受损关节以负重的脊柱和膝关节等较常见。累及脊椎者常以慢性腰背痛为主要症状，与AS易混淆；但本病不发生关节强直及肌肉萎缩，无全身症状，X线表现为骨赘生成和椎间隙变窄。

（3）Forestier病（老年性关节强直性骨肥厚）：脊椎亦发生连续性骨赘，类似AS的脊椎竹节样变，但骶髂关节正常，椎间小关节不受侵犯。

（4）结核性脊椎炎：临床症状如脊椎疼痛、压痛、僵硬、肌肉萎缩、驼背畸形、发热、血沉快等与AS相似，但X线检查可资鉴别。结核性脊柱炎时，脊椎边缘模糊不清，椎间隙变窄，前楔形变，无韧带钙化，有时有脊椎旁结核脓疡阴影存在，骶髂关节为单侧受累。

（5）类风湿性关节炎（RA）：现已确认AS不是RA的一种特殊类型，两者有许多不同点可资鉴别。RA女性多见，通常先侵犯手足小关节，且呈双侧对称性，骶髂关节一般不受累，如侵犯脊柱，多只侵犯颈椎，且无椎旁韧带钙化，有类风湿皮下结节，血清 RF 常阳性，HLA-B$_{27}$抗原常阴性。

（6）肠病性关节病：溃疡性结肠炎、局限性肠炎或肠原性脂肪代谢障碍（Whipple）都可发生脊柱炎，且肠病性关节病受累关节和 X 线改变与 AS 相似而不易区别，因此需要寻找肠道症状和体征，以资鉴别。溃疡性结肠炎的结肠黏膜溃疡，水肿及血性腹泻；局限性肠炎的腹痛、营养障碍及瘘管形成；Whipple 病的脂肪泻，急剧消瘦等，都有助于原发性疾病的诊断。肠病性关节病 HLA-B$_{27}$阳性性率低，Crohn 病患者肠灌注液 IgG 增高，而 AS 患者肠灌液中IgG 基本正常。

（7）Reiter 综合征和牛皮癣关节炎：两病均可发生脊柱炎和骶髂关节炎，但脊柱炎一般发生较晚，较轻，椎旁组织钙化少，韧带骨赘以非边缘型为主（纤维环外纤维组织钙化），在相邻两椎体间形成部分性骨桥与 AS 的"竹节样脊柱"不同；骶髂关节炎一般为单侧性或双侧非对称损害，牛皮癣关节炎则有皮肤银屑病损害等可代鉴别。

（8）肿瘤：肿瘤亦可引起进行性疼痛，需作全面检查，明确诊断，以免误诊。

（9）急性风湿热：部分患者初期临床表现颇似急性风湿热，或出现大关节肿痛，或伴有长期低热、体重减轻，以高热和外周关节急性炎症为首发症状的也不少见，此类患者多见于青少年，也容易被长期误诊。

（10）结核病：个别患者初期类似结核病，表现为低热、盗汗、虚弱、乏力、体重减轻、贫血，有时伴有单侧髋关节炎症，易被误诊为结核病。

三、强直性脊柱炎的保守治疗

AS 的治疗由于病因不明了，尚缺乏根治的方法，亦无阻止本病进展的有效疗法。所幸许多患者骶髂关节炎发展至Ⅱ或Ⅲ级后并不再继续发展，仅少数人可进展至完全性关节强直。

AS 治疗的目的的在于控制炎症，减轻或缓解症状，维持正常姿势和最佳功能位置，防止畸形。要达到上述目的，关键在于早期诊断早期治疗，采取综合措施进行治疗，包括教育患者和家属、体疗、理疗、药物和外科治疗等。

该病治疗从教育患者和家属着手，使其了解疾病的性质、大致病程、可能采用的措施以及将来的预后，取得他们的理解和密切配合。注意日常生活中要维持正常姿势和活动能力，如行走、坐位和站立时应挺胸收腹睡觉时不用枕或用薄枕，睡硬木板床，取仰卧位或俯卧位，每天早晚各俯卧半小时；参与所能及的劳动和体育活动；工作时注意姿势，防止脊柱弯曲畸形等。保持乐观情绪，消除紧张、焦虑、抑郁和恐惧的心理；戒烟酒；按时作息，参加医疗体育锻炼。了解药物作用和副作用，学会自行调整药物剂量及处理药物副作用，以利配合治疗，取得更好的效果。

（一）药物治疗

据 Gram 和 Husby 1992 年报道治疗 AS 的药物可分为三类：

（1）抑制病情活动,影响病程进展的药物,如柳氮磺吡啶,甲氨蝶呤,甲泼尼龙。适用于病情活动的AS,伴外周关节炎的AS和新近发现的AS。

（2）非甾体抗炎药,适用于夜间严重疼痛及僵硬患者,可在睡前服用。

（3）镇痛药与肌松药,如喷他佐辛、盐酸布桂嗪注射液,常用于长期应用非甾体类抗炎药无效者。

临床常用药物如下:

（1）非甾体类抗炎药（NSAIDs）:有消炎止痛、减轻僵硬和肌肉痉挛作用。目前,NSAIDs仍是AS治疗的主流药物,NSAIDs能缓解脊柱和周围关节的疼痛症状,改善身体功能,影像学研究已经证实,规律使用NSAIDs可以抑制AS的进展。① 保泰松0.1 g,每日3次口服,过去常用此药,后发现服用该药后出现浮肿、血尿等副作用,故目前一般不主张使用。② 吲哚美辛（消炎痛）25~50 mg,每日3~4次口服,为目前常用的首选药物。③ 萘普生0.25 g,1日2次口服;布洛芬0.1 g,每日3次口服;吡氧噻嗪2.0 mg,每日1次口服等均可选用。④ 奥沙普秦成人600~1 200 mg,每日1次,口服,小儿每日每千克体重10~20 mg口服。副作用为胃肠反应、肾脏损害、延长出血时间等。妊娠及哺乳期妇女,一般首选布洛芬。

（2）柳氮磺吡啶（sulfasalzine, SSZ）:SSZ是5-氨基水杨酸（5-ASA）和磺胺吡啶（SP）的偶氮复合物,20世纪80年代开始用于治疗AS,剂量由0.25 g每日3次开始,每周增加0.25 g,至1.0 g每日3次维持。药效随服药时间的延长而增加,服药有效率半年为71%,1年为85%,2年为90%。患者症状改善、实验室指标及放射线征象进步或稳定。副作用主要为消化道症状、皮疹、血象及肝功能改变等,但均少见。用药期间宜定期检查血象及肝功能。

（3）甲氨蝶呤（methotrexate, MTX）:据报道疗效与SSZ相似,小剂量冲击疗法与每周1次,第1周0.5~5 mg,以后每周增加2.5 mg,至每周10~15 mg维持。口服和静脉用药疗效相似。副作用有胃肠反应、骨髓抑制、口腔炎、脱发等,用药期间定期查肝功和血象,忌饮酒。

（4）肾上腺皮质激素（CS）:一般情况下不用,但在急性虹膜炎或外周关节炎用NSAIDs治疗无效时,可用CS局部注射或口服。Peters等分别应用甲泼尼龙每次1 000 mg和375 mg静滴治疗其他药物治疗无效的急性期活动性AS各17和59例,每日1次,连用3日,获得较长时间的缓解,高剂量组疗效略好,对控制疼痛改善脊柱活动有明显效果,但两组间无统计学意义。

（5）雷公藤多苷:国内最初用雷公藤酊治疗AS,有消炎止痛作用,每日用12%雷公藤酊15~30 ml,分3次饭后服用。病情控制后（约3~6个月）,改用维持量,每日或隔日服5~10 ml。以后用雷公藤的半提纯品多苷片20 mg,每日3次口服,疗效较酊剂好,服用方便。副作用有胃肠反应、白细胞减少、月经紊乱及精子活力降低等,停药后可恢复。

（6）青藤碱:是毛青藤中提取的一种生物碱,具有镇痛、抗炎和免疫作用。正清风痛宁化学结构类似吗啡,但无成瘾性。可抑制肉芽增生,以利关节功能恢复,且有明显的细胞免疫兴奋和减弱体液免疫反应的作用,这种免疫调节作用与皮质类固醇的作用相同。本品可用于治疗类风湿关节炎,也可试用于AS,对有周围关节肿痛的AS患者效果较佳。具有缓解症状,改善关节功能的作用。用法与用量:剂量为每次20 mg,每日3次,3日后无不良反应,则可增至每次40 mg,每日3次,最大剂量不宜超过每次60 mg,每日3次。 副作用:该药的不良反应主要为过敏反应,如皮肤瘙痒、皮疹等,并可出现白细胞、血小板减少,用药期间宜定期检查血常规、血小板。本品应在医生指导下用药;既往有药物过敏史者、过敏性哮喘或低血压患者慎用;孕妇或哺乳期妇女慎用。

(二)体育疗法

体育疗法对各种慢性疾病均有好处,对AS更为重要。可保持脊柱的生理弯曲,防止畸形;保持胸廓活动度,维持正常的呼吸功能;保持骨密度和强度,防止骨质疏松和肢体废用性肌肉萎缩等,具体可做以下运动。

(1)深呼吸:每天早晨、工作休息时间及睡前均应常规做深呼吸运动。深呼吸可以维持胸廓最大的活动度,保持良好呼吸功能。

(2)颈椎运动:头颈部可做向前、向后、向左、向右转动,以及头部旋转运动,以保持颈椎的正常活动度。

(3)腰椎运动:每天作腰部运动、前屈、后仰、侧弯和左右旋转躯体,使腰部脊柱保持正常的活动度。

(4)肢体运动:可作俯卧撑、斜撑,下肢前屈后伸,扩胸运动及游泳等。游泳既有利于四肢运动,又有助于增加肺功能和使脊柱保持生理曲度,是AS最适合的全身运动。

根据个人情况采取适当的运动方式和运动量,开始运动时可能出现肌肉关节酸痛或不适,但运动后经短时间休息即可恢复。如新的疼痛持续2 h以上不能恢复,则表明运动过度,应适当减少运动量或调整运动方式。

(三)物理治疗

物理治疗一般可用热疗,如热水浴、水盆浴或淋浴、温泉浴等,以增加局部血液循环,使肌肉放松,减轻疼痛,有利于关节活动,保持正常功能,防止畸形。

(四)其他治疗

(1)抗TNF-α单克隆抗体(Infliximab):可与人TNF-α特异性结合,不抑制TNF-β的活性。临床观察显示,Infliximab对活动性AS患者非常有效。鉴于本药有可能导致严重不良反应,建议仅在较大的风湿病研究中心使用。适应证:① AS诊断明确;② 发病至少4周以上;③ 病情顽固,3个月内两种NSAIDs治疗无效;④ 骶髂关节炎局部皮质激素注射无效;⑤ 周围关节疾病患者柳氮磺吡啶治疗无效;⑥ 起始治疗无禁忌证。

(2)可溶性TNF-α受体(Etanercept):是一种可溶性TNF-α受体二聚体融合蛋白,接受Etanercept治疗的难治性AS患者多数症状明显改善,86%患者出现磁共振影像学证实的脊柱与外周关节炎症病变减轻或消失。由于TNF-α是人体免疫反应中的一个重要成分,过度抑制会使人体出现免疫缺损而出现不良反应。

（3）核素：AS核素治疗分全身核素应用和关节腔内局部核素应用2种方法，后者又称放射性滑膜切除术。全身核素应用的原理是将放射性核素经静脉注入人体内，利用核素发出的射线（主要是 α 射线，有时含少许 γ 射线）进行适当的全身性辐射，通过作用于免疫系统和炎症反应的局部来抑制机体异常的免疫反应，从而达到缓解疼痛、阻止硬化、改善脊柱活动度的目的。局部核素应用的原理是将放射性核素注入关节腔内，使之均匀分布在滑膜表面，利用核素发射出 β 射线，抑制滑膜中的炎性细胞增生，去除或减轻滑膜炎症，使病变的滑膜变性、纤维化直至坏死，同时减少软骨和骨质的破坏。核素治疗的适应证：全身核素应用的适应证为X线检查提示一个部位以上的脊柱硬化，加上下列两条中的一条：① 经6个月以上合理的镇痛和物理治疗仍有持续或逐渐加重的疼痛和活动受限；② 急性期反应物升高（C-反应蛋白＞10 mg/L）。除外下列情形：单纯骶髂关节受累；主要是外周关节受累；病程晚期全部脊柱已强直；NSAIDs和物理治疗疗效满意。目前常用的核素是^{224}Ra、^{153}Sm、^{32}P、^{90}Y、^{186}Re、^{169}Er等。

四、强直性脊柱炎合并脊柱畸形的外科治疗

AS后期，部分患者经过多种保守治疗后仍会发展为僵直的胸腰椎后凸畸形，破坏身体的矢状面平衡，严重时可以损害相应结构30%的功能。AS还常伴有骨量减少，脊柱强直后，在枕颈段、颈胸段和胸腰段脊柱部位压力转化为剪切应力，从而容易造成骨折、假关节和椎间盘炎。脊柱后凸畸形为AS病变后期造成的继发性姿势改变，可以引发特征性的腰背痛，并造成脊柱的结构和功能障碍，降低患者生活质量。畸形严重时，可合并胸椎的后凸畸形和腰椎的前凸丧失，导致平视障碍，还可以压迫腹腔内脏，引起腹部并发症。脊柱外科治疗目的主要是恢复脊柱的正常曲度和躯干平衡，改善患者的平视能力，治疗脊柱畸形相关并发症。

（一）AS评估

AS畸形的评估非常关键，主要包括临床评估、影像学评估和实验室评估，是截骨矫形术前设计的主要组成部分。畸形的评估有助于脊柱截骨平面和矫形角度的确定，以及同时进行全髋置换手术的优劣性判断。髋关节屈曲挛缩、腰椎前凸消失、进行性的颈胸部脊柱的后凸畸形都是AS患者致残和佝偻畸形的因素。

临床评估主要包括平衡和视野评测，矢状面平衡和视野的改善是AS脊柱畸形手术的两个主要目标。额眉角主要用于评估平视视野范围。额眉垂线角是在患者髋膝关节完全伸直情况下，下颌和眼眉连线与地面垂线的夹角，额眉垂线角表示保持视力能够向前平视所需要的矫正角度，从而指导截骨节段和截骨角度的选择。矢状面的平衡主要依据髋膝关节完全伸直时测量脊柱侧位X线上的C7或T1铅垂线（plumbline）和骶骨前角之间的距离进行评估。

实验室检查主要包括基本的代谢检查、全血细胞计数、红细胞沉降率（ESR）、C-反应蛋白（CRP）水平和类风湿因子（RF），常规的人类白细胞抗原HLA-B$_{27}$水平对诊断AS并无必要，只是有助于鉴别诊断。对于HLA-B$_{27}$阴性患者应怀疑AS诊断是否确切。钱邦平等认为，AS术前应满足3个条件：腰痛停止6个月上（腰椎机械性疼痛除外）；ESR连续2次正常；CRP阴性。虽然患者在AS活动期可以有轻度的ESR、CRP水平和血白细胞计数升高，但炎症的实验室指标和AS的活动性之间的相关性有限，仅有一半的AS患者的CRP是升高的。国内学者研究也表明，炎性指标并不能反映AS的活动性。可见，单纯ESR和CRP高并不足以成为AS矫形手术的禁忌证。

（二）颈椎后凸畸形的手术治疗

（1）手术治疗的目的：对畸形进行矫正和稳定，对受压的神经结构进行减压。

（2）适应证：截骨术主要用于颈椎后凸畸形僵直病例，自身能保持或手术矫正后可以维持矢状位的平衡，但后凸畸形仍严重损害视野或影响个人卫生和吞咽动作的患者。

（3）禁忌证：主要包括新鲜骨折、骨折特征明显、既往没有疼痛而最近出现颈部疼痛患者。

（4）麻醉：为便于复位过程中的神经监测，术中使用局部麻醉，如果选择全麻，则要求有高质量的脊髓感觉和运动通路的监测。

（5）截骨平面：多选择在C7-T1，主要因为：① 这一部位椎管相对宽大；② 颈脊髓和C8神经根在这一区域有较好的柔韧性，可以相对活动；③ C8神经根损伤后对手部功能影响小；④ 椎动脉在这一平面不进入侧块，且后伸时椎动脉不易扭结。

（6）截骨、减压、固定：切除C7后方结构，包括已融合的小关节和侧块，显露并打开双侧的C8神经管。根据矫正幅度切除部分C6和T1骨质。完成骨性切除后，将颈部后伸以达到所需要的矫正。对颈椎前方结构作控制下的截骨术，使后方的截骨部分闭合。可选择后路颈椎钢板或钉棒系统进行固定，但可能因为骨质增生和硬化使骨性标志模糊不清。可以应用改良Bohlman三联钢丝融合技术。

Halo架的应用：继发于AS的颈椎后凸畸形在早期偶尔可见柔软性的后凸畸形，如果前方的骨性强直很少，Halo架牵引也许能缓慢纠正轻度柔软性的后凸畸形，从而免除截骨术。一旦获得可以接受的角度，就可以施行后路颈椎融合术。

（7）术后处理：除按常规处理外，主要是功能锻炼及预防各种并发症。通常需要Halo背心维持3个月，然后硬质颈托再固定3个月。

（三）胸腰椎畸形

（1）手术治疗的目的：对畸形进行矫正和稳定，对受压的神经结构进行减压。截骨术后还可以缓解肋弓下缘对腹腔脏器的压迫，改善膈式呼吸运动。

（2）适应证与禁忌证：髋关节屈曲挛缩畸形矫正后不能维持矢状位的平衡、畸形影响平视或有明显的残疾病例。此外，患者愿意承受手术的风险与否以及对手术矫正的期望值多少是至关重要的,患者拒绝、期望值较高以及严重的骨质疏松者是手术的禁忌证。

（3）畸形程度的估计：Van Royen等设计了一个矢状面平衡和终板生理角度相关的方程式,这种信息构成的数据分类图将矫正角度、C7铅垂线的水平位置和脊柱截骨平面联系在一起,有助于外科医生预测最佳的截骨水平和矫形角度。由于AS患者颈部僵直使得颏眉角的矫正相对矢状面和冠状面的平衡更有意义,AS患者的术前手术方案设计时应充分考虑到视野矫正的重要性。

（4）麻醉及监测：在早期多选用全麻,其死亡率高达8%~10%,术后神经功能障碍包括瘫痪率高达30%,故随后一段时间采用局部麻醉,但其麻醉效果较差。随纤支镜应用的成熟,目前多采用清醒下的纤支镜插管麻醉,其导致的死亡率和瘫痪率几乎为零,同时可协调患者在清醒下摆体位减少神经损伤。术中通常需行体感诱发电位、脊髓电位监测,必要时进行唤醒试验,同时注意监测血氧饱和度、CO_2浓度以及其他生命体征。

（5）体位：多采用俯卧位。摆体位时应充分调整吻合患者因畸形固定的曲度,禁止过度伸展颈椎。双膝关节稍微屈曲,接触点用棉垫保护防止压疮。

（6）截骨点：通常选择在L3-L4水平,其原因在于L3-L4通常是腰椎前凸的中心位置、椎管容积较大、相当于腹主动脉分叉上下。L5的节段血管来自髂内血管其直径小于上位的节段血管,而L1、L2处主动脉位置固定、活动度小,如果在此处截骨其发生术后血供障碍的概率明显增加。

（7）固定、减压、截骨：定位准确后在L1、L2（L3）及L5、S1置入椎弓根螺钉,L4通常不行置钉固定以防截骨矫形后与L3螺钉碰撞。根据预先设计的截骨角度,"V"形截除L4棘突、全椎板及L3、L5部分棘突、椎板,对椎管充分减压,同时对L3、L4神经根进行减压。后伸双侧髋关节及大腿,在L3-L4截骨支点上用手缓慢加压折骨使截骨面接触,维持该位置固定内固定连接棒并锁紧。将减压截骨的碎骨块及人工骨植于后外侧。

（8）术后处理：除按常规处理外,术后必须行石膏或支具可靠固定,范围包括头、颈、胸、腰及髋关节、膝关节。卧于术前塑形的石膏床上,以减轻腰椎所受的重力影响。

（四）典型病例

患者男性,47岁,因胸背部后凸畸形前来就诊,术前影像学检查强直性脊柱炎,胸椎后凸畸形,后凸角65°。患者术前外观躯体无法直立,无法仰视。手术选择L3作为截骨平面,做"V"形截骨,截除L3棘突、椎板及部分椎体,压缩椎体后缘矫形,L1、L2、L4、L5行双侧椎弓根螺钉内固定,术后患者外观获得明显改善,躯体能够直立,视野范围明显扩大（图14-5）。

（五）AS脊柱后凸畸形截骨术成功的关键

AS病变广泛,常累及颈椎。脊柱硬化呈竹节样变,韧带硬化多伴骨质疏松,出现骨质较脆、韧性差、易断等表现。而且患者病程较长,一般情况差。常伴有不同程度贫血,心脏传导阻滞及肺活量下降等,对麻醉手术的耐受性较一般人差,手术难度较大。因此AS脊柱后凸

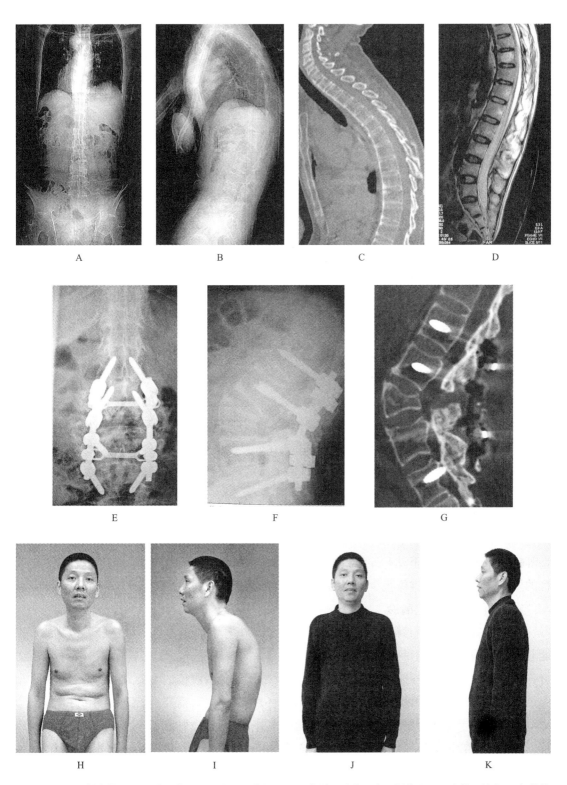

图14-5　强直性脊柱炎后凸畸形截骨矫形术典型病例（A、B. 术前全脊柱X线正侧位片；C. 术前颈椎椎CT矢状位重建；D. 术前胸腰椎MRI；E、F. 术后腰椎X线正侧位片；G. 术后腰椎CT矢状位重建；H、I. 术前患者正、侧面外观；J、K. 术后患者正、侧面外观）

畸形截骨手术成功的关键包括：① 术前充分准备全面评价患者基本情况，详细分析影像学资料，制定完善的手术计划，确定截骨的部位和范围、内固定的固定点等。② 关于截骨：首先整个截骨操作必须经椎弓根在椎体内进行，保留椎弓根的内壁和椎体后壁再最后切除。可有效避免操作时损伤脊髓或神经根；其次保留前纵韧带作为铰链，避免变成不可控制的骨折而损伤脊髓，必要时可行临时固定：在可控制情况下调整脊柱弓形架曲度使患者后伸，依靠体位和器械力量以脊柱前方为支点，关闭后方截骨区，避免暴力截骨。③ 关于出血：保证安全的情况下尽快手术，缩短手术时间是减少出血的根本方法。术中需广泛显露以充分了解畸形全貌，通过控制性低血压和骨膜下剥离防止节段性血管损伤以控制出血。④ 关于减压：必须在直视下减压，确保脊髓环周减压彻底，既可解除患者神经症状，又可避免闭合时造成对脊髓的压迫。⑤ 关于植骨：截骨面闭合后，大部分患者截骨面不能完全接触，使用椎体松质骨在其间及椎体侧方植骨，以增加愈合率。

五、强直性脊柱炎合并脊柱骨折的外科治疗

AS患者普遍存在骨量减少，中晚期患者常因椎间盘纤维环骨化导致胸腰椎广泛骨性强直，致使脊柱大大减弱甚至完全丧失了对外力的保护性缓冲作用，轻微创伤常可造成脊柱骨折。此类骨折因创伤机制、骨折部位、骨折类型、临床表现、影像学特点等均有别于普通胸腰椎骨折，故极易出现误诊、漏诊。因此，即使对于很轻微外伤后出现的疼痛症状也应高度怀疑骨折的可能。必要时可以结合骨扫描、MRI和薄层CT扫描协助诊断。强直性脊柱炎合并胸腰椎骨折的临床治疗取决于骨折是否移位、骨折复位后骨折端是否稳定以及是否合并脊髓马尾神经损伤。对于骨折移位明显、骨折端不稳定及伴有脊髓或马尾神经损伤者，手术治疗是非常有效的方法。

（一）AS合并脊柱骨折的病理及临床特点

（1）导致骨折的力学因素可以是车祸、高处坠落等高能量暴力，也可以是平地跌倒、扭伤等轻微外伤，有时甚至没有外力只是积累性损伤也可发生骨折，有些患者甚至无任何可回忆的外伤史，而且骨折椎体很少表现为胸腰椎常见的压缩骨折，故极易被患者和医生误认为AS"复发"而发生误诊、漏诊。

（2）AS并脊柱骨折诊断较为困难，由于AS患者对于各种急慢性疼痛已经习以为常，可能忽视骨折脱位引起的疼痛，甚至摄X线片后仍有很多患者被漏诊。本病漏诊后可能导致脊柱畸形加重，并出现各种严重并发症。放射学是诊断骨折脱位的主要方法，但颈胸段骨折由于肩部骨骼的遮挡，很难显示清晰。因此，当怀疑脊柱骨折，需要进行全面的影像学检查。MRI检查有助于了解脊髓损伤情况、脊髓髓内水肿、硬膜外血肿和骨骼情况。CT扫描不仅可以为畸形的脊柱提供冠状位与矢状位的二维图像，也可为手术提供全面真实的三维解剖图像。

（3）AS脊柱骨折常同时累及脊柱的前、中、后三柱，伴发脱位的概率也更高，因此常为不稳定骨折，神经损害较为常见，而部分稳定骨折也可因相对无血管、钙化的椎间盘间的持续

微动,在数年后骨不连发生率也较高,常需外科治疗。文献报道AS骨折患者中出现神经症状比例为57%~71%,比非AS脊柱骨折高(为44%)。

（4）骨折可以发生在骨质疏松的椎体表现为经椎体骨折,但更多发生在骨化相对薄弱的椎间隙,表现为经椎间隙骨折。

（5）"竹节样改变"的脊柱形成一根长骨,所以骨折可以表现为骨干骨折常见的斜面骨折、横断骨折,很少表现为胸腰椎常见的压缩骨折。

（二）AS合并的颈胸腰段椎体骨折外科处理

典型的骨折见于骨化的椎间盘和椎体,椎体骨折相对更常见且神经损伤概率更高,其中一部分是由于硬膜外血肿或新的严重移位的不稳定骨折所致。颈椎骨折未及时发现并处理时,常常快速进展为颈椎后凸畸形,往往需要进一步手术矫正,特别是对一些合并神经症状、视野受累、假关节或再次骨折患者。保守治疗往往效果不佳,手术治疗可尽快稳定脊柱、解除压迫及早期康复锻炼,并可减少长期使用外固定及卧床所致的并发症。手术方法主要是牵引和内固定,术后颈椎的曲度恢复至骨折前位置即可,不必强求正常的解剖对线。术前评估对手术效果、麻醉插管和体位放置非常重要,由于在AS病程中枕颈关节最后融合,术前需要评估是否合并有枕颈不稳,评测主要依据动力位X线片上测量环齿间距（atlontodens interval）和环齿后间距（posterior atlantodens interval）。环齿间距 > 3.5 mm提示不稳。两者差值为7 mm提示环椎横韧带撕裂,差值为9~10 mm或环齿后间距 > 14 mm神经损伤的概率明显增加,需要手术干预。对于颈椎僵硬的患者合并骨折脱位时应先后路复位同定融合,然后一期行前路减压和植骨融合,否则缺乏前方支撑,内固定因承载应力过大而易断裂。

（三）AS颈胸腰椎骨折手术方案制定

在制定手术方案时应考虑:

（1）对于应力性骨折易出现骨折不愈合或假关节形成,而剪力性胸腰椎骨折由于骨折节段极度不稳,复位后局部应力亦特别大,因此,对于剪力性骨折中采用后路椎弓根螺钉内固定要比通常外伤固定节段更广,主张向上、向下延伸1~2节段,否则会因杠杆作用,使内固定松动甚至断裂。对于应力性骨折如采用后路,可考虑行单节段固定并椎间植骨融合术。

（2）由于椎体骨质疏松,前路钉板或钉棒系统螺钉抗拔出力较差,术后容易出现内固定松动。

（3）AS患者由于椎管内脂肪囊消失,硬脊膜与椎管容易出现粘连,且变得很薄,行椎管减压时易出现硬脊膜撕裂而导致脑脊液漏。

（4）与普通胸腰椎骨折脱位相比,对于剪力性骨折,特别是累及多椎体的剪力骨折,由于脊柱柔韧性差,无论是采用前路或后路手术,骨折端完全复位均较为困难,必要时应作骨折端的修整。对于应力性骨折,由于表现为假关节形成,椎体间无移位,治疗的重点在于切除假关节,进行有效的植骨和固定,建议行椎间植骨,固定方式可采用前路或后路固定。剪力性骨折由于多无骨折块进入椎管等现象,而表现为骨折脱位,其治疗以复位、固定、植骨为主,无须特别进行椎管减压,建议采用椎间或椎板表面植骨并后路椎弓根螺钉固定方式。

(四)典型病例

(1)病例一:患者男性,50岁,车祸致颈部疼痛、活动障碍1天入院。查体:患者四肢肌力下降,肌力4级。影像学检查提示枢椎齿状突骨折,寰椎后脱位;患者同时还合并强直性脊柱炎,颈椎、胸椎和腰椎椎体前缘及小关节不同程度融合,呈竹节样改变。手术行后路枕颈植骨融合内固定术,下方固定到颈4水平,寰椎后弓切除减压,术后患者神经功能恢复正常(图14-6)。

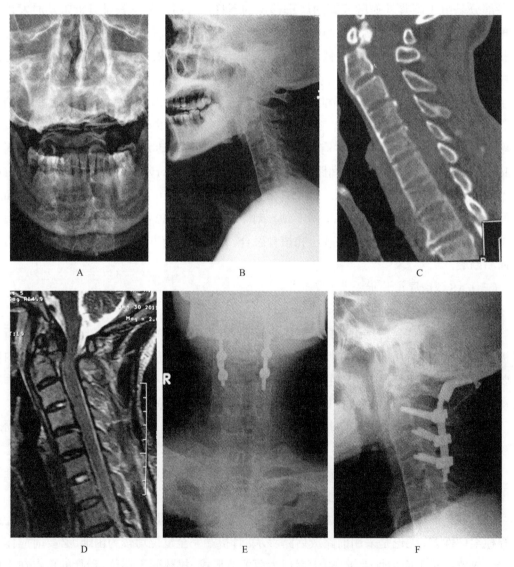

图14-6 强直性脊柱炎患者枢椎齿状突骨折手术病例(A. 术前X线开口位片;B. 术前X线侧位片;C. 术前CT矢状位重建;D. 术前MRI;E、F. 术后X线正侧位片)

（2）病例二：患者女性，57岁，摔伤致胸背部疼痛、双下肢活动障碍1天入院。查体：患者上肢感觉、运动正常，躯干乳头以下平面及双下肢感觉减退，肌力下降，肌力2级。影像学检查提示T1椎体横行骨折；患者同时还合并强直性脊柱炎，颈椎、胸椎和腰椎椎体前缘及小关节不同程度融合，呈竹节样改变。手术行后路颈、胸椎植骨融合内固定术，上方固定到C5水平，下方固定到T4水平，T1-T2椎板切除减压，术后患者神经功能部分恢复（图14-7）。

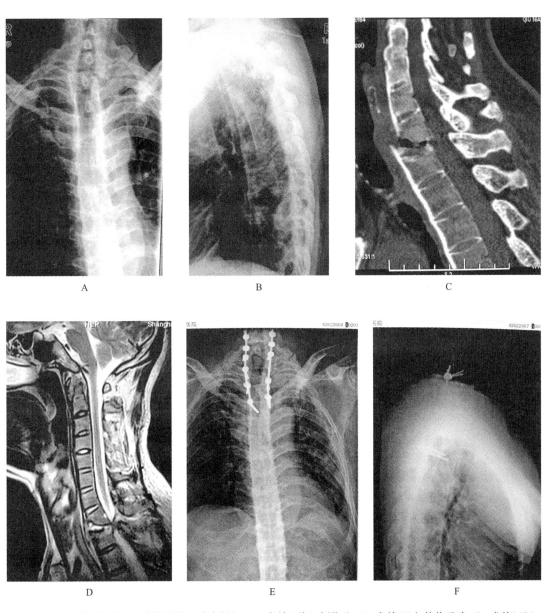

图14-7 强直性脊柱炎患者胸椎骨折手术病例（A、B. 术前X线正侧位片；C. 术前CT矢状位重建；D. 术前MRI；E、F. 术后X线正侧位片）

（五）注意事项

（1）由于AS患者病史长，部分患者长期服用药物治疗，生理活动量少，一般情况差，应注重围手术期处理及慎重选择手术方式。

（2）手术体位的放置：严重AS患者其颈胸腰椎多呈后凸畸形，脊柱形成一较大的圆弧形（圆背畸形），部分病例伴有髋关节强直。骨折后脊柱稳定性较差（特别是剪力性骨折），如何将患者安全地放置在恰当、稳定的位置上十分重要。

（3）AS的脊柱骨性标志模糊或出现病理改变，椎弓根钉的入点较难确认，建议以横突作为主要的定位标志，并结合椎板外侧缘来确定椎弓根螺钉的入点。

（4）椎弓根穿刺过程中存在骨质硬、脆性大、手感差、椎弓根易出现穿透及骨折等现象。

（5）由于AS椎体骨质疏松，植骨融合速度可能相对较缓慢，融合质量亦可能较差，术中应重视植骨方式的选择及植骨的制作。

（6）在AS胸腰椎骨折手术治疗的同时是否行胸腰椎畸形的矫正，尚存在争议，需综合患者伤前畸形程度、神经功能状态、患者的手术要求和术者技术水平进行认真的评估。

（7）颈椎僵硬或颈椎后凸导致颈胸段前路显露困难，而过度牵拉气管或食管容易损伤喉返神经或食道，术中应仔细分离，防止误伤。

（8）骨质疏松可能引起内固定松动甚至失败，导致致命的大血管损伤与食道损伤，因此术后应配合严格外固定治疗。

（9）由于胸腔扩张和膈肌运动受限，呼吸功能受到影响，而颈椎后凸畸形致下颌靠近胸壁和颞颌关节强直可能限制上呼吸道通畅，术前应准备肺功能测试、动脉血气分析，术后防止肺部并发症等。

（陈德玉、王良意、陈宇）

参考文献

［1］ Colbert RA, Ward MM. 17 and 23: prime numbers for ankylosing spondylitis? [J]. Lancet, 2013, 382(9906): 1682-1683.

［2］ Sampaio-Barros PD, Pereira IA, Hernandez-Cuevas C, et al. An analysis of 372 patients with anterior uveitis in a large Ibero-American cohort of spondyloarthritis: the RESPONDIA Group [J]. Clin Exp Rheumatol, 2013, 31(4): 484-489.

［3］ Baeten D, Baraliakos X, Braun J, et al. Anti-interleukin-17A monoclonal antibody secukinumab in treatment of ankylosing spondylitis: a randomised, double-blind, placebo-controlled trial [J]. Lancet, 2013, 382(9906): 1705-1713.

［4］ Shaw J, Hatano H, Kollnberger S. The biochemistry and immunology of non-canonical forms of HLA-B27 [J]. Mol Immunol, 2014, 57(1): 52-58.

［5］ Hou S,Qi J,Liao D, et al. Copy number variations of complement component C4 are associated with Behcet's disease but not with ankylosing spondylitis associated with acute anterior uveitis [J]. Arthritis Rheum, 2013, 65(11): 2963-2970.

［6］ Sherlock JP, Buckley CD, Cua DJ. The critical role of interleukin-23 in spondyloarthropathy [J]. Mol

Immunol, 2014, 57（1）: 38-43.

［7］ Reveille JD, Weisman MH. The epidemiology of back pain, axial spondyloarthritis and HLA-B$_{27}$ in the United States［J］. Am J Med Sci, 2013, 345（6）: 431-436.

［8］ Alvarez-Navarro C, Lopez De Castro JA. ERAP1 structure, function and pathogenetic role in ankylosing spondylitis and other MHC-associated diseases［J］. Mol Immunol, 2014, 57（1）: 12-21.

［9］ Robinson PC, Brown MA. Genetics of ankylosing spondylitis［J］. Mol Immunol, 2014, 57（1）: 2-11.

［10］ Sorrentino R, Bockmann R A, Fiorillo M T. HLA-B$_{27}$ and antigen presentation: at the crossroads between immune defense and autoimmunity［J］. Mol Immunol, 2014, 57（1）: 22-27.

［11］ Colbert R A, Tran T M, Layh-Schmitt G. HLA-B$_{27}$ misfolding and ankylosing spondylitis［J］. Mol Immunol, 2014, 57（1）: 44-51.

［12］ Hreggvidsdottir H S, Noordenbos T, Baeten D L. Inflammatory pathways in spondyloarthritis［J］. Mol Immunol, 2014, 57（1）: 28-37.

［13］ Kusnierczyk P, Majorczyk E. Pas de quatre: an interaction of HLA-B*27: 05 and KIR3DL2 homodimers in spondyloarthropathies［J］. Rheumatology（Oxf.）, 2013, 52（11）: 1931-1932.

［14］ Niu XY, Zhang HY, Liu Y J, et al. Peripheral B-cell activation and exhaustion markers in patients with ankylosing spondylitis［J］. Life Sci, 2013, 93（18-19）: 687-692.

［15］ Bettencourt B F, Rocha F L, Alves H, et al. Protective effect of an ERAP1 haplotype in ankylosing spondylitis: investigating non-MHC genes in HLA-B$_{27}$-positive individuals［J］. Rheumatology（Oxf.）, 2013, 52（12）: 2168-2176.

［16］ Uddin M, Maksymowych W P, Inman R, et al. UGT2B17 copy number gain in a large ankylosing spondylitis multiplex family［J］. BMC Genet, 2013, 14: 67.

［17］ 隋聪, 卜海富. 强直性脊柱炎发病机制与治疗的研究进展［J］. 临床骨科杂志, 2010, 13（2）: 217-218.

［18］ 孔维萍, 阎小萍, 张卫, 等. 强直性脊柱炎患者血清骨保护素、骨密度、骨代谢生化指标的研究［J］. 中国骨质疏松杂志, 2010, 16（1）: 27-30.

［19］ 姬洪全, 周方, 田耘, 等. 强直性脊柱炎颈椎骨折的手术方法选择［J］. 中华创伤杂志, 2013, 29（004）: 297-301.

［20］ 陈彬, 徐卫东. 强直性脊柱炎与人类白细胞抗原-B27 相关因素的发病机制研究［J］. 中华风湿病学杂志, 2012, 16（003）: 212-214.

［21］ 朱剑, 黄烽, 张江林. 沙利度胺治疗强直性脊柱炎的长期疗效与安全性［J］. 中华内科杂志, 2010, 49（8）: 667-670.

［22］ Baeten D, Baraliakos X, Braun J, et al. Anti-interleukin-17A monoclonal antibody secukinumab in treatment of ankylosing spondylitis: a randomised, double-blind, placebo-controlled trial［J］. Lancet, 2013, 382（9906）: 1705-1713.

［23］ Baraliakos X, Kiltz U, Heldmann F, et al. Withdrawal of biologic therapy in axial spondyloarthritis: the experience in established disease［J］. Clin Exp Rheumatol, 2013, 31（4 Suppl 78）: S43-S46.

［24］ Braun J, Sieper J. Remission and possible discontinuation of biological therapy in axial spondyloarthritis［J］. Clin Exp Rheumatol, 2013, 31（4 Suppl 78）: S33-S36.

［25］ Chilton-Mitchell L, Martindale J, Hart A, et al. Normative values for the Bath Ankylosing Spondylitis Metrology Index in a UK population［J］. Rheumatology（Oxf.）, 2013, 52（11）: 2086-2090.

［26］ Hong F, Ni J P. Retrospective study on the treatment of ankylosing spondylitis with cervical spine fracture: 8 cases report［J］. Chinese journal of orthopaedics and traumatology, 2013, 26（6）: 508-511.

［27］ Kiltz U, Baraliakos X, Braun J, et al. Withdrawal of medical therapies in axial spondyloarthritis: what would be the optimal trial design? [J]. Clin Exp Rheumatol, 2013, 31 (4 Suppl 78): S47–S50.

[28] Koo HJ, Yang DH, Kang J W, et al. Demonstration of prosthetic aortic valve dehiscence in a patient with noninfectious aortitis by multimodality imaging: findings of echocardiography and computed tomography [J]. Circulation, 2013, 128 (7): 759–761.

[29] Machet L, Samimi M, Delage M, et al. Systematic review of the efficacy and adverse events associated with infliximab treatment of hidradenitis suppurativa in patients with coexistent inflammatory diseases [J]. J Am Acad Dermatol, 2013, 69 (4): 649–650.

[30] Niu XY, Zhang HY, Liu YJ, et al. Peripheral B-cell activation and exhaustion markers in patients with ankylosing spondylitis [J]. Life Sci, 2013, 93 (18–19): 687–692.

[31] Robinson P C, Brown M A. Genetics of ankylosing spondylitis [J]. Mol Immunol, 2014, 57 (1): 2–11.

[32] Rodriguez-Lozano C, Juanola X, Cruz-Martinez J, et al. Outcome of an education and home-based exercise programme for patients with ankylosing spondylitis: a nationwide randomized study [J]. Clin Exp Rheumatol, 2013, 31 (5): 739–748.

[33] Salaffi F, Gasparini S, Ciapetti A, et al. Usability of an innovative and interactive electronic system for collection of patient-reported data in axial spondyloarthritis: comparison with the traditional paper-administered format [J]. Rheumatology (Oxf.), 2013, 52 (11): 2062–2070.

[34] Sampaio-Barros PD, Pereira IA, Hernandez-Cuevas C, et al. An analysis of 372 patients with anterior uveitis in a large Ibero-American cohort of spondyloarthritis: the RESPONDIA Group [J]. Clin Exp Rheumatol, 2013, 31 (4): 484–489.

[35] Song I H, Haibel H, Poddubnyy D, et al. Withdrawal of biologic therapy in axial spondyloarthritis: the experience in early disease [J]. Clin Exp Rheumatol, 2013, 31 (4 Suppl 78): S37–42.

[36] Yilmaz S, Cinar M, Pekel A, et al. The expression of transmembrane and soluble CXCL16 and the relation with interferon-alpha secretion in patients with Behcet's disease [J]. Clin Exp Rheumatol, 2013, 31 (3 Suppl 77): 84–87.

[37] 丁庆国, 贾传海, 陆永明, 等. MRI 联合 DWI 在强直性脊柱炎诊断中的价值 [J]. 临床放射学杂志, 2012, 31 (005): 693–696.

[38] 郭海燕, 詹浩辉, 李卫新. 强直性脊柱炎早期骶髂关节炎的磁共振诊断价值 [J]. 中国 CT 和 MRI 杂志, 2012, 10 (2): 110–112.

[39] 黄振国, 张雪哲, 洪闻等. 早期强直性脊柱炎骶髂关节病变的X线、CT和MRI对比研究 [J]. 中华放射学杂志, 2011, 45 (11): 1040–1044.

[40] 齐云秋, 刘东伟, 张焱, 等. 骶髂关节MRI检查在强直性脊柱炎诊断中的应用 [J]. 实用放射学杂志, 2011, 27 (9): 915–917.

[41] 朱洪民, 陈焕亮, 李庐娟, 等. 强直性脊柱炎诊断准确性的临床评估 [J]. 中国中医骨伤科杂志, 2010 (2): 23–24.

[42] Baeten D, Baraliakos X, Braun J, et al. Anti-interleukin-17A monoclonal antibody secukinumab in treatment of ankylosing spondylitis: a randomised, double-blind, placebo-controlled trial [J]. Lancet, 2013, 382 (9906): 1705–1713.

[43] Baraliakos X, Kiltz U, Heldmann F, et al. Withdrawal of biologic therapy in axial spondyloarthritis: the experience in established disease [J]. Clin Exp Rheumatol, 2013, 31 (4 Suppl 78): S43–S46.

[44] Braun J, Sieper J. Remission and possible discontinuation of biological therapy in axial spondyloarthritis [J]. Clin Exp Rheumatol, 2013, 31 (4 Suppl 78): S33–36.

[45] Bron JL, De Vries MK, Snieders MN, et al. Discovertebral (Andersson) lesions of the spine in ankylosing

spondylitis revisited[J]. Clin Rheumatol, 2009, 28(8): 883-892.

[46] Colbert RA, Ward MM.17 and 23: prime numbers for ankylosing spondylitis?[J]. Lancet, 2013, 382(9906): 1682-1683.

[47] Geirsson A J, Eyjolfsdottir H, Bjornsdottir G, et al. Prevalence and clinical characteristics of ankylosing spondylitis in Iceland - a nationwide study[J]. Clin Exp Rheumatol, 2010, 28(3): 333-340.

[48] Kusnierczyk P, Majorczyk E. Pas de quatre: an interaction of HLA-B*27: 05 and KIR3DL2 homodimers in spondyloarthropathies[J]. Rheumatology(Oxf.), 2013, 52(11): 1931-1932.

[49] Machet L, Samimi M, Delage M, et al. Systematic review of the efficacy and adverse events associated with infliximab treatment of hidradenitis suppurativa in patients with coexistent inflammatory diseases [J]. J Am Acad Dermatol, 2013, 69(4): 649-650.

[50] Mitra R. Osteitis Condensans Ilii[J]. Rheumatol Int, 2010, 30(3): 293-296.

[51] Neilson A R, Sieper J, Deeg M. Cost-effectiveness of etanercept in patients with severe ankylosing spondylitis in Germany[J]. Rheumatology(Oxf.), 2010, 49(11): 2122-2134.

[52] Niu XY, Zhang HY, Liu YJ, et al. Peripheral B-cell activation and exhaustion markers in patients with ankylosing spondylitis[J]. Life Sci, 2013, 93(18-19): 687-692.

[53] Nurzia E, Narzi D, Cauli A, et al. Interaction pattern of Arg 62 in the A-pocket of differentially disease-associated HLA-B$_{27}$ subtypes suggests distinct TCR binding modes[J]. PLoS ONE,2012,7(3): e32865.

[54] Prakash G, Sharma N, Tandon R, et al. Iatrogenic conjunctival entrapment of cilium and scleral ulceration after subtenon steroid injection[J]. Eye Contact Lens, 2010, 36(2): 137-138.

[55] Rodriguez-Lozano C, Juanola X, Cruz-Martinez J, et al. Outcome of an education and home-based exercise programme for patients with ankylosing spondylitis: a nationwide randomized study[J]. Clin Exp Rheumatol, 2013, 31(5): 739-748.

[56] Shu T, Chen GH, Rong L, et al. Indirect comparison of anti-TNF-alpha agents for active ankylosing spondylitis: mixed treatment comparison of randomized controlled trials[J]. Clin Exp Rheumatol, 2013, 31(5): 717-722.

[57] Sidebottom AJ, Salha R. Management of the temporomandibular joint in rheumatoid disorders[J]. Br J Oral Maxillofac Surg, 2013, 51(3): 191-198.

[58] Song I H, Haibel H, Poddubnyy D, et al. Withdrawal of biologic therapy in axial spondyloarthritis: the experience in early disease[J]. Clin Exp Rheumatol, 2013, 31(4 Suppl 78): S37-S42.

[59] Spadaro A, Lubrano E, Marchesoni A, et al. Remission in ankylosing spondylitis treated with anti-TNF-alpha drugs: a national multicentre study[J]. Rheumatology(Oxf.), 2013, 52(10): 1914-1919.

[60] 沈彬,裴福兴,邱贵兴.强直性脊柱炎的诊断与治疗骨科专家共识[J].中华骨科杂志,2012,32(9).

[61] 隋聪,卜海富.强直性脊柱炎发病机制与治疗的研究进展[J].临床骨科杂志,2010,13(2): 217-218.

[62] 王昊,阎小萍,孔维萍,等.综合疗法治疗强直性脊柱炎患者 106 例临床观察[J]. 中华中医药杂志,2010(2): 289-290.

[63] 张学军,冯修高,徐向进,等.克拉霉素治疗强直性脊柱炎初探[J].中华风湿病学杂志,2010,14(8).

[64] 赵丽珂,黄慈波.强直性脊柱炎的诊断治疗进展[J].临床药物治疗杂志,2010,8(1): 14.

[65] Boussofara M, Hamdi M, Mtaallah M H, et al. Combined lumbar plexus and sciatic nerve block in hip arthroplasty with severe ankylosing spondylitis[J]. Tunis. Med., 2013, 91(3): 223-224.

[66] Goodman SM, Figgie M. Lower extremity arthroplasty in patients with inflammatory arthritis: preoperative and perioperative management[J]. J Am Acad Orthop Surg, 2013, 21(6): 355-363.

[67] Hong F, Ni JP. Retrospective study on the treatment of ankylosing spondylitis with cervical spine fracture:

8 cases report[J]. Chinese journal of orthopaedics and traumatology, 2013, 26(6): 508-511.

[68] Jin GX, Duan JZ, Guo WL, et al. Association between IL-1RN gene polymorphisms and susceptibility to ankylosing spondylitis: a large Human Genome Epidemiology review and meta-analysis[J]. Genet Mol Res, 2013, 12(2): 1720-1730.

[69] Kahveci R, Ergungor MF, Gunaydin A, et al. Alkaptonuric patient presenting with "black" disc: a case report[J]. Acta orthopaedica et traumatologica turcica, 2013, 47(2): 134-138.

[70] Koo HJ, Yang DH, Kang J W, et al. Demonstration of prosthetic aortic valve dehiscence in a patient with noninfectious aortitis by multimodality imaging: findings of echocardiography and computed tomography [J]. Circulation, 2013, 128(7): 759-761.

[71] Macpherson H, Tilbrook HE, Richmond S J, et al. Alexander Technique Lessons, Acupuncture Sessions or usual care for patients with chronic neck pain (ATLAS): study protocol for a randomised controlled trial [J]. Trials, 2013, 14: 209.

[72] Manchikanti L, Falco F J, Benyamin R M, et al. Assessment of bleeding risk of interventional techniques: a best evidence synthesis of practice patterns and perioperative management of anticoagulant and antithrombotic therapy[J]. Pain physician, 2013, 16(2 Suppl): SE261-SE318.

[73] Qian BP, Jiang J, Ji M L, et al. Lack of associations between two previously identified susceptible single nucleotide polymorphisms of interleukin-23 receptor gene and ankylosing spondylitis: a replication study in a Chinese Han population[J]. BMC musculoskeletal disorders, 2013, 14:190.

[74] Qian BP, Wang XQ, Qiu Y, et al. An exon polymorphism of programmed cell death 1 gene is associated with both the susceptibility and thoracolumbar kyphosis severity of ankylosing spondylitis in a Chinese Han population[J]. J Orthop Sci, 2013, 18(4): 514-518.

[75] Shu T, Chen G H, Rong L, et al. Indirect comparison of anti-TNF-alpha agents for active ankylosing spondylitis: mixed treatment comparison of randomized controlled trials[J]. Clin Exp Rheumatol, 2013, 31(5): 717-722.

[76] Bueno Palomino A, Bravo Rodriguez F, Roldan Romero E, et al. Compressive myelopathy as the presentation form of a transdiscal fracture of the vertebrae in a patient with ankylosing spondylitis[J]. Reumatologia clinica, 2012, 8(2): 100-101.

[77] Charles YP, Buy X, Gangi A, et al. Fracture in ankylosing spondylitis after minor trauma: radiological pitfalls and treatment by percutaneous instrumentation. A case report[J]. Orthopaedics & traumatology, surgery & research: OTSR, 2013, 99(1): 115-119.

[78] Chittem L, Bhattacharjee S, Harshavardhan KR. Carrot stick fracture of cervical spine in ankylosing spondylitis[J]. Neurol India, 2013, 61(3): 337.

[79] Elgafy H, Bransford RJ, Chapman JR. Epidural hematoma associated with occult fracture in ankylosing spondylitis patient: a case report and review of the literature[J]. J Spinal Disord Tech, 2011, 24(7): 469-473.

[80] Fredo HL, Rizvi SA, Lied B, et al. The epidemiology of traumatic cervical spine fractures: a prospective population study from Norway[J]. Scand J Trauma Resusc Emerg Med, 2012, 20: 85.

[81] Hagen KB, Dagfinrud H, Moe RH, et al. Exercise therapy for bone and muscle health: an overview of systematic reviews[J]. BMC Med, 2012, 10: 167.

[82] Han SW, Kim SH. Ankylosing spondylitis with cervical fracture, cardiac arrest, locked-in syndrome and death[J]. BMJ case reports, 2012: 2012.

[83] Hong F, Ni JP. Retrospective study on the treatment of ankylosing spondylitis with cervical spine fracture:

8 cases report[J]. Chinese journal of orthopaedics and traumatology, 2013, 26(6): 508-511.

[84] Hrabalek L, Adamus M. Dens fracture with concurrent subaxial cervical spine injury in patients with ankylosing spondylitis[J]. Acta Chir Orthop Traumatol Cech, 2012, 79(1): 69-73.

[85] Kawai VK, Grijalva CG, Arbogast PG, et al. Initiation of tumor necrosis factor alpha antagonists and risk of fractures in patients with selected rheumatic and autoimmune diseases[J]. Arthritis Care Res(Hoboken), 2013, 65(7): 1085-1094.

[86] Klingberg E, Geijer M, Gothlin J, et al. Vertebral fractures in ankylosing spondylitis are associated with lower bone mineral density in both central and peripheral skeleton[J]. J Rheumatol, 2012, 39(10): 1987-1995.

[87] Kouyoumdjian P, Guerin P, Schaelderle C, et al. Fracture of the lower cervical spine in patients with ankylosing spondylitis: Retrospective study of 19 cases[J]. Orthopaedics & traumatology, surgery & research: OTSR, 2012, 98(5): 543-551.

[88] Kuroiwa T, Yoshii T, Sakaki K, et al. Vertebral locking lesion following cervical spine fracture in ankylosing spondylitis[J]. Orthopedics, 2012, 35(6): e1005-e1008.

[89] Mayle RE Jr, Cheng I, Carragee EJ. Thoracolumbar fracture dislocation sustained during childbirth in a patient with ankylosing spondylitis[J]. Spine J, 2012, 12(11): e5-e8.

[90] Van Der Weijden MA, Claushuis TA, Nazari T, et al. High prevalence of low bone mineral density in patients within 10 years of onset of ankylosing spondylitis: a systematic review[J]. Clin Rheumatol, 2012, 31(11): 1529-1535.

[91] Van Der Weijden MA, Van Der Horst-Bruinsma IE, Van Denderen JC, et al. High frequency of vertebral fractures in early spondylarthropathies[J]. Osteoporos Int, 2012, 23(6): 1683-1690.

[92] Van Werde M, Ruetten S, Baraliakos X, et al. Differential diagnosis of back pain in patients with ankylosing spondylitis: instable cervical spine fracture[J]. Dtsch Med Wochenschr, 2012, 137(36): 1740-1742.

[93] Verra WC, Van Rijthoven AW, Oner F C. Unexpected back pain in the elderly ankylosing spondylitis patient[J]. Ned Tijdschr Geneeskd, 2011, 155(30-31): A2734.

[94] Waldman SK, Brown C, Lopez De Heredia L, et al. Diagnosing and managing spinal injury in patients with ankylosing spondylitis[J]. J Emerg Med, 2013, 44(4): e315-e319.

[95] 曾忠友, 金才益, 江春宇, 等.强直性脊柱炎胸腰椎骨折的损伤特点和治疗[J]. 临床骨科杂志, 2010, 13(002): 135-138.

[96] 姬洪全, 周方, 孙宇, 等.单纯后方入路治疗合并强直性脊柱炎颈椎骨折[J]. 中华创伤杂志, 2010, 26(3).

[97] 姬洪全, 周方, 田耘, 等.强直性脊柱炎颈椎骨折的手术方法选择[J]. 中华创伤杂志, 2013, 29(004): 297-301.

[98] 王景明, 张永刚, 郑国权, 等.强直性脊柱炎后凸截骨矫形致神经损伤并发症分析[J]. 中华骨科杂志, 2012, 32(010): 934-938.